世界中医学专业
核心课程教材
（中文版）
World Textbook Series
for Chinese Medicine
Core Curriculum
(Chinese Version)

总主编 Chief Editor

张 伯 礼
Zhang Bo-li

世界中医药学会联合会教育指导委员会
The Educational Instruction Committee
of the WFCMS

U0654212

（供中医学、针灸学和推拿学专业用）

(For Majors of Chinese Medicine, Acupuncture & Moxibustion and *Tuina*)

伤寒论选读

Selected Readings from
the *Shanghan Lun* （On Cold Damage）

主 编　王庆国　张国骏
Chief Editors　Wang Qing-guo　Zhang Guo-jun

副主编　周春祥　李赛美　黄家诏　吴滨江（加拿大）　何新慧
Associate Chief Editors　Zhou Chun-xiang　Li Sai-mei　Huang Jia-zhao　Ben Wu(Canada)　He Xin-hui

中国中医药出版社
·北 京·
China Press of Traditional Chinese Medicine
Beijing PRC

图书在版编目（CIP）数据

伤寒论选读 / 张伯礼，世界中医药学会联合会教育
指导委员会总主编；王庆国，张国骏主编 . —北京：
中国中医药出版社，2019.10

世界中医学专业核心课程教材

ISBN 978 – 7 – 5132 – 5649 – 0

Ⅰ . ①伤…　 Ⅱ . ①张… ②世… ③王… ④张…　 Ⅲ .
①《伤寒论》—中医学院—教材　 Ⅳ . ① R222.2

中国版本图书馆 CIP 数据核字（2019）第 1581000 号

中国中医药出版社出版

北京经济技术开发区科创十三街 31 号院二区 8 号楼
邮政编码　100176
传真　010 64405750
山东临沂新华印刷物流集团有限责任公司印刷
各地新华书店经销

开本 787×1092　1/16　印张 14.5　字数 303 千字
2019 年 10 月第 1 版　2019 年 10 月第 1 次印刷
书号　ISBN 978 – 7 – 5132– 5649– 0

定价　108.00 元
网址　www.cptcm.com

社 长 热 线　**010-64405720**
购 书 热 线　**010-89535836**
维 权 打 假　**010-64405753**

微信服务号　**zgzyycbs**
微商城网址　**https://kdt.im./LIdUGr**
官 方 微 博　**http://e.weibo.com./cptcm**
天猫旗舰店网址　**https://zgzyycbs.tmall.com**

如有印装质量问题请与本社出版部联系（010-64405510）

世界中医学专业核心课程教材

编纂翻译委员会

编纂委员会

名誉主任

王国强　邓铁涛　王永炎　陈可冀　路志正　石学敏

主　　任

于文明

副 主 任

马建中　王志勇　李振吉　黄璐琦　王笑频　卢国慧　范吉平　王国辰　桑滨生
严世芸

委　　员（以首字笔画为序）

于福年（匈牙利）　马业宜（Eric Marie，法国）　马克·麦肯基（Mark Mckenzie，美国）

马伯英（英国）　王　华　王　键　王之虹　王守东（美国）　王省良

王葆方（Ong Poh Hong，新加坡）　王　晶　戈拉诺娃·左娅（Zoya Goranova，保加利亚）

尹畅烈（韩国）　本多娃·路德米勒（Bendova Ludmila，捷克）　左铮云　石　岩

石桥尚久（Naohisa Ishibashi，日本）　叶海丰（Yap High Hon，马来西亚）

白鸿仁（巴西）　冯学瑞　弗拉基米尔·那恰托侬（Vladimir G.Nachatoy，俄罗斯）

弗拉基米尔·科兹洛夫（Vladimir Alexandrovich Kozlov，俄罗斯）

弗雷德里克·卡瓦诺（Frederico Carvalho，葡萄牙）　匡海学　吕文亮　吕爱平（中国香港）

朱勉生（法国）　后藤修司（Shuji Goto，日本）　刘　力　刘　良（中国澳门）　刘红宁

刘跃光　齐　凯（瑞士）　齐梅利（Laura Ciminelli，意大利）　许二平　汤淑兰（英国）

孙庆涪（南非）　孙忠人　孙振霖　孙榕榕（阿根廷）　约翰·里德（John Reed，利比里亚）

李一明（瑞士）　李占永　李玛琳　李秀明　李灿东　李金田　李锦荣（泰国）　杨　柱

杨立前（马来西亚）　杨关林　吴勉华　吴滨江（加拿大）　何玉信（美国）　何树槐（意大利）

何嘉琅（意大利）　伯纳德·沃德（Bernadette Ward，爱尔兰）　余曙光　宋钦福（墨西哥）

张永贤（中国台湾）　张越平（越南）　阿·伊万诺夫（Ivanoff Arseny，澳大利亚）

陈　震（匈牙利）　陈业孟（美国）　陈立典　陈立新　陈明人　拉蒙（Ramon Maria Caldduch，西班牙）

编纂委员会办公室

主　任

　　冯学瑞

副主任

　　阚湘苓　单宝枝　王建军　江　丰

翻译委员会

顾问团

　　谢竹藩　方廷钰　魏遒杰（Nigel Wiseman，英国）　朱忠宝　黄月中　黄嘉陵　李照国
　　白效龙（Eric Brand，美国）　欧阳珊婷（Shelley Ochs，美国）　王　奎　摩耶·萨顿（Maya Sutton，美国）
　　汤姆·斯宾瑟（Tom Spencer，美国）

主译者（以首字笔画为序）

　　王雪敏　扎斯洛斯基·克里斯多夫（Zaslawski Christopher，澳大利亚）
　　布莱安·格拉肖（Brain Glashow，美国）　田海河（美国）　白效龙（Eric Brand，美国）
　　邝丽诗（Alicia Grant，英国）　冯　立（Jessica Li Feng，新西兰）
　　托马斯·霍奇（Thomas Hodge，美国）　巩昌镇（美国）　朱小纾（澳大利亚）　朱燕中（美国）
　　刘　明　汤姆·斯宾瑟（Tom Spencer，美国）　汤淑兰（英国）　孙　慧
　　劳拉·卡斯蒂略（Laura Castillo，美国）　克里斯·杜威（Chris Dewey，美国）　李灿东
　　李玲玲　李爱中（加拿大）　李照国　克莉丝汀·韦斯顿（Kristin Weston，美国）
　　杨卫红（Angela Weihong Yang，澳大利亚）　何玉信（美国）　何叶博　佟　欣（美国）　陈　骥
　　陈云慧　陈业孟（美国）　范延妮　林　楠（美国）　欧阳珊婷（Shelley Ochs，美国）
　　凯思琳·多德（Kathleen Dowd，爱尔兰）　单宝枝　赵中振（中国香港）
　　赵吉福（美国）　郝吉顺（美国）　柳江华（美国）　段颖哲（Azure Duan，美国）
　　秦济成（Ioannis Solos，希腊）　莱斯利·汉密尔顿（Lesley Hamilton，美国）　郭　平（中国香港）
　　唐聿先（Robert Yu-Sheng Tan，加拿大）　黄立新（美国）　梁思东（John Paul Liang，美国）　韩丑萍
　　雷勒·尼尔森（Leil Nielsen，美国）　路玉滨（美国）　詹姆斯·贝尔（James Bare，美国）
　　摩耶·萨顿（Maya Sutton，美国）

序

自古以来，中医药就是古丝绸之路沿线国家交流合作的重要内容。随着健康观念和生物医学模式的转变，中医药在促进健康保健及防治常见病、多发病、慢性病及重大疾病中的疗效和作用日益得到国际社会的认可和接受，中医药海外发展具有巨大潜力和广阔前景。但是中医药教育在海内外的发展并不平衡，水平也参差不齐。在此背景下，遵循世界中医药学会联合会教育指导委员会制定的《世界中医学本科（CMD 前）教育标准》，编写一套供海内外读者学习使用的中医药教材，有助于更好地推动中医药走向世界，意义重大。

在《中华人民共和国中医药法》颁布一周年之际，"世界中医学专业核心课程教材"即将付梓问世。本套教材发轫于 2008 年，两次获得国家中医药管理局国际合作专项立项支持，由张伯礼教授担任总主编，以世界中医药学会联合会教育指导委员会为平台，汇聚海内外专家，遴选海内外范本教材，进行诸章节的比较研究，取长补短，制定编写大纲，数易其稿，审定中文稿。在世界中医药学会联合会翻译专业委员会支持下，遴选了具有丰富的中医英语翻译经验、语言造诣高并熟知海外中医教育的海内外专家对此套教材进行了翻译和英文审校。十年磨一剑，细工出精品。编者们将本套教材定位于培养符合临床需求的中医师，重点阐述了国外常见且中医药确有疗效的疾病防治，有利于全面、系统、准确地向世界传播中医药学，堪称世界中医学专业核心课程教材典范之作。

欲诣扶桑，非舟莫适。本套教材的出版，有助于在世界范围培养中医药人才，有助于推进中医药海外发展，更好地服务于中医药"一带一路"建设，更好地服务于世界民众健康，必将在世界中医药教育史上产生重要影响！

国家中医药管理局国际合作司司长
王笑频
2018 年 7 月于北京

前　言

世界中医药学会联合会教育指导委员会，致力于引领和促进世界中医药教育的健康发展及世界中医药人才的规范培养。早在成立之初，就在世界中医药学会联合会领导下，组织海内外专家分析世界中医药教育未来发展趋势，提出了发展世界中医药教育的建议与对策。起草了《世界中医学本科（CMD前）教育标准（草案）》，2009年5月经世界中医药学会联合会第二届第四次理事会认真论证和审议，发布了《世界中医学本科（CMD前）教育标准》。

世界中医学教育正在快速蓬勃发展。中医药课程是实现中医药专业人才培养目标的重要基础。但各国（地区）中医学教育发展不平衡，各教育机构所开设的专业课程差异较大，且核心内容不尽统一，故有必要确定中医学专业核心课程。为使世界各国（地区）中医教育机构通过教育实践，实现中医学专业培养目标，依据《世界中医学本科（CMD前）教育标准》，结合中医学教育特点和职业需要，参考世界各国（地区）中医学教育的实际情况，世界中医药学会联合会教育指导委员会制定了《世界中医学专业核心课程》和《世界中医学专业核心课程教学大纲》，并启动"世界中医学专业核心课程教材"的编译工作。

本套教材包括《中医基础理论》《中医诊断学》《中药学》《方剂学》《中医内科学》《中医妇科学》《中医儿科学》《针灸学》《推拿学》《黄帝内经选读》《伤寒论选读》《金匮要略选读》《温病学》，共13个分册。

教材编译的工作基础

2012年世界中医药学会联合会教育指导委员会成立了"世界中医学专业核心课程教材"编译指导委员会，审议了"世界中医学专业核心课程教材编译原则和要求"，与会专家对"编译原则和要求"提出了许多建设性的意见与建议。世界中医药学会联合会教育指导委员会秘书处通过综合各位专家建议，于2012—2013年在天津中医药大学资助和参与下组织开展了"世界中医学专业核心课程中外教材比较研究"；在充分分析、总结各国（地区）教材特色和优势的基础上各课程研究团队组织起草了"课程教材目录和章节样稿"，并寄发到世界各国（地区）相关专家审议，收回专家反馈意见和建议94条，涉及教材内容、语言翻译、体例格式等方面。秘书处组织专家根据研究结果对"世界中医学专业核心课程教材编译原则和要求"进行了认真修订等。以上工作为编译"世界中医学专业核心课程教材"奠定了坚实的基础。

教材的定位

当前本科教育仍是各学科专业教育的基础主体。同时"世界中医学专业核心课程教材"还应服从、服务于已发布的相关中医学专业教育标准，以及综合考虑各国（地区）中医学教育的实际情况、临床实际需要等。"世界中医学专业核心课程教材"（以下简称"教材"）的适用对象定位为世界中医学专业本科教育，同时兼顾研究生教育及中医医疗人员自修参考；教材的知识范围以满足培养胜任中医临床需要的准中医师为度，同时应具有一定的深度和广度，为知识延伸提供参考。读者对象为海外中医药院校的学员，海外中医药从业人员，来华学习的外国留学生，以及内地高校中医药英语班学员。

教材的编译原则

本套教材的编译坚持了教材的思想性，科学性，系统性，实用性，先进性，安全性，规范性，普适性等原则。

思想性。中医学历来重视思想性的传承，大医精诚、倡导仁爱，注重学生思想观念和道德品质的培养，树立为人类健康服务的仁爱思想，这是中医学医德修养的核心，也是一名合格中医师的必备品质。

科学性。教材应正确反映中医学体系内在规律，中医概念、原理、定义和论证等内容确切，符合传统文献内涵，表达简单、明确、规范，避免用带有背景知识的词句。中医学理论内涵植根于中医学理论

发展史中，尊重中医学理论的传统内涵，才能正本清源，使教材体现稳定性和延续性。

系统性。系统承载中医学理论，完整构建中医学核心知识体系，突出基本理论、基本知识和基本技能。课程资源要求层次清晰，逻辑性强，循序渐进，做好课程间内容衔接，合理整合，避免交叉重复等。

实用性。教材着力服务于临床，阐释基本理论时做到理论与实践相结合，临床内容主要选择中医的优势病种，以及被广泛应用的中药、针灸、推拿等处理方法，学以致用。实用性是教材的价值所在，在进行理论讲解时注重介绍各国（地区）的常见病、多发病的临床治疗，经典课程的学习重视其临床指导作用及对学生临床思维能力的培养等。

先进性。教材注重反映中医学的发展水平，引入经过验证的，公开、公认的科学研究或教学研究的新理论、新技术、新成果等内容，展示中医学的时代性特征。如温病学课程中介绍人类防治禽流感、重症急性呼吸综合征等研究的最新情况，针灸学课程中介绍了腧穴特异性研究进展等。教材的先进性是一个学科生命力的体现。

安全性。教材对治疗方法、技术的介绍重视安全性和临床实际，要求明确适应证、禁忌证。如针灸学课程中重视介绍相关穴位适应证、安全操作等，中药学课程介绍中药相关的科学炮制、合理辨用、明确剂量、汤剂煎煮及服用方法、濒危禁用药物的替代品等，推拿学课程中介绍推拿

手法的宜忌等。教材知识内容选择应以服务临床应用为基础，重视安全性，各种表达力争严谨、精确，符合各国（地区）法律要求。

规范性。教材统一使用规范术语，文字通俗易懂但不失中医本色，语言翻译做到"信、达、雅"，采用现有的国际标准中的规范表述，翻译力争达到内容的准确性与语言的本土化兼顾，同时还重视知识版权的保护。

普适性。教材服务于中医教学，内容经典，篇幅适当，外延适度，尽可能符合各国（地区）教学实际。在版式、体例、表达等方面采用国际通用编写体例，避免大段叙述并及时进行小结。重视使用知识链接的表达方式，使教材版式活泼，在增加教材知识性同时不影响主体知识，如临床课程可适量链接增加西医基础知识，推拿课程增加介绍国外的整脊疗法等。加强图例、表格等直观表达方式的应用，简化语言叙述，将抽象问题具体化。

▎教材的编译过程

2015 年，根据世界中医学专业核心课程教材编译人员遴选条件，各国（地区）中医药教育机构专家积极申报，共收到推荐自荐表 313 份（境外 89 份）。最终确定教材主编 28 名、副主编 64 名。参与此套教材编写的专家来自中国、美国、英国、法国、澳大利亚、加拿大、新加坡、新西兰、马来西亚、荷兰、希腊、日本、西班牙、中国香港和中国台湾等 15 个国家和地区，共计 290 人，其中 59 名境外专家中有 26 人担任主编或副主编。参加机构包括 74 所高等中医药院校及研究院（所），其中境内 34 个机构，境外 40 个机构。

2015 年召开的"世界中医学专业核心课程教材"主编会议和编写会议，明确了世界中医学专业核心课程教材总体编译要求，深入研讨和合理安排了各课程编委对相关课程教材的编写任务、分工及进度安排，明确了教学大纲、编写大纲及相关课程交叉内容的界定，以及教材编译过程中相关问题的解决办法等。之后又召开了主编进度汇报会和教材审稿会，经过 20 个月的辛勤努力，汇集世界中医教育专家智慧，具有"思想性、科学性、系统性、实用性、先进性、安全性、规范性、普适性"的第一套世界中医学专业核心课程教材中文版于 2016 年 10 月召开的定稿会上定稿。

2016 年 10 月世界中医学专业核心课程教材翻译会召开，会上聘任了世界中医学专业核心课程教材的英文版主译。

主译人员的遴选是根据世界中医学专业核心课程教材翻译人员遴选条件，经推荐和自荐，充分考虑申报者在专业领域的学术地位、影响力、权威性，以及地域的代表性，经世界中医药学会联合会教育指导委员会、世界中医药学会联合会翻译专业委员会与中国中医药出版社认真研究，确定各课程教材主译 49 人，其中博士 39 人，硕士 8 人，本科 2 人。他们来自 9 个国家（地区），其中境外主译 38 人，美国就有 24 人参与此项工作，境内主译也大多具有海外教学经历，长期从事中医专业相关英语教学和翻译，经验丰富。

这套教材的出版具有重要意义，抓住了中医药振兴发展天时地利人和的大好时机，可为服务于中医药"走出去"，促进共建共享，推动中医药为实现世界卫生组织（WHO）"人人享有基本医疗服务"的崇高目标而作出贡献。同时，该套教材的出版发行，也有利于中医药国际标准的推广和普及，也较好适应了全球范围内以"预防为主，维护健康"为重点的医疗卫生体制改革，适应了世界对中医药需求增长的形势。因此，本套教材必将有助于世界中医药人才的培养，有利于中医药在世界范围内被更广泛地认识、理解和推广应用，惠及民众，造福人类。

书将付梓，衷心感谢海内外专家学者的辛勤工作，群策群力，认真编译，保障了核心教材顺利出版发行。感谢国家中医药管理局、世界中医药学会联合会、中国中医药出版社、天津中医药大学对本书给予的大力支持和无私帮助！感谢所有作出贡献的同道朋友们！需要特别指出的是单宝枝教授为本套教材尽力颇甚，贡献尤殊！

世界中医学专业核心课程教材总主编
张伯礼
2018 年夏

编写说明

1. 本教材之原文以明·赵开美复刻本《伤寒论》为蓝本，并参照刘渡舟教授等点校的《伤寒论校注》本。原文一律以繁体字印刷，由于本书为横排，故将原文中之"右×味"改为"上×味"。

2. 为便于读者了解《伤寒论》成书的历史背景及学术渊源，特将《伤寒杂病论》原序列于篇首。书后附条文索引、方剂索引、古今度量衡换算等表，以便于读者学习时参考与查阅。

3. 全书正文部分设九章。第一章为总论，系全书的概括性论述，阐述了《伤寒论》成书的历史背景、学术渊源、学术沿革、学术体系及学术观点，对《伤寒论》的学习具有提纲挈领的指导作用。

其后共列八章，自《辨太阳病脉证并治》始至《辨阴阳易差后劳复病脉证并治》止。为了便于自学，原文依证归类，按六经辨证理论体系分类编写。因归类关系，条文位置作了前后调动，但其条文序号不变，一仍赵本之旧。为了便于学习理解，每章列概说于前。

4. 除总论外，各章按照重要程度，将条文分为主干条文与非主干条文两类。

（1）主干条文，按【原文】【释义】【提要】【解析】【方义】【辨治要点】【医案选录】等为序编写。【解析】【方义】项下适当阐发学术见解。【医案选录】项下收录历代名家应用经方的典型医案一则。每一小节后面设复习思考题。以这些条文为核心进行透彻解析，解析时结合各条文进行分析、总结、归纳和鉴别。

（2）非主干条文则省去相关解析，作为附录设于各节之后。其【原文】后仅设【释义】，对条文原义予以阐释。

（3）涉及针灸或针药并用内容的相关条文，本教材基本列为主干条文。在主干部分保留，不作为附录条文，但过于晦涩者仍然列为附录条文。

5. 原文加注拼音。拼音按照国家标准标注。

6. 附录条文中，仅对条文原文进行语译，涉及方药组成以及煎服法部分不进行语译。

7.【释义】部分内容参考刘渡舟教授编著的《伤寒论语译》和《白话四部医典》。

《伤寒论选读》编委会
2016 年 9 月

张仲景原序

論曰：余每覽越人入虢之診，望齊侯之色，未嘗不慨然嘆其才秀也。怪當今居世之士，曾不留神醫藥，精究方術，上以療君親之疾，下以救貧賤之厄，中以保身長全，以養其生。但競逐榮勢，企踵權豪，孜孜汲汲，惟名利是務；崇飾其末，忽棄其本，華其外而悴其內。皮之不存，毛將安附焉？卒然遭邪風之氣，嬰非常之疾，患及禍至，而方震慄，降志屈節，欽望巫祝，告窮歸天，束手受敗。賫百年之壽命，持至貴之重器，委付凡醫，恣其所措，咄嗟嗚呼！厥身已斃，神明消滅，變爲異物，幽潛重泉，徒爲啼泣。痛夫！舉世昏迷，莫能覺悟，不惜其命，若是輕生，彼何榮勢之云哉！而進不能愛人知人，退不能愛身知己，遇災值禍，身居厄地，蒙蒙昧昧，憃若遊魂。哀乎！趨世之士，馳競浮華，不固根本，忘軀徇物，危若冰谷，至於是也。

余宗族素多，向餘二百，建安紀年以來，猶未十稔，其死亡者三分有二，傷寒十居其七。感往昔之淪喪，傷橫夭之莫救，乃勤求古訓，博采眾方，撰用《素問》《九卷》《八十一難》《陰陽大論》《胎臚藥錄》并《平脉辨證》，爲《傷寒雜病論》，合十六卷。雖未能盡愈諸病，庶可以見病知源。若能尋余所集，思過半矣。

夫天布五行，以運萬類；人稟五常，以有五藏；經絡府俞，陰陽會通；玄冥幽微，變化難極。自非才高識妙，豈能探其理致哉！上古有神農、黃帝、岐伯、伯高、雷公、少俞、少師、仲文，中世有長桑、扁鵲，漢有公乘陽慶及倉公，下此以往，未之聞也。觀今之醫，不念思求經旨，以演其所知，各承家技，終始順舊，省疾問病，務在口給，相對斯須，便處湯藥。按寸不及尺，握手不及足；人迎趺陽，三部不參；動數發息，不滿五十。短期未知決診，九候曾無髣髴；明堂闕庭，盡不見察，所謂窺管而已。夫欲視死別生，實爲難矣。

孔子云：生而知之者上，學則亞之。多聞博識，知之次也。余宿尚方術，請事斯語。

目　录

第一章

总　论

第一节　《伤寒论》的学术地位、形成与发展

一、《伤寒论》的学术地位

《伤寒论》是中国第一部理法方药完备、理论联系实际的临床著作，也是中医药学术发展史上具有辉煌成就与重要价值的一部经典著作。它继《内经》《难经》等中医经典理论著作之后，系统地揭示了外感热病及某些杂病的诊治规律，发展并完善了六经辨证的理论体系，从而奠定了中医临床医学的基础。《伤寒论》所创立的融理、法、方、药为一体的辨证论治理论体系，具有很高的科学水平和实用价值，它既适用于外感热病，也适用于内伤杂病，长期以来一直有效地指导着历代医家的临床实践，并对中医药学术的发展产生了重要的影响。自晋代以降，历代医家都十分重视对《伤寒论》的学习与研究，称其"启万世之法程，诚医门之圣书"。

二、《伤寒论》的作者及成书背景

《伤寒论》是《伤寒杂病论》的一部分。《伤寒杂病论》为东汉张仲景所著。张仲景，名机，东汉南阳郡（今河南南阳）人，约于150~219年在世。据宋·林亿《伤寒论·序》载："张仲景，《汉书》无传，见《名医

录》云，南阳人，名机，仲景乃其字也。举孝廉，官至长沙太守。始受术于同郡名医张伯祖，时人言，识用精微过其师。"由此可知，仲景少时即有才名，曾受业于同郡名医张伯祖，后经过多年的勤奋学习，刻苦钻研和临床实践，最终成为一位极有成就的医学大家。

《伤寒杂病论》约成书于东汉末年（200—219年）。当时封建割据，政治昏暗，战争频起，灾疫连年，以致民不聊生，贫病交加。曹植在《说疫气》中形容当时的惨状为"家家有僵尸之痛，室室有号泣之哀，或阖门而殪，或复族而丧"。在大疫流行之际，张仲景家族亦未能幸免，正如《伤寒论·自序》中所说："余宗族素多，向余二百，建安纪年以来，犹未十稔，其死亡者，三分有二，伤寒十居其七。"民众的苦难，亲人的伤痛，激发了张仲景精研医术及著书救世的责任感，于是，他"勤求古训，博采众方，撰用《素问》《九卷》《八十一难》《阴阳大论》《胎胪药录》，并《平脉辨证》，为《伤寒杂病论》，合十六卷"。

三、《伤寒论》的流传与发展

《伤寒杂病论》成书之后，由于兵火战乱的洗劫，原书散佚不全，西晋太医令王叔和将原书的伤寒部分搜集整理成册，名为《伤寒论》，使此书得以幸存。王叔和距仲景

去时未远，他所编次的《伤寒论》应基本符合历史原貌。其后，又经东晋、南北朝，该书仍然流传于民间。至唐代，名医孙思邈撰写《千金要方》时，由于未能窥见此书的全貌，故仅征引了该书的部分内容，并有"江南诸师秘仲景要方不传"的感慨，直至晚年撰写《千金翼方》时，始收载了《伤寒论》全书的内容，并载于卷九、卷十之中，此可视为现存《伤寒论》的最早版本。北宋年间，高保衡、孙奇、林亿等人奉朝廷之命校正《伤寒论》，在其《校定伤寒论·序》中云："百病之急，无急于伤寒。今先校定张仲景《伤寒论》十卷，总二十二篇，证外合三百九十七法，除重复，定有一百一十二方，今请颁行。"此书于宋治平二年（1065年）刊行，成为后世流行的《伤寒论》。

现今通行的《伤寒论》版本有两种。一是宋本，即宋治平年间经林亿等人校正的刻本。但宋代原校本现在已无保存，现存者只有明万历二十七年（1599年）赵开美的复刻本（又称赵刻本，简称赵本）。因其系照宋版复刻，所以保存了宋版《伤寒论》的真面目。另有南宋绍兴十四年（1144年）由成无己所著的《注解伤寒论》，称为"成注本"，该本经明代嘉靖年间汪济川校定复刻而流行于世，亦可称汪校本。

《伤寒论》自王叔和重编之后，即受到了历代医家的普遍重视。自晋迄宋，研究《伤寒论》且卓有成就者有八大家。这八大家及其代表著作分别是：晋·王叔和之《脉经》，唐·孙思邈之《千金要方》《千金翼方》，宋·韩祗和之《伤寒微旨论》、朱肱之《南阳活人书》、庞安时之《伤寒总病论》、许叔微之《伤寒发微论》《伤寒百证歌》、郭雍之《伤寒补亡论》、成无己之《注解伤寒论》《伤寒明理论》。其中，成无己《注解伤寒论》，对《伤寒论》原文逐条加以注释，并运用《内经》理论进行阐述与发挥，对后世学者影响很大，且开创了注解《伤寒论》之先河。

明清以降，张仲景被尊为医圣，《伤寒论》被尊为医经之一，成为医家必读之书，故整理和注解《伤寒论》者更是名家辈出。如王肯堂（《伤寒证治准绳》）、方有执（《伤寒论条辨》）、喻嘉言（《伤寒尚论篇》）、张隐庵（《伤寒论集注》）、张路玉（《伤寒缵论》）、柯韵伯（《伤寒来苏集》）、钱天来（《伤寒溯源集》）、尤在泾（《伤寒贯珠集》）、徐大椿（《伤寒论类方》）、陈修园（《伤寒论浅注》）、唐容川（《伤寒论浅注补正》）等都为研究与发展《伤寒论》的学术做出了重要贡献。这些注家或循原书之旧而加以阐释（如张隐庵、张遂臣、陈修园），或打乱原书之序而重新撰次（如方有执、喻嘉言、周扬俊），或以法类证（如尤在泾），或以方类证（如徐大椿），虽仁智之见各异，然皆能阐发仲景学术而有所成就。特别值得提出的是，清代所纂的《医宗金鉴》，集医学各科之大成，而以《订正仲景全书》揭诸篇首，实可昭示《伤寒论》在中医学中的重要作用与地位。清末民初之际，由于"西学东渐"的影响，唐容川、恽铁樵、陆渊雷、曹颖甫、张锡纯等在前人的基础上，以中医为本体而参以新说来研究《伤寒论》，为《伤寒论》的研究又开辟了一个新的领域。

中华人民共和国成立之后，由于中国政府大力提倡继承与发扬中医药学遗产，使

《伤寒论》的研究步入了一个崭新的阶段。新中国成立初期，研究的重点主要是经方的临床应用方面。自 20 世纪 50 年代后期中医高等院校成立之后至 20 世纪 80 年代，研究重点逐渐朝仲景辨证论治理论体系及病机、方药的探讨方向转移，许多疑难问题得以解决，许多不同观点得以统一，并且形成了覆盖全国的稳定的《伤寒论》的研究队伍。从 20 世纪 80 年代后期至今，随着中医学术研究的深入，众多学者又将现代实验研究方法与现代科学方法论引入了《伤寒论》研究的领域，开始了利用现代科研手段探索经方治疗常见病、疑难病的机理、分析经方配伍规律的尝试，并借助现代科学方法论阐释六经的实质及其辨证论治的规律，取得了显著的成就。

复习思考题

简述《伤寒论》产生的历史背景及沿革。

第二节 《伤寒论》的学术渊源与成就

一、《伤寒论》的学术渊源

中医学有着悠久的历史和丰富的内容，至东汉末年，中医学的理论体系已渐趋完善，大量的复方也广泛应用于临床。如《内经》的阴阳五行、脏腑经络、病因病机、诊法治则、辨证论治、方剂配伍、药性理论等已基本完备；《难经》的脉法诊断、针刺腧穴和脏腑病传理论在《内经》的基础上又有所发展；专门论述药物产地、功用、主治之

书的《神农本草经》及专门论述药物和合、汤液治病之书的《汤液经》亦已问世；同时，东汉以前中医学的临床治疗已达到了较高的水平，如战国时的名医扁鹊、西汉的仓公淳于意、东汉的太医丞郭玉等，均属理论上有高深造诣、临床上具相当水平的医学大家。这些无疑为张仲景撰写《伤寒杂病论》奠定了坚实的基础。张仲景在《伤寒杂病论·自序》中说："撰用《素问》《九卷》《八十一难》《阴阳大论》《胎胪药录》，并《平脉辨证》，为《伤寒杂病论》，合十六卷。"晋·皇甫谧《针灸甲乙经·序》云："伊尹以亚圣之才，撰用《神农本草》，以为《汤液》。""仲景论广伊尹《汤液》为数十卷，用之多验。"

从《伤寒论》的自序、条文并结合有关史料分析，《伤寒论》的学术渊源主要来自以下几个途径：其一，基础理论主要继承于《内经》《难经》《阴阳大论》；其二，诊法是从《内经》《难经》而来，不过其间的脉诊系将《内经》的三部九候法简化为上中下三部（人迎、趺阳、少阴）诊法，并将其与《难经》的独取寸口法有机结合而成；其三，药学理论系全面继承了《神农本草经》及《胎胪药录》的成果，并在临床实践中予以发挥；其四，方剂主要来源于上古的《汤液经》，并在此基础上"博采众方"而成；其五，诊治疾病的有效方法是在充分综合前人理论、继承先贤经验的基础上，再加以亲身反复的临床验证总结出来的。

综上所述，张仲景是在系统总结与继承了汉代以前的医学成就和人民群众同疾病作斗争丰富经验的基础上，结合自己的临床实践，经过长期艰苦的努力，才著成了我国第

一部融理、法、方、药于一体的辨证论治的专书——《伤寒杂病论》。它既是对前人理论与经验的总结，也是对中医学术理论的再创造。

二、《伤寒论》的学术成就

《伤寒论》的学术成就可以概括为几个方面：

其一，系统总结了东汉以前的医学成就，将医学理论与临床实践经验有机地结合起来，形成了我国第一部理、法、方、药俱备的医学典籍。

其二，在《素问·热论》六经分证的基础上，运用《内经》的有关脏腑经络、气血阴阳、病因病机以及诊断、治疗等方面的基本理论与基础知识，创造性地对外感疾病错综复杂的证候表现及演变规律进行分析归纳，创立了六经辨证的理论体系。这一理论体系融理、法、方、药为一体，进一步确立了脉症并重的诊断法则与辨证论治的纲领，为中医临床各科提供了辨证论治的基本法则，为后世临床医学的发展奠定了坚实的基础。

其三，六经辨证理论体系的确立，不仅系统地揭示了外感热病的诊治规律，使外感病的治疗有规律可循，也为后世温病学说的形成与发展创造了条件。

其四，制定了诸如治病求本、扶正祛邪、调理阴阳等若干基本治则，并首次全面系统地运用了汗、吐、下、和、温、清、补、消八法，为后世医家提供了范例。

其五，创制与保存了许多功效卓著的方剂。论中所载113方（缺一方），用药精当，配伍严谨，加减灵活，功效卓著，故被后世誉为"方书之祖"。这些方剂不仅成为后世医家组方用药的典范与临床处方用药的基础，而且已成为中医药现代化研究的切入点与重要课题。

其六，记载了汤剂、丸剂、散剂、含咽剂、灌肠剂、肛门栓剂等不同的剂型，为中医药制剂技术的发展奠定了基础。

总之，《伤寒论》总结了东汉以前的医学成就，将中医学的基本理论与临床实践密切结合起来，创立了融理、法、方、药为一体的六经辨证的理论体系，不仅为外感病及某些杂病的辨证论治提出了切合实际的辨证纲领和治疗方法，同时也为中医临床各科提供了辨证治疗的一般规律，从而为后世临床医学的发展奠定了坚实的基础。可以说，《伤寒论》是我国第一部理、法、方、药比较完备的医学专著，而后世各个医学流派的形成与发展，无一不从《伤寒论》中受到启发，汲取营养。当然，由于历史条件的限制，书中亦难免有不尽正确与不够完备之处，因此我们应仔细分析，继承并发扬其精华，使之为中医药事业的发展再做贡献。

复习思考题

请论述《伤寒论》的学术渊源及成就。

第三节 伤寒的涵义及六经病的传变

一、伤寒的涵义

《伤寒论》以伤寒命名，而伤寒的涵义

有广义和狭义之分。广义伤寒是一切外感热病的总称。古代将一切外感热病均称为伤寒，此即《素问·热论》所说："今夫热病者，皆伤寒之类也。"《千金方》引《小品方》云："伤寒，雅士之词，云天行、瘟疫，是田舍间号耳。"《肘后方》云："贵胜雅言，总名伤寒，世俗因号为时行。"又云："伤寒、时行、温疫名同一种耳，而本源小异。"由此可知，伤寒是上层社会及知识分子对外感热病的习惯称呼，而民间则称为天行、温疫、时行等。而狭义伤寒是指外感风寒，感而即发的疾病。《伤寒论·伤寒例》云："冬时严寒，万类深藏，君子固密，则不伤于寒，触冒之者，乃名伤寒耳。"又云："中而即病者，名曰伤寒。"即是指狭义伤寒而言。《难经·五十八难》说："伤寒有五，有中风，有伤寒，有湿温，有热病，有温病。"其中"伤寒有五"之伤寒为广义伤寒，五种之中的伤寒，为狭义伤寒。

《伤寒论》以伤寒命名，书中又分别论述了伤寒、中风、温病等，所以全书所论应属广义伤寒的范畴，但从全书的篇幅看，又重在论述人体感受风寒之邪所致疾病的辨证论治规律。此外，值得说明的是，《伤寒论》所论的伤寒病与西医学中的"伤寒"涵义完全不同，不可混为一谈。

二、六经病的传变

对于外受邪侵引发的外感热病，仲景以六经辨证分经审证而治之。六经病是人体脏腑经络病理变化的综合反映，由于脏腑经络是不可分割的整体，故某一经的病变，常常涉及到另一经，从而出现六经间的相互传变，以及合病、并病等证候。

传，是指病情循着一定的趋向发展；变，是指病情在某些特殊条件下不循一般规律而发生性质的改变。但传与变常并称。一般而论，凡病邪侵袭，正虚邪盛，则病证由表传里，由阳入阴；若正气恢复，驱邪外出，则病证由里出表，由阴转阳。无论病证由表入里，由阳入阴，还是由里出表，由阴转阳，皆称为传变。所不同的是，前者属邪胜病进，后者属邪衰病退。

六经病的传变与否，主要取决于四个方面的因素。一是决定于正气的盛衰：正气充盛，抗邪有力，则邪气不能内传；若正气衰弱，则易致邪气内传；若邪气已内传，但正气恢复，已具驱邪外出之力，则可使病情由阴转阳，由里出表。二是决定于邪气的轻重：若感邪重，其势较盛，外邪直袭而入，则必然向内传变；若邪气不甚，或在正邪斗争中邪气已衰，则无力内传，或虽已内传，亦可有外出之机。三是决定于治疗的当否：在疾病发展的过程中，是否能进行正确的治疗，关系到疾病的传变与否及传变的趋向。四是决定于体质的差异：病邪传变与演化，与个体体质的差异有重要的关系，如同是感风寒之邪，阳盛者易传阳明，阴盛阳衰则易传太阴、少阴。

六经病不仅有自太阳病内传而来者，而且还有"直中"者。直中，是指太阳抗邪无力，疾病不出现太阳、少阳、阳明的证候，直接表现为三阴病证的一种发病方式。产生直中的原因，主要是由于正气内虚，抗邪无力使然。

六经可以单独为病，也可以两经或三经合并为病，故有合病、并病之称。合病，是指两经或三经同时发病，无先后次第之分者，如太阳少阳合病、阳明少阳合病以及三阳合病等。并病，是指一经的病证未罢，而另一经病证又起，有先后次第之分者，如太阳少阳并病、太阳阳明并病、少阳与阳明并病等。

复习思考题

1. 伤寒的涵义是什么？

2. 何谓传变？影响传变的因素有哪些？判断六经病传变与否的依据是什么？

3. 何谓合病？何谓并病？二者有何区别？

第四节　《伤寒论》的辨证方法

一、六经、六经病与六经辨证

《伤寒论》以六经作为辨证论治的纲领，但历史上对于六经实质的认识歧义颇多，其原因固然有多种因素，但其中最重要的是混淆了六经、六经病与六经辨证的概念。因此，我们要全面地掌握六经辨证，就需要明确六经、六经病、六经辨证的概念。

六经，即太阳、阳明、少阳、太阴、少阴、厥阴，由于六经之每一经又分为手足二经，因而总领十二经及其所属脏腑的生理功能，是生理性概念。

六经病，是以中医基础理论为依据对人体感受外邪之后所表现出的各种症状进行分析、归纳与概括的结果。它既是外感病发展过程中的不同阶段，也可看作既互相联系又相对独立的证候，是病理性概念。

六经辨证则是一种辨证论治的方法与体系。它以六经所系的脏腑经络、气血津液的生理功能与病理变化为基础，结合人体抗病力的强弱、病因的属性、病势的进退、缓急等因素，对外感疾病发生、发展过程中的各种症状进行分析、综合、归纳，借以判断病变的部位、证候的性质与特点、邪正消长的趋向，并以此为前提决定立法处方等问题的基本法则。

《伤寒论》六经辨证是在《素问·热论》六经分证的基础上发展而来的，但二者已经有了显著的差别。《素问·热论》的六经分证只论述了部分热证、实证，未涉及寒证、虚证，其证候变化也只有两感一种，其治疗仅提及汗、下两法，且不完善。而《伤寒论》则全面讨论了风寒温热之邪侵袭人体之后，脏腑经络、营卫气血、邪正消长、表里出入、虚实转化、阴阳盛衰等多种病证及其变化规律；既论述了热证、实证，又补充了虚证、寒证；既论述了两感，又论述了合病、并病；在治疗方面，不仅包括了汗、吐、下、和、温、清、补、消八法，而且又有针药并用、内服外导法等。因此，《伤寒论》的六经辨证较《素问·热论》的六经分证有了显著的进步，它既是辨证的纲领，又是论治的准则。

二、六经辨证与其他辨证方法的关系
（一）六经辨证与八纲辨证的关系

八纲辨证是对一切疾病病位和证候性质的总概括，六经辨证是主要用于外感病辨证论治的一种辨证方法。外感病是在外邪的作用下正邪斗争的临床反映，正邪斗争的消长盛衰，决定着疾病的发展变化，关系着疾病的病位与证候性质，所以六经辨证的具体运用，无不贯穿着阴阳表里寒热虚实等八纲辨证的内容。因此，六经辨证与八纲辨证有着十分密切的关系。

阴阳是辨识疾病与证候的总纲。一般将六经病中的太阳病、阳明病、少阳病统称为三阳病，太阴病、少阴病、厥阴病统称为三阴病。三阳病表示正气盛，抗病力强，邪气实，病情一般呈亢奋状态，因而三阳病多属热证、实证，概括为阳证。三阴病表示正气衰，抗病力弱，病邪未除，病情一般呈虚衰状态，因而三阴病多虚证、寒证，概括为阴证。另外，六经中的所有证候均可以分为阴阳两大类。此即六经与八纲中阴阳总纲的关系。

表里是分析病位深浅的纲领。就六经的表里而言，一般而论太阳属表，其余各经病变均属里。但表里的概念又是相对的。例如：从三阳病三阴病而言，三阳病属表，三阴病属里；从三阳病而言，太阳属表，少阳属半表半里，阳明属里；从阴阳配属的关系言，太阳属表，少阴属里，阳明属表，太阴属里，少阳属表，厥阴属里。另外，一经中也有表里之分，如太阳经证属表，而太阳腑证属里。判断疾病的表里还可以说明病势的趋向，如疾病由表入里为逆，由里出表为顺。判断疾病的表里对决定治则也有重要的意义，如太阳表证宜解表发汗，阳明里证宜清泄里热或攻下里实，在表里兼病的情况下，又有先表后里、先里后表、表里兼治等不同治法。可见六经中蕴含着丰富的表里辨证的内容。

寒热是辨别疾病性质的纲领。就六经病的寒热而言，三阳病多病势亢奋，阳邪偏盛，故多属热证；三阴病多病势沉静，阴邪偏盛，故多属寒证。病证之寒热的情况较为复杂，同一证候，如下利证、呕哕证、黄疸证等，都有属寒属热的不同。单纯的寒热辨之尚易，寒热错杂的情况辨识就较难。如半夏泻心汤证是寒热错杂，痞结于中焦；黄连汤证是寒热错杂，格拒于中焦；乌梅丸证是上热下寒，阴阳逆乱。更有寒热盛极之时，每每出现真寒假热、真热假寒之证，辨证稍有疏忽，治疗稍有差池，病人则有性命之虞。可见辨寒热也是六经辨证的重要内容。

虚实是辨别邪正盛衰的纲领。凡病皆有邪正盛衰，故有虚证与实证之别。从六经病而言，三阳病多属正盛邪实的实证，三阴病多属正气虚损的虚证。如"发汗后，恶寒者，虚故也；不恶寒，但热者，实也，当和胃气，宜调胃承气汤"，"发汗病不解，反恶寒者，虚故也，芍药甘草附子汤主之"，即是通过发汗后辨寒热趋向以定虚实。又如"脉浮而紧者，法当身疼痛，宜以汗解之，假令尺中迟者，不可发汗，何以知然，以营气不足，血少故也"，即是以脉症变化来判断虚实。可见辨虚实也是六经辨证的重要内容。

由上可知，八纲辨证与六经辨证的关系十分密切。对于二者的关系，我们可以归纳为：

1. 八纲辨证是对疾病病位、病性、邪正盛衰、趋势等方面的总概括，而六经辨证则是八纲辨证的系统化、具体化，是对外感热病发展过程中各种病证的阴阳、表里、寒热、虚实的具体分析。

2. 八纲辨证的内容贯穿于六经辨证之中，六经辨证的内容包含于八纲辨证之中。

如六经中的太阳病，有恶寒、发热、头痛、项强、脉浮等脉症，从八纲辨证来分析，自然属于表证。但仅据表证，还不能够指导治疗，必须结合其有汗无汗、脉紧脉缓来进一步辨别，有汗者为表虚，无汗者为表实。只有这样，才能准确地选用解肌祛风或辛温发汗的方法。又如少阴病以八纲辨证辨属里证、虚证，但仅据里证、虚证还不能指导治疗，必须进一步分析其阴阳的偏盛偏衰，如果表现为无热恶寒、四肢厥逆、下利清谷、脉沉微者，则为少阴寒化证，如表现为心烦不得眠、咽干咽痛、脉细数者，则为少阴热化证。只有这样，才能准确地运用扶阳抑阴或育阴清热的治疗方法。

3. 八纲辨证与六经辨证是相辅相成的，有互补之妙，而无对峙之处。

总之，完善于明清之际的八纲辨证，虽说来源于《内经》，却是从《伤寒论》六经辨证中得到启发而加以系统化的。

（二）六经辨证与脏腑经络辨证的关系

脏腑辨证是根据脏腑的生理功能与病理变化对疾病与证候进行分析归纳，借以推断病机，判断病位、病性及邪正盛衰状况的一种辨证方法，它与六经辨证有着十分密切的关系。脏腑是人体功能活动的核心，脏腑与脏腑之间，脏腑与全身各部之间，通过经络气血等有机联系，构成了一个有机的整体。可以说，任何疾病都是脏腑经络病理变化的反映，六经病证自然也不例外。

以脏腑的病理反映而论，各经病均会累及所属的脏腑。如太阳统膀胱及其经脉，太阳病虽属表证，但邪气循经入里之时，邪入膀胱，影响气化功能，以致水蓄不行者，是谓蓄水证，它既是六经证候，也是膀胱证

候。阳明乃胃与大肠之通称，如白虎汤证既是六经之阳明热证，但同时也是胃热证候；三承气汤证既是阳明腑实证，也是胃肠燥实证。胆与三焦皆属少阳之腑，病入少阳则胆火上炎，因而口苦、咽干、目眩，可知少阳病与胆腑关系密切。脾属太阴，太阴病多脾阳不足，运化失职，寒湿内阻，故有腹满而吐、食不下、时腹自痛、下利等，此证在六经辨证中称太阴病，在脏腑辨证中则属脾阳虚证。少阴统心肾两脏，少阴寒化证为心肾阳虚，阴寒内盛；少阴热化证为肾阴不足，心火上炎，水火失济。肝为厥阴之脏，其为病虽然复杂，但无不与肝之生理病理特点相关。如厥阴提纲证，属寒热错杂，肝邪犯及脾胃；吴茱萸汤证则属肝胃虚寒，浊阴上逆。

从经络的病理反映而论，太阳经起于目内眦，上额交颠，入络脑，还出别下项，挟脊抵腰至足，故太阳经受邪则见头项痛、身痛、腰痛等症。阳明经起于鼻两侧凹陷处，络于目而行于面，故阳明病可见面赤、目痛、鼻干等症；少阳经起于目外眦，上抵头角，下耳后，入耳中，并从缺盆下行胸胁，故少阳经受邪，可见耳聋、目赤、胸胁苦满等症。三阴病属里证，其经络所反映的证候虽不像三阳经那样显著，但其表现的某些证候，如太阴病的腹满，少阴病的咽痛，厥阴病的头痛，都与经络的循行部位不无关系。

概括而言，六经辨证是以脏腑辨证为基础的，主要适用于外感疾病辨证论治的一种辨证体系。但值得提出的是，它虽然是主要用于辨外感，但又兼用于辨杂病，尤其是在长期的发展过程中，后世医家大大充实了有关杂病的辨证论治内容，因此它不仅为诊治外感疾病提供了有效的科学方法，而且也为中医

临床各科疾病的辨证论治提供了一般的规律。

复习思考题

1. 怎样理解《伤寒论》的六经辨证？
2. 简述六经辨证与八纲辨证、脏腑辨证的关系。

第五节 《伤寒论》的治则治法

治则是治疗疾病遵循的总的原则，治法是治疗某一疾病的具体方法，《伤寒论》蕴含着丰富的有关治则与治法的内容。

《伤寒论》的基本治则可概括为以下几个方面：一是治病求本，本于阴阳。《伤寒论》继承和发扬了《内经》治病求本，本于阴阳的精神，对每一病证，均遵照审证求因的原则，辨其病因之阴阳、病性之阴阳、病位之阴阳，然后按照病因、病性、病位的阴阳属性确定其相应的治法，提出了一系列论治的方法与规律。二是祛邪扶正，分清主次。祛邪与扶正虽是治则的两个方面，却又是辨证的统一体，在具体应用时，又须分清主次。一般而言，三阳病属表、属热、属实，正盛邪实为基本矛盾，故以祛邪为主；三阴病属里、属寒、属虚，正虚邪恋为基本矛盾，故以扶正为主。但疾病是复杂的，治则也须据病情而定，祛邪之时，勿忘扶正，扶正之时，勿忘祛邪。至于何时祛邪，何时扶正，或以祛邪为主，或以扶正为主，必以病情虚实状况为依据。三是调和阴阳，以平为期。六经病证，不论采取扶正之法还是祛邪之法，无论是正治还是反治，皆以协调阴阳、以平为期为准则。四是明确标本，分清缓急。病有标本，证有缓急，故治有先后。一般情况下重在治本，此是论治之大法，但特殊情况下又要急则治标，此是灵活之变法；先表后里为常法，而先里后表为变法，表里兼治为权宜之法。五是正治反治，依证而行。六经病证绝大多数为表象与本质相符，故多用正治法，如三阳病热实证，治以"热者寒之"之法，三阴病虚寒证，治以"寒者热之"之法。然有疾病的表象与本质不一致，如阳气衰微，阴寒极盛，逼迫虚阳浮越于外，出现身热不恶寒、面赤等热象的真寒假热证，使用通脉四逆汤，回阳救逆，通达内外，即属反治。

《伤寒论》的治法内容十分丰富。首先，在治法的运用上已包含了汗、吐、下、和、温、清、补、消八法。如治太阳表证，有麻黄汤、桂枝汤之汗法；治痰实阻滞证，有瓜蒂散之吐法；治阳明里实证，有三承气汤之下法；治少阳病，有小柴胡汤之和法；治少阴寒化证，有四逆辈之温法；治阳明热证，有白虎汤之清法；治太阴病，有理中之补法；治蓄血证，有抵当汤之消法等，可谓集八法之大成。此外，《伤寒论》又汇集了多种不同的疗法，如药物疗法、针刺疗法、艾灸疗法等。药物疗法又有汤剂、散剂、丸剂之别，有外用、内服之分。同时尚有药针并用法、针灸并用法、药灸并用法等。

总之，《伤寒论》的治疗上承《内经》，下启后世，汇集了中医治则治法之大成，开创了中医各种疗法之先河，为后世临床医学的发展奠定了坚实的基础。

第二章

辨太阳病脉证并治

太阳病是指病邪侵袭人体，邪正交争于肌表，导致营卫功能失调而发生的疾病，是外感病发生发展的初期阶段。一般地讲，太阳病病位浅、病程短、病情轻，所以一般称为太阳表证，简称表证。

太阳，包括足太阳膀胱和手太阳小肠。足太阳膀胱经，起于目内眦，上额，交颠，络脑，下项，夹脊抵腰，络肾属膀胱，下行至足；手太阳小肠经，起于手小指外侧，循臂至肩，下行络心属小肠。由于经络的相互络属，太阳与少阴互为表里。

太阳的生理功能特点可概括为：①阳气较多，正气旺盛：太阳又称"巨阳""三阳"，阳气旺盛，抵抗力强。②职司卫外，统摄营卫：足太阳的经络由头经背至足，且与督脉同行身后，故为阳经之长，为诸阳主气，其阳气充盛而能卫护体表。太阳统摄体表营卫二气，具有防止外邪入侵的重要作用，所以《灵枢·营卫生会》篇说："太阳主外。"值得提出的是，由于肺合皮毛，所以太阳病也与手太阴肺经的病变有密切关系。③六经藩篱，受邪首当：由于太阳居六经之首，主一身之表，故外邪侵袭，太阳首当其冲，发病最早。④藏蓄津液，主司气化：手足太阳经外布于体表，内属于小肠及膀胱之腑。小肠主分清别浊，而膀胱则是主持人体水液代谢的重要器官之一。《素问·灵兰秘典论》曰："膀胱者，州都之官，津

液藏焉，气化则能出矣。"膀胱位于下焦，内藏津液，依赖于肾中阳气的资助，蒸化膀胱所藏之津液，形成一种雾露之气，达于体表，行于其经，称为太阳之气。《灵枢·本脏》云："肾合三焦膀胱，三焦膀胱者，腠理毫毛其应。"说明温煦毫毛腠理之卫气，与肾、膀胱及三焦的气化功能有关。⑤内应少阴，表里互通：太阳与少阴互为表里，经气互通，功能互依，太阳主表有赖于少阴里实，而少阴主里又有赖于太阳表固。太阳失固，就会导致邪传少阴，而少阴里虚，又可导致太阳虚馁，易受外邪。

正是由于太阳的如上功能特点，当病邪侵袭人体之时，正气奋起抗邪，首先表现出来的是太阳病。太阳病以"脉浮，头项强痛而恶寒"为辨证提纲，反映了太阳受邪，卫外失职，正邪交争于表，太阳经气不利的基本病理机制。太阳病可分为经证、腑证两类。由于感邪性质和体质差异，太阳经证又可分为中风、伤寒、温病三种类型，但在《伤寒论》中详于寒而略于温。由于体质强弱、腠理疏密、感邪程度、病情轻重、病理变化之不同，太阳病经证属风寒性质的又有三种证候类型：其一，以头痛、发热、汗出、恶风、脉浮缓等为基本表现，其病理特点是腠理疏松，营卫不和，卫强营弱，称为太阳中风证；其二，以恶寒、无汗、身体骨节疼痛、脉浮紧为基本表现，其病理特点是

腠理致密，卫阳被遏，营阴郁滞，称为太阳伤寒证；其三，以太阳表证日久，不得汗解，邪气渐轻，正气渐复，以发热恶寒，热多寒少，呈阵发性发作为基本表现，其病理特点是微邪束表，营卫不和，称为表郁轻证。太阳腑证因表邪不解，随经入腑而成，分为两类。邪与水结，膀胱气化不利者，为蓄水证，以小便不利、渴欲饮水、少腹里急为主要临床表现；若邪热与瘀血结于下焦，则为蓄血证，以其人如狂或发狂、少腹急结或硬满、小便自利为主要临床表现。

太阳病虽多轻浅，但若失治误治，则变化迅速，其中在病变的过程中表邪不解又兼有其他证候，或在发病之初其人素有宿疾，复感外邪，形成兼夹者，称为太阳病兼证；若因失治误治，或疾病的自然发展，太阳表证已罢，出现了新的病证，称为太阳变证。太阳病篇有较多内容是讨论变证的，变证已不具备太阳病的特征，不属太阳病的范畴，将其放入太阳病篇，意在指出，太阳病变证有其复杂多变的一面，同时也强调对太阳表证要早期正确治疗，以防发生传变。

太阳病经证的治疗，应据《内经》"其在皮者，汗而发之"之旨，以解表祛邪为原则。太阳中风证治以解肌祛风、调和营卫，方用桂枝汤。太阳伤寒证治以辛温发汗、宣肺平喘，方用麻黄汤。表郁轻证治以小发其汗，方用桂枝麻黄各半汤、桂枝二越婢一汤等。而太阳病腑证则分别选用化气行水的五苓散，或是活血逐瘀的桃核承气汤、抵当汤等。太阳病兼证的治疗原则为在主治方中随证进行加减。太阳病变证的治疗，则应依据变化了的病情，采取"观其脉证，知犯何逆，随证治之"的原则，重新辨证，然后依证定法选方。

太阳病的转归，大致有三种：①痊愈：此为大多数太阳病的转归。一般情况下，太阳表证，汗之得法，多表解而愈。②传经：若太阳表邪不解，可传入他经，既可传阳明，也能传少阳，至于先传阳明还是先传少阳，并无固定局势。太阳也可直接传入三阴，其中以传入少阴者为多见，特别是少阴心肾虚衰之人，外邪陷入少阴，病多险情，故前贤有"实则太阳，虚则少阴"之论。③变证：由于失治误治，或因于体质盛衰等原因，以致证候发生错综复杂的变化，又称坏病。

第一节　太阳病辨证纲要

一、太阳病提纲

原文

太陽之爲病，脉浮，頭項强痛而惡寒。（1）

释义

太阳病所表现的主要脉症是，脉浮，头痛，项部拘紧不柔和，而且必定出现恶寒。

提要

太阳病脉症的提纲。

解析

太阳为六经藩篱，统摄营卫，主一身之表，固护于外，故外邪侵袭人体，太阳首当其冲。邪袭太阳，正气奋起抗邪，正邪交争于表，即为太阳病。脉浮，为外邪侵袭，卫气浮盛于表，向外抗邪在脉象上的反映，提示病位在表，正气未虚。头项强痛，为太阳病之主症，由于太阳经脉上额交颠，还出别下项，太阳受邪，经气运行受阻，故见头项强痛。头为诸阳之会，少阳、阳明病变也可引起头痛，但不具项强，此可从头痛的部位上做出鉴别。恶寒，即厌恶、嫌憎寒冷，也包括了恶风在内，为太阳病的必见症。外邪束表，卫气被遏，不能正常发挥"温分肉"功能，故见恶寒。"有一分恶寒，即有一分表证"，恶寒为贯穿太阳病始终的一个症状。

脉浮，头项强痛而恶寒，诸症反映了邪袭太阳，经气不利，营卫失和，正气奋起抗邪，正邪交争于表的太阳病本质，为太阳病的主要脉症，故立为太阳病的提纲。本条所列脉症，在太阳病的诊断中同等重要，文中凡言太阳病者，一般均具有提纲所列之脉症。发热为太阳病中卫气抗邪的反映，常与恶寒并见，但因有时在发病之初，卫阳被遏，尚未伸展，可见暂时不发热，只有恶寒，故《伤寒论》未将发热列为太阳病的基本表现，如若卫气伸展，正邪相争则可见发热。发热与恶寒并见，是太阳病的证候特征之一，也是太阳病与其他经病的主要区别点。

二、太阳病分类提纲

原文

太阳病，發熱，汗出，惡風，脉緩者，名爲中風。（2）

释义

太阳病，出现发热、汗出、恶风、脉浮缓的，名叫中风证。

提要

太阳中风证的主要脉症。

解析

本条首冠以"太阳病"，当知包括第1条脉症，综合分析，本证主要表现为发热，汗出，恶风，头痛，脉浮缓，由外邪侵袭，腠理疏松，邪正交争，卫失外固，营不内守所致，由于风性疏泄，与本证发热汗出、腠理疏松的特点相似，故名为太阳中风证，亦称太阳表虚证。后文中凡见"太阳中风""中风"者，即包括上述脉症。

从体质而言，这类患者一般腠理疏松，一旦感受外邪，则卫阳浮盛于外，与邪相争，故见发热。卫阳受损，加之其本身腠理失密，则卫不外固，开合失司，营不内守，以致营阴外泄，而见汗出。卫失温煦，且汗出玄府开张，不耐风袭，故见恶风。正气趋表欲抗邪外出，故脉应之而浮，但营阴外泄，脉道松弛，因而兼缓。

在太阳中风的主要脉症中，以汗出最具特征，因其既可反映太阳中风证卫不外固、营阴外泄的病理机制，又能区别太阳伤寒的无汗。

原文

太陽病，或已發熱，或未發熱，必惡寒，體痛，嘔逆，脉陰陽俱緊者，名爲傷寒。（3）

释义

太阳病，出现发热，或者尚未出现发热，但必定恶寒，又见身体疼痛，呕吐上逆，寸关尺三部脉都浮紧的，名叫伤寒证。

提要

太阳伤寒证的主要脉症。

解析

太阳伤寒证是太阳病的又一重要类型。本条与第2条一样，条首也冠名以"太阳病”，因此，主要脉症也应结合第1条理解，即脉紧当是浮紧，体痛之外当有头痛。此类患者腠理致密，感受风寒之后，卫气奋起抗邪，正邪交争，必见发热，故发热是太阳伤寒的主症之一，但本条用“或已”“或未”不定之词，说明在伤寒中发热有迟早之不同，其原因与感邪轻重、体质强弱、卫阳反应有关。“或已发热”，系风寒袭表，卫气能及时伸展与邪相争，故起病即见发热。“或未发热”，是感邪较重，卫阳郁闭较甚，不能及时伸展与邪相争，或骤然之间卫气未能及时达表抗邪，故发热较迟。然邪已着体，卫气终究要达表与邪相争，故发热为必有之症。“必恶寒”，是强调在太阳伤寒中恶寒必定先见，寒邪束表，卫阳被遏，而失去卫外温煦作用，故恶寒必见。寒性凝滞，风寒束表，不仅卫阳被遏，而且营阴郁滞，从而使太阳经气运行受阻，故太阳伤寒除见头痛之外，尚多身痛。风寒束表，卫郁不宣，表气郁闭，里气不和，进而影响胃气的和降，出现呕逆，但此非太阳伤寒之主要表现，属次症范畴。“脉阴阳俱紧”，即三部脉均见浮紧之象，浮乃正邪相搏于表，紧乃卫阳闭遏，营阴郁滞不利之象。

恶寒，头痛，体痛，脉浮紧，无论其发热或未发热，均可反映出太阳受邪，风寒外束，腠理致密，卫阳被遏，营阴郁滞，太阳经气运行不利的病理特点，被称为太阳伤寒证。凡以后条文见伤寒字样，多具有本条所言之脉症。本条未言有汗无汗，但据太阳伤寒证营阴郁滞的病理特点，太阳伤寒当有无汗之症。惟其无汗脉紧，故后人又把太阳伤寒证称为风寒表实证，与太阳中风证形成对举。

原文

太陽病，發熱而渴，不惡寒者爲溫病。若發汗已，身灼熱者，名風溫。風溫爲病，脉陰陽俱浮，自汗出，身重，多眠睡，鼻息必鼾，語言難出。若被下者，小便不利，直視失溲。若被火者，微發黃色，劇則如驚癇，時瘈瘲，若火熏之。一逆尚引日，再逆促命期。（6）

释义

太阳病，出现发热、口渴、不恶寒的，是温病。如果在发汗汗出以后，身体灼热不退的，名叫风温。风温这种病，寸关尺三部脉都浮，症见自汗出，身体沉重，困倦嗜睡，鼻部气息出入时必有鼾声，言语困难等。如被用泻下的方法治疗的，会出现小便量少，两眼呆滞，尿失禁。如被用火攻的方法治疗的，证候轻的会出现发黄，严重的就会像惊证、痫证一样，时时抽搐，皮肤色泽苍黄晦暗，就像被烟火熏过一样。一次错误的治疗，病人还可以延续时日，一而再、再而三地误治，只会促进病人的死亡。

提要

太阳温病的主要表现及误治引起的变证。

解析

温病为广义伤寒之一种，它是由感受温热病邪所引起的一种外感病，属太阳病的范畴，因此，其主要证候为发热，头痛，口渴，恶寒轻微，脉浮数，与中风、伤寒相比，其突出的特点是发热而渴，恶寒轻微，反映了温邪犯表，化热伤津，营卫失和的病理特点，故可作为温病的提纲，后世在此基础上，逐渐形成了温病学体系。

温为阳邪，侵及人体，扰乱营卫，耗伤阴津，故发病之初，在发热的同时，便有口渴。至于恶寒之有无，原文中明确提出"不恶寒"，此当全面理解。根据太阳病提纲证，恶寒为必具症，不恶寒，不得称为太阳病。从后世温病学的卫分证来看，恶寒也是必见症状，乃风热伤卫，卫失固外所致，只不过其恶寒程度远较伤寒为轻，时间短暂而已。故此处"不恶寒"之"不"可理解为"微"。温病初起，治用辛凉解表，切忌使用辛温药物发汗，否则就会变证蜂起。本条虽未直接点明，但以举例方式历述误治之变，其意甚为明了。

如果使用辛温药物发汗，以温治温，必致热盛津伤，形成变证，谓之"风温"。此时邪热鸱张，体温不但不降，反而升高为"身灼热"。热邪充斥内外，鼓动气血，则见脉洪大有力。阳热过盛，逼迫阴津外泄，则汗出。热伤津气，故身重。热盛扰及神明，则病人呈困顿嗜睡状态。邪热壅肺，呼吸不利而出现鼾声。语言不利多由热盛神昏及津伤口燥所致。

以上证候，虽有热盛津伤，但里无有形之实，故下法亦不可用。若误用之，反夺其津液，水源枯竭，则小便不利。阴竭无以制其亢热，热盛动风，则两目直视。热极神昏，二关失控，则大小便自遗，是误下而津愈伤，热愈盛也。温为阳热，火法当属禁忌，若误用之，轻则两阳相熏，皮肤发黄，甚则热极动风，发如惊痫，从而出现阵发性四肢抽搐，同时火灼肝胆更为严重，使发黄之色如火熏之黄而晦暗。本条以举例方式，申误治之变，并引为戒律，一误尚可迁延时日，再误则危及生命。

三、辨病发于阳、病发于阴

病有發熱惡寒者，發於陽也；無熱惡寒者，發於陰也。發於陽，七日愈；發於陰，六日愈。以陽數七、陰數六故也。（7）

病证表现为发热恶寒的，是发于阳；表现为不发热而只恶寒的，是发于阴。发于阳的病证，七天可以痊愈；发于阴的病证，六天可以痊愈。这是因为七是阳数、六是阴数的缘故。

外感病初期分辨阴阳的要点。

"发热恶寒"是指疾病初起发热和恶寒并见。外邪袭表，正气不衰，邪气较实，正邪斗争较为激烈，故在恶寒的同时伴有发热，属邪在三阳，如太阳病发热恶寒，少阳寒热往来，阳明的但热不寒（初期可有短暂的恶寒）等，故曰"发热恶寒者，发于阳也"。"无热恶寒"是指疾病初起只见恶寒，没有发热，反映正气不足，抗邪无力，病情呈抑制状态，多属邪在三阴，如太阴脾虚寒湿，少阴心肾阳虚，厥阴虚寒致厥等，均不发热，恶寒突出，甚则厥冷脉微，故曰"无热恶寒者，发于阴也"。以发热与否辨阴阳，在外感病的过程中尤有深意。

发于阳七日愈，发于阴六日愈，是对疾病的一种预测，是依据伏羲河图生成数推演而来，因此仲景自注说这是阳成数为七、阴成数为六的缘故。这种预测方法的实际意义，尚待进一步研究。

四、辨太阳病传变与否

原文

伤寒一日，太陽受之，脉若静者，爲不傳；頗欲吐，若躁煩，脉數急者，爲傳也。（4）

释义

外感病的第一天，太阳经感受了邪气，如果呈现太阳病应当出现的脉象，而且没有其他异常变化的，是邪气不传经的表现；如果很想吐，或者心烦体躁，脉象数急的，是邪气将要传其他经的表现。

提要

据脉症辨太阳病是否传变。

解析

"伤寒一日，太阳受之"，外邪初犯人体，太阳首当其冲，率先发病，当出现脉浮、头项强痛而恶寒之脉症。太阳病虽轻浅，但变化多端，是否发生了传变？仲景提出其判断之法当据患者的脉症表现，不可拘于时日。若患者脉象仍与太阳病的其他见症相符，都未发生变化，说明病证仍在太阳，尚未发生传变；若患者出现恶心欲吐，烦躁不宁，又见脉象数急等，脉症均已不属太阳病范畴，尽管发病时间短暂，但已反映病邪入里，则知病证已发生传变。本条所述"颇欲吐，若躁烦，脉数急"，只是举例说明太阳病已经发生了传变，指明疾病传里，至于传于何经，当据患者的其他情况作出判断。

原文

伤寒二三日，陽明、少陽證不見者，爲不傳也。（5）

释义

外感病的第二、三天，没有出现阳明或少阳经证候的，是邪气不传其他经。

提要

再论太阳病不传之辨。

解析

"伤寒二三日"是承上条"伤寒一日"而言，根据《素问·热论》计日传经之说，外感病二日当传阳明，三日当传少阳，四日当传太阴等，现太阳病已经两三天，是否发生传变？若患者仍未见阳明病之身热、汗自出、不恶寒、反恶热、烦躁、口渴等，又不见少阳病之口苦、咽干、目眩、往来寒热、胸胁苦满、心烦喜呕等，太阳病表现仍在，由此判断病证仍在太阳，未发生传变。联系上条，太阳病是否发生传变，主要依据当时临床证候是否发生了变化，不得拘于发病时日，此对临床具有重要意义。

复习思考题

1. 试述太阳病提纲证的意义。

2. 试述太阳病的分类及其对温病诊断与治疗的意义。

第二节　太阳病本证

一、太阳病经证

（一）中风表虚证

1. 桂枝汤证

原文

太陽中風，陽浮而陰弱，陽浮者，熱自發，陰弱者，汗自出，嗇嗇惡寒，

淅淅惡風，翕翕發熱，鼻鳴乾嘔者，桂枝湯主之。（12）

桂枝湯方

桂枝三兩（去皮） 芍藥三兩 甘草二兩（炙） 生薑三兩（切） 大棗十二枚（擘）

上五味，㕮咀三味，以水七升，微火煮取三升，去滓，適寒溫，服一升。服已須臾，歠熱稀粥一升餘，以助藥力。溫覆令一時許，遍身漐漐微似有汗者益佳，不可令如水流漓，病必不除。若一服汗出病差，停後服，不必盡劑。若不汗，更服依前法。又不汗，後服小促其間。半日許，令三服盡。若病重者，一日一夜服，周時觀之。服一劑盡，病證猶在者，更作服。若汗不出，乃服至二三劑。禁生冷、黏滑、肉麵、五辛、酒酪、臭惡等物。

释义

太阳中风证，脉轻取即见浮象，主卫阳浮盛于外；脉沉取而见弛缓，主荣阴虚损于内。卫阳浮盛的，自然会出现发热；荣阴内弱的，原是由于自汗出。于是出现了啬啬恶风寒，翕翕身发热，又见鼻塞气息不利、干呕等症的，应当用桂枝汤治疗。

桂枝三两（去皮） 芍药三两 甘草二两（炙） 生姜三两（切片） 大枣十二枚（掰开）

以上五味，捣碎前三味，用七升水，小火煮取三升，去掉药渣。等到冷热合适的时候，一次服一升。服药后片刻，接着喝一升多热稀粥，用来协助药力的发挥。再让病人盖棉被保暖两个小时左右，最好是使全身微微汗出，如小雨不停的样子，绝不可以使汗出像流水一样淋漓不断，那样病证必定不会解除。如果服一次药以后，就达到了如上述汗出的效果，病证就会痊愈，应当停服后面的药，不必要把一剂药都服完。如果不出汗，再接着服药的时候，仍要依照前面所说的方法。还是不出汗，下次就要缩短两次服药的间隔时间，在半天左右，让病人把三次药都服完。如果病重的，应当昼夜二十四小时连续给药，并随时观察。服完一剂药后，病证还在的，再开一剂药，让病人服用。如果仍然不出汗，就一直服到两三剂。禁止食用生冷、黏滑、肉面等食品以及刺激性蔬菜、酒类、奶制品和气味不良或有特异气味的食物等。

提要

太阳中风表虚证的病机及证治。

解析

第12条冠以"太阳中风"，当与第1、2两条互相参看。"阳浮而阴弱"，既指脉象浮缓，又言病机营卫不和，即卫阳浮盛，营阴失守。风寒袭表，卫阳外浮抗邪，故脉轻取显浮；由于汗出，营阴外泄，故脉沉取显不足。阳浮阴弱即脉浮缓之互称，是中风证的典型脉象。卫阳浮盛，故见发热，即所谓"阳浮者热自发"。中风证之发热，有似羽毛覆身而热势不盛，故原文用"翕翕发热"形容，为热在肌表之象，热势相对轻微。外邪侵袭，卫阳失固，营阴外泄，故见汗出，即所谓"阴弱者汗自出"。卫气为风寒所伤，失其"温分肉"之职，加之汗出而肌疏，故见恶风、恶寒。既言"啬啬恶寒"，又言

"淅淅恶风"，提示二者虽有轻重之别，又难截然区分。肺合皮毛，其气上通于鼻，外邪犯表，肺气不利，故见鼻鸣，即鼻塞而呼吸不畅之谓，另有一说指喷嚏，可以参考。营卫之气，生于中焦，外邪侵袭，营卫失和，胃气上犯，则见干呕。其治法为解肌祛风，调和营卫，当以"桂枝汤主之"。

另外，本条原文明确指出外感病证的药物煎服方法与调护方法，非常具有临床实用价值。总结如下：

煎服法：①浓煎1次，分3次温服。②一服汗出病解，停后服，不必尽剂。③若不汗，可再服。并缩短服药时间，半天左右将一剂药服完。④若不出汗者，可服至两三剂。

调护法：①药后喝热稀粥，益胃气以助药力发汗。②覆盖衣被，温助卫阳，利于发汗。③微汗，以全身湿润，汗出极微为度，切不可大汗淋漓，以免伤阳损阴。④病情较重者，昼夜服药，故当24小时留心观察，汗出停药。⑤药后忌口，凡生冷、黏滑、肉面、五辛、酒酪、臭恶等物，均当禁用，以防损伤胃气，降低抗邪能力，或发生其他变化。

方义

桂枝汤以主药命名。方中桂枝辛温，温经通阳，散寒解表，芍药酸苦微寒，敛阴和营，二者等量相配，一辛一酸，一散一敛，一开一合。脾胃为营卫生化之本，故用主姜、大枣益脾和胃。生姜辛散止呕，助桂枝以调卫。大枣味甘，补中和胃，助芍药以和营。姜、枣合用，亦有调和营卫之功。炙甘草补中气且调和诸药，与桂枝、生姜等辛味相合，辛甘化阳，可增强温阳之力；与芍药等酸味相配，酸甘化阴，能增强益阴之功。诸药相伍，不仅能外调营卫，而且内和脾

胃，滋阴和阳，无论外感、杂病，只要符合营卫不和之机，皆可使用本方。

辨治要点

主症：汗出，发热，恶风，头痛，脉浮缓。

病机：风寒外袭，卫阳浮盛以抗外邪，营阴外泄，营卫失调。

治法：解肌祛风，调和营卫。方用桂枝汤。

现代临床对桂枝汤的应用相当广泛，内科疾病如感冒、汗证、心肌炎、神经症、白细胞减少症，外科疾病如慢性溃疡、阑尾炎、荨麻疹、瘙痒症，妇科疾病如妊娠恶阻，儿科疾病如儿童遗尿症，只要辨证属卫强营弱或脾胃不和者，均可以加减化裁治疗。

医案选录

于某，女，15岁。1976年6月20日初诊。前月患"感冒"，体温38.5℃，经用解热镇痛药和抗生素类药物，体温降低，但低热不除，每天体温37.5℃左右，已20多天。血、尿常规，胸透，抗链"O"测定等检查，均未发现异常。某医投以清热解毒中药，服2剂无效。现症：时有头痛，微恶风，动则汗出，倦怠乏力，纳食不佳，二便正常。面色萎黄，精神颓靡，舌质淡红，苔薄白，脉寸浮缓，尺微弱。此乃外感……邪未尽解，邪恋肌腠，致使营卫不和而发热。治宜解肌退热法，投以张仲景桂枝汤治之。桂枝10克，白芍15克，甘草10克，生姜6克，大枣3枚，水煎服，2剂。服1剂后热退，2剂服完诸症悉除。追访未再复发。[柯利民．低热的辨证施治．中医药学报，1979；(2)：23]

原文

太陽病，頭痛，發熱，汗出，惡

風，桂枝湯主之。（13）

释义

太阳病，有头痛、发热、出汗、恶风的症状，就应当用桂枝汤治疗。

提要

进一步论述太阳中风证的主要表现和治疗。

解析

本条所述桂枝汤证的证候，虽已分别见于第2、12条，但以"太阳病"冠首，并直述桂枝汤的四个主症，重在示人运用桂枝汤应以证候为主，即凡见发热、恶风、头痛、汗出者，就是太阳中风证，可用桂枝汤主治。本条尚示人，头痛、发热、恶风是中风证与伤寒证所共有，惟汗出一症为两者鉴别要点。本条仅述症而未言脉，说明太阳中风证固然多见浮缓脉，但桂枝汤证却未必全是浮缓脉。因此，运用桂枝汤时必须脉症合参，全面分析。

原文

太陽病，發熱汗出者，此爲榮弱衛強，故使汗出，欲救邪風者，宜桂枝湯。（95）

释义

太阳病，发热汗出的，这是荣气弱而卫气强，所以使病人汗出。要想解除这种风邪，宜用桂枝汤。

提要

进一步对太阳中风的病因、病机和治疗进行讨论。

解析

本条指出太阳中风证的主症是发热、汗出，并突出汗出对于营弱卫强的诊断价值。

所谓卫强，并非指卫气的正常功能强盛，而是指卫气浮盛的异常亢奋的病理状态，亦即"阳浮者，热自发"之意。所谓荣弱，也不是营阴真正的虚弱，而是营阴与异常亢奋状态的卫阳相比呈现出的相对不足状态，亦即"阴弱者，汗自出"之意。荣弱卫强，相当于后人所谓的营卫不和或营卫失调，当用桂枝汤调和营卫。

原文

太陽病，初服桂枝湯，反煩不解者，先刺風池、風府，却與桂枝湯則愈。（24）

释义

太阳病，初服桂枝汤，反而出现烦热不解的，应先刺风池、风府穴，然后服桂枝汤，病就会好。

提要

论太阳中风证邪气较重，当针药并用的治法。

解析

太阳病，服桂枝汤后，病不但不解，反增烦闷不舒或症状如前，而未见缓解的，乃太阳中风邪气较重，服桂枝汤后正气得药力之助，欲驱邪外出，但病重药轻，邪滞不解，不足以驱邪外出。治疗之法可以选择针药并施，两效相合，先刺足少阳胆经的风池、督脉的风府，以疏通经脉，泄除外邪，再服桂枝汤解肌祛风，调和营卫。

原文

病常自汗出者，此爲榮氣和，榮氣和者，外不諧，以衛氣不共榮氣諧和故爾。以榮行脈中，衛行脈外。復發其汗，榮衛和則愈。宜桂枝湯。（53）

释义

病人常常自汗出的，这是荣气调和，在里的荣气虽然调和，但在外的卫气不协调，这是卫气不与荣气互相协调的缘故。因为荣气行于脉中，卫气行于脉外。需要再发汗，使荣气和卫气协调病就会痊愈。宜用桂枝汤。

提要

论桂枝汤用于杂病营卫不和的证治。

解析

本条不言中风、伤寒，而冠称"病"，说明非专指外感病，而是包括杂病在内。患者常自汗出，而无恶寒、发热等表证，则属杂病之自汗，其病机是营卫不和。本证乃因卫气失其外固之职，致营不内守，流泄于外，而发自汗之症，非外邪侵袭所致。对这种营卫不和的自汗，治用桂枝汤可"复发其汗，营卫和则愈"。所谓"复发其汗"，即指病本有汗出，又用桂枝汤再次发汗之意。从"病常自汗出"到"复发其汗"，提示了自汗与发汗有根本的区别。

原文

病人藏無他病，時發熱自汗出而不愈者，此衛氣不和也，先其時發汗則愈，宜桂枝湯。（54）

释义

病人内脏没有其他疾病，可是有时候就发热，自汗出，而且一直不愈，这是卫气不调和。应当在发热、自汗出之前先发汗，病就会痊愈，宜用桂枝汤。

提要

论述时发热、自汗出证的病机和证治。

解析

54条紧承53条而来，所论亦属杂病范畴。"病人"，是泛指已病之人，非专指中风

患者而言。"脏无他病"指里气调和，而无脏腑的疾病。病人只见阵发性发热，自汗出，并无恶寒、头痛等表证，主要原因在于卫气失和，营卫不调。生理情况下，荣卫和谐，阴阳制约。病理情况下，卫阳亢盛则发热，是阳不得阴制；卫外不固则自汗，是阴不得阳护。治疗也应选用桂枝汤，和营卫而调阴阳。采用"先其时发汗"的原因主要在于病将发作之前服药，可调和营卫于失调之先，有截断扭转之意。

2. 禁例

原文

桂枝本爲解肌，若其人脉浮緊，發熱汗不出者，不可與之也。常須識此，勿令誤也。（16下）

释义

桂枝汤本来是一个具有解肌祛风作用的方子，如果病人脉浮紧，发热汗不出的，就不可以给他服用了。要常常铭记这一点，千万不要发生错误。

提要

太阳伤寒证禁用桂枝汤。

解析

桂枝汤本是解除肌表风邪、调和营卫之方，用于太阳中风证。若病人发热、无汗、脉浮紧，为太阳伤寒表实证，其病机为卫阳闭遏，营阴郁滞，治当用发汗峻剂麻黄汤开泄腠理，逐邪外出。而桂枝汤中不仅无开泄腠理之药，而且方中芍药酸敛，易致邪气闭郁而发生变证，因此应当时时牢记，以免发生错误。

3. 桂枝汤证兼证

（1）桂枝加葛根汤证

原文

太陽病，項背強几几，反汗出惡風

者，桂枝加葛根湯主之。（14）

桂枝加葛根湯方

葛根四兩　麻黃三兩（去節）　芍藥二兩　生薑三兩（切）　甘草二兩（炙）　大棗十二枚（擘）　桂枝二兩（去皮）

上七味，以水一斗，先煮麻黃、葛根，減二升，去上沫，內諸藥，煮取三升，去滓。溫服一升，覆取微似汗，不須歠粥，餘如桂枝法將息及禁忌。

臣億等謹按：仲景本論，太陽中風自汗用桂枝，傷寒無汗用麻黃，今證云汗出惡風，而方中有麻黃，恐非本意也。第三卷有葛根湯證，云無汗、惡風，正與此方同，是合用麻黃也。此云桂枝加葛根湯，恐是桂枝中但加葛根耳。

释义

太阳病，有项背拘紧不灵活，反见汗出怕风的，应当用桂枝加葛根汤治疗。

桂枝加葛根汤方

葛根四两　麻黄三两（去节）　芍药二两　生姜三两（切片）　甘草二两（炙）　大枣十二枚（掰开）　桂枝二两（去皮）

以上七味，用一斗水，先煮麻黄、葛根，消耗掉二升水时，去掉药液上的浮沫，加入其他药物，煮取三升，去掉药渣。每次温服一升，盖棉被保暖，发微汗。不须要喝热稀粥。其余调养护理方法和饮食禁忌等，与服桂枝汤的要求相同。

臣林亿等人看来，张仲景《伤寒杂病论》中，太阳中风汗出者用桂枝汤，伤寒无汗者用麻黄汤，现在这个证候汗出恶风，而方中却有麻黄，恐不是张仲景本来意思。本书第三卷有葛根汤证，记载无汗、恶风，正好与本方一致，合用了麻黄。所以这里的桂枝加葛根汤，恐怕是桂枝汤中只加葛根，而无麻黄。

提要

论太阳中风兼经气不利的证治。

解析

太阳病，汗出，恶风，是太阳中风证，应与桂枝汤治疗。本证突出强调"项背强几几"，属于项强较重者，表现为项强连背，拘紧挛急，转动不灵，反映出病机的另一个侧面，即风寒外束，经气不利，津液受阻，不能敷布，以致经脉失于濡养。故以桂枝加葛根汤治疗。

方义

本方组成应依据林亿等人的校注，即桂枝汤加葛根而成。方中桂枝汤解肌祛风，调和营卫。葛根甘辛而平，在此方中一则能升阳发表，解肌祛风，助桂枝汤发表解肌；二则可宣通经气，解经脉气血之郁滞；三则升津液，起阴气，以缓解经脉之拘急。

辨治要点

主症：发热，汗出，恶风，项背拘紧挛急，转动不灵。

病机：风寒外束，营卫不和，经气不利，筋脉失养。

治法：解肌祛风，调和营卫，升津舒经。方用桂枝加葛根汤。

桂枝加葛根汤主要功效为解肌祛风，调和营卫，升津舒经。现代多用此方治疗感冒、头痛、眩晕、面部偏侧浮肿、面神经麻痹、重症肌无力、僵人综合征、慢性多发性肌炎、特发性震颤、胃痛、痢疾初起、急性肠炎、落枕、颈椎病、风疹等，临证以营卫不和、津液不布为使用对象。

医案选录

王某，女，52岁。平素易汗出，1985年10月感下肢抽搐疼痛，渐至颈项强，下肢僵直瘈疭，不能下地，伴发作性呼吸困难，甚则窒息。经某医院诊断为僵人综合征。诊时头项强直，转侧不利，全身瘦弱，面色苍白，言语欠清，神情淡漠。双眼内收外展受限，双胸锁乳突肌、腹肌紧张，四肢张力高，反射活跃，双脚趾向足心拘挛，全身湿润有汗。舌质红，苔薄白，脉弦细。证属营卫不和，筋脉失养。治以桂枝加葛根汤：葛根30克，桂枝、生姜各10克，白芍12克，甘草5克，大枣5枚。连服30剂，汗止，周身有柔和感，加全蝎3克，研末冲服。又服30剂，全身拘急缓解，肌肉松弛柔和，语言清晰，虽有脚趾拘紧，已能下地行走。［陈明，张印生．伤寒名医验案精选．学苑出版社，1998］

（2）桂枝加厚朴杏子汤证

原文

太陽病，下之微喘者，表未解故也，桂枝加厚朴杏子湯主之。（43）

桂枝加厚朴杏子湯方

桂枝三兩（去皮）　甘草二兩（炙）　生薑三兩（切）　芍藥三兩（擘）　厚朴二兩（炙，去皮）　杏仁五十枚（去皮尖）

上七味，以水七升，微火煮取三升，去滓，温服一升，覆取微似汗。

释义

太阳病，攻下以后出现轻微的气喘，是表邪未解除的缘故，应当用桂枝加厚朴杏子汤治疗。

桂枝加厚朴杏子汤方

桂枝三两（去皮）　甘草二两（炙）　生姜三两（切片）　芍药三两　大枣十二枚（掰开）　厚朴二两（炙，去皮）　杏仁五十枚（去皮尖）

以上七味，用七升水，小火煮取三升，去掉药渣。每次温服一升，盖棉被保暖，发微汗。

提要

论太阳病下后表不解兼喘的证治。

解析

太阳病，当用汗法解表，今用攻下，是属误治。本条下后，表证仍在，又见微喘，是因误下而肺气上逆所致。本证乃外有风寒束表，内有肺气上逆，故以桂枝加厚朴杏子汤外解风寒，降气平喘。

方义

桂枝加厚朴杏子汤即桂枝汤加厚朴、杏子。以桂枝汤解肌祛风，调和营卫。厚朴苦辛温，化湿导滞，降气平喘。杏仁苦温，止咳定喘。全方表里同治，标本兼顾，为治疗太阳中风兼肺气上逆喘息之良方。

辨治要点

主症：发热汗出，恶风头痛，咳喘气逆。

病机：风寒在表，营卫不和，肺气上逆。

治法：解肌发表，降气平喘。方用桂枝加厚朴杏子汤。

现代多用此方治疗呼吸系统之咳嗽、急性支气管炎、小儿气管炎、喘息性支气管炎、慢性支气管炎急性发作及支气管哮喘，循环系统之冠心病、心绞痛，消化系统之胃溃疡等疾病，证属外邪未解并肺气上逆者，均有良效。

医案选录

刘某，男，33 岁，内蒙古赤峰市人。1994 年 1 月 5 日初诊。感冒合并肺炎，口服"先锋四号"，肌注"青霉素"，身热虽退，但干咳少痰，气促作喘，胸闷，伴头痛，汗出恶风，背部发凉，周身骨节酸痛，阴囊湿冷。舌苔薄白，脉来浮弦。证属太阳中风，寒邪迫肺，气逆作喘。法当解肌祛风，温肺理气止喘。桂枝 10 克，白芍 10 克，生姜 10 克，炙甘草 6 克，大枣 12 克，杏仁 10 克，厚朴 15 克。服药 7 剂，咳喘缓解，仍有汗出恶风，晨起吐白稀痰。上方桂枝、白芍、生姜增至 12 克。又服 7 剂，咳喘得平，诸症悉除，医院复查，肺炎完全消除。［陈明，刘燕华，李芳．刘渡舟临证验案精选．学苑出版社，1996］

（3）桂枝加附子汤证

原文

太陽病，發汗，遂漏不止，其人惡風，小便難，四肢微急，難以屈伸者，桂枝加附子湯主之。（20）

桂枝加附子湯方

桂枝三兩（去皮）　芍藥三兩　甘草三兩（炙）　生薑三兩（切）　大棗十二枚（擘）　附子一枚（炮，去皮，破八片）

上六味，以水七升，煮取三升，去滓，溫服一升。本云，桂枝湯今加附子。將息如前法。

释义

太阳病，发汗，以致汗出太过而淋漓不止，病人怕风，小便少而不畅，手足有轻微的拘急，屈伸不自如的，应当用桂枝加附子

汤治疗。

桂枝加附子汤方

桂枝三两（去皮）　芍药三两　甘草二两（炙）　生姜三两（切片）　大枣十二枚（掰开）　附子一枚（炮）

以上六味，用七升水，煮取三升，去掉药渣。温服一升。旧本原为，桂枝汤现今加入附子。调养护理方法如前。

提要

论过汗致阳虚汗漏表未解的证治。

解析

太阳病发汗后，汗出更加严重。恶风本是太阳病之症，今复提出"其人恶风"，则说明其程度较前加重，一则为表邪未解，再则为过汗伤阳，腠理不固，不耐风袭之故。病人发汗后见"汗漏不止"，既是症状之一，又是导致小便难、四肢微急等的原因之一。作为症状，其反映了发汗太过，阳气受损，卫外不固之机。作为诱因，由于汗漏不止，致阴津外亡，使病证由阳及阴，形成了阴阳两虚。阳虚气化无力，阴虚膀胱津少，则小便少而不畅，故曰"小便难"。阳气虚不能温煦，阴津伤失于濡润，致筋脉失养，故见四肢微急，难以屈伸。证属太阳表虚而兼漏汗，是证虽有阳虚阴亏的双重病理机制，但主要矛盾在于阳虚不固，阴津亏耗，是阳虚汗漏所致，故治疗之法，当抓主要矛盾，以扶阳解表为主。

方义

桂枝加附子汤即桂枝汤加附子。用桂枝汤调和营卫，附子温经复阳，固表止汗。桂、附相合，温煦阳气，卫阳振奋，则漏汗自止，恶风亦罢。阳复汗止则阴液始复，小便自调，四肢亦柔，诸症自愈。

辨治要点

主症：恶风发热，头痛，汗漏不止，四肢拘急不适，小便不利等。

病机：表证仍在，阳气虚弱，阴亦不足。

治法：扶阳解表。方用桂枝加附子汤。

本方现代多用于治疗流行性感冒、破伤风、白细胞减少症、自汗症、崩漏、带下、风心病、冠心病、心绞痛、血栓闭塞性脉管炎、肾盂肾炎、半身不遂、小儿麻痹症等慢性疾病兼见汗出不止、恶风者，临证以营卫不调、卫虚不固为辨证要点。

医案选录

顾某，卫气素虚，皮毛不固，动则汗出，忽感风邪，始则啬啬恶寒，淅淅恶风，继则翕翕发热，头项强痛，腰臀酸楚，间以恶心，自汗淋漓。迁延两日，病势有增，四肢拘急，屈伸不利，手足发凉，十指尤冷。延余就诊，见其面带垢晦，怯手缩足，自汗颇多，气息微喘。此太阳表证，卫虚末厥，必需一鼓而克之，否则顾此失彼，难保无肢厥脉沉之虞。乃处以桂枝加附子汤：桂枝9克，赤芍12克，炙甘草7克，熟附片15克，生姜4克，大枣10枚。1剂而愈。[余瀛鳌. 射水余无言医案. 江苏中医，1959；（5）：16]

（4）桂枝加芍药生姜各一两人参三两新加汤证

原文

發汗後，身疼痛，脉沉遲者，桂枝加芍藥生薑各一兩人參三兩新加湯主之。(62)

桂枝加芍藥生薑各一兩人參三兩新加湯方

桂枝三兩（去皮）　芍藥四兩　甘草二兩（炙）　人參三兩　大棗十二枚（擘）　生薑四兩

上六味，以水一斗二升，煮取三升，去滓，溫服一升。本云，桂枝湯今加芍藥、生薑、人參。

释义

发汗以后，身体疼痛，脉沉迟的，应当用桂枝加芍药生姜各一两人参三两新加汤治疗。

桂枝加芍药生姜各一两人参三两新加汤方

桂枝三两（去皮）　芍药四两　甘草二两（炙）　人参三两　大枣十二枚（掰开）生姜四两

以上六味，用一斗二升水，煮取三升，去掉药渣，每次温服一升。本云，桂枝汤今加芍药、生姜、人参。

提要

论汗后气营不足身痛的证治。

解析

身疼痛为太阳病常见症状之一，为风寒束表所致，一般而言，每随发汗解表而减甚或消失，今发汗后其身疼痛不减或增剧，说明其已不单是表证的反映，证候已发生了变化。观察病人脉象沉迟无力，为气血不足，营阴耗伤之征已现，知其身疼痛之因主要为气血不足，经脉失养所致。当然，发汗之余，表邪未尽，亦有可能，从仲景仍用桂枝汤加味治之来看，本证营卫不和之病理机制不容忽视。本证身疼痛的辨证着眼点有二：一是"发汗后"，以甄别单纯表证之身痛。二是"脉沉迟"，反映在里气营亏虚。

方义

桂枝新加汤为桂枝汤加重芍药、生姜用量，再加人参而成。方以桂枝汤调和营卫，有表证者可解肌祛风。重用芍药以增加和营养血之功；加重生姜用量，外则协桂枝有宣通阳气之用，内则和畅中焦，以利气血生化之源；人参味甘微苦，益气生津，以补汗后之虚。诸药合用，可调营卫，益气血，除身痛，扶正祛邪，故有无表证皆可使用。

辨治要点

主症：身疼痛，汗后身痛不减，甚或加重，脉沉迟，可伴有恶风寒，发热，汗出等。

病机：营卫不和，气营不足。

治法：调和营卫，益气和营。方用桂枝新加汤。

本方现代临床应用广泛，不仅可治疗体虚感冒、自汗及多种虚性身痛之证，而且可治疗缓慢型心律失常、消化性溃疡、糖尿病周围神经病变、肩关节周围炎、失血性贫血及不安腿综合征等属营卫不和兼气营两虚者。

医案选录

兰某，女，31 岁。1993 年 5 月 8 日初诊。产后一月，身痛，腰痛，两脚发软如踩棉花，汗出恶风，气短懒言，带下颇多。曾服用"生化汤"5 剂，罔效。视其舌体胖大，切其脉沉缓无力。刘老辨为产后气血两虚，营卫不和之证，为疏《伤寒论》桂枝新加汤加味，以调和营卫，益气扶营。桂枝 10 克，白芍 16 克，生姜 12 克，炙甘草 6 克，大枣 12 枚，党参 20 克，桑寄生 30 克，杜仲 10 克。服药 5 剂，身痛止，汗出恶风已愈，体力有增，口干，微有腰部酸痛，乃于上方加玉竹 12 克，再服 3 剂而愈。[陈明，刘燕华，李芳．刘渡舟验案精选．学苑出版社，1996]

（二）伤寒表实证

1. 麻黄汤证

原文

太陽病，頭痛發熱，身疼腰痛，骨節疼痛，惡風無汗而喘者，麻黃湯主之。（35）

麻黃湯方

麻黃三兩（去節）　桂枝二兩（去皮）　甘草一兩（炙）　杏仁七十箇（去皮尖）

上四味，以水九升，先煮麻黃，減二升，去上沫，内諸藥，煮取二升半，去滓，溫服八合。覆取微似汗，不須歠粥，餘如桂枝法將息。

释义

太阳病，头痛发热，身体疼痛，腰痛，骨节疼痛，怕风无汗而喘的，应当用麻黄汤治疗。

麻黄汤方

麻黄三两（去节）　桂枝二两（去皮）甘草一两（炙）　杏仁七十个（去皮尖）

以上四味，用九升水，先煮麻黄，消耗掉二升水时，去掉药液上的浮沫，加入其他药物，煮取二升半，去掉药渣。每次温服八合。盖棉被保暖发微汗，不用喝热稀粥。其余调养护理的方法，与服桂枝汤的要求相同。

提要

论太阳伤寒的证治。

解析

本条症见头痛发热、恶风无汗，对照第 3 条，属太阳伤寒无疑。外邪袭表，正邪交争，表闭阳郁，不得宣泄，故发热；寒邪束表，卫阳被遏，失其温煦之职，故恶风。然此处之恶风，为恶寒的互词，不得以轻重来分。寒为阴邪，寒性收引，营阴闭郁，故无汗。头项腰脊为太阳经脉循行之处，寒邪侵袭太阳经脉，经气运行不畅，不通则痛，故见头痛、腰痛、身疼、骨节疼痛。肺主气，外合皮毛，毛窍闭塞，肺失宣降，肺气不利，故气喘。由于其喘与毛窍闭塞相关，故言"无汗而喘"。本条详症略脉，须与第1条、第3条合参。第1条言"脉浮"、第3条言"脉阴阳俱紧"，故太阳伤寒应见浮紧之脉。

方义

麻黄汤方由麻黄、桂枝、杏仁、炙甘草组成。方中麻黄为主药，微苦辛温，发汗解表，宣肺平喘。桂枝辛甘温，解肌祛风，助麻黄发汗。杏仁味苦性温，宣肺降气，助麻黄平喘。炙甘草甘微温，一者调和诸药，二者可缓麻、桂之性，防过汗伤正。全方为辛温发汗之峻剂。

本方服药后需温覆使微汗出。由于本方发表之力猛，为防过汗伤正，不须啜热粥，其余调理遵桂枝汤法。

辨治要点

主症：恶寒，发热，无汗，喘，周身疼痛，脉浮紧。

病机：风寒外束，卫阳被遏，营阴郁滞，肺气失宣。

治法：辛温发汗，宣肺平喘。方用麻黄汤。

本方现代临床多用于治疗上呼吸道感染、周围神经炎、衄血、泌尿系统疾病、皮肤病等，病机属风寒外束、卫阳被郁、营阴郁滞者。

医案选录

刘某，男，50岁。隆冬季节，因工作需要出差外行，途中不慎感受风寒邪气，当晚即发高烧，体温达39.8℃，恶寒甚重，虽覆两床棉被仍洒淅恶寒，发抖，周身关节无一不痛，无汗，皮肤滚烫而咳嗽不止。视其舌苔薄白，切其脉浮紧有力，此乃太阳伤寒表实之证。……治宜辛温发汗，解表散寒。方用麻黄汤。麻黄9克，桂枝6克，杏仁12克，炙甘草3克，1剂。服药后，温覆衣被，须臾，通身汗出而解。［高德. 伤寒论方选医案选编. 湖南科学技术出版社，1981］

2. 禁例

原文

咽喉乾燥者，不可發汗。（83）

释义

咽喉干燥的人，不可以发汗。

原文

淋家不可發汗，發汗必便血。（84）

释义

素患小便淋沥不畅的病人，不可发汗，误发其汗就会便血。

原文

瘡家，雖身疼痛，不可發汗，汗出則痙。（85）

释义

素患疮疡的人，虽然有身体疼痛，不可发汗，误发汗就会出现痉证（原文"痉"《金匮玉函经》《脉经》均作"痓"，指的是经脉拘急之意）。

原文

衄家，不可發汗，汗出必額上陷，脈急緊，直視不能眴，不得眠。（86）

释义

素患鼻衄的人，不可发汗，误发汗就会出现额两旁陷中之脉紧急，两目直视不能转动，也不得闭目静息。

原文

亡血家，不可發汗，發汗則寒慄

而振。(87)

释义

素常有失血证的人，不可发汗，误发汗就会出现从心里感到寒冷而身体振战。

原文

汗家，重發汗，必恍惚心亂，小便已陰疼，與禹餘粮丸（本方闕）。(88)

释义

平素多汗的人，再发汗，就会出现精神迷惑而心中慌乱不安，小便以后尿道疼痛，可服禹余粮丸。

原文

病人有寒，復發汗，胃中冷，必吐蚘。(89)

释义

病人胃中有寒，反而进行发汗，使胃中更加寒冷，很可能要吐蛔虫。

提要

以上七条论辛温发汗的禁例。

解析

83 条论阴虚咽燥者禁用发汗。咽喉乃肺胃之门户，三阴经所循之处。若咽喉干燥，常为阴液不足之象，尤其是肺肾阴亏，虽有太阳表证，亦不可辛温发汗。因阴液不足，发汗无源，强行发之，不仅伤阴，更助阳热，以致阴伤热炽。

84 条论淋家禁用发汗。久患淋病之人，多属湿热下注，久则伤阴，虽有太阳表证，亦不可用辛温发汗。若误发其汗，不仅助膀胱湿热，耗肾中之阴，且阴伤热炽，迫血妄行，损伤阴络，可发生尿血。

85 条论疮家气血两虚者禁用发汗。久患

疮疡之人，因脓血流失而致气血两伤。"虽身疼痛，不可发汗"，指疮家复感外邪而致身疼痛者，不可发汗。因血汗同源，发汗必伤营血，疮家已有气血两虚，复加发汗，则营血更伤。营血伤不能濡养筋脉，则导致筋脉强直、肢体拘挛的变证。

86 条论衄家禁用辛温发汗。素患鼻衄之人，阴血亏虚者居多。虽有表证，亦不可发汗。若强发其汗，势必更加损伤阴血。血不濡养筋脉，则额两旁太阳穴处脉紧急；血虚不能上注于目，则目直视而睛转动失于灵活。血虚不养心，神不守舍，则不得眠。多衄之人，阴血素亏，又患外感，不可单纯使用发汗之法。

87 条论亡血家气血虚弱，禁用发汗。亡血家，指平素经常失血之人，其阴血必虚，且气无所附而阳气亦不足。亡血家气血俱虚，即使患有伤寒表证，也不可妄用辛温发汗。盖血汗同源，夺血者无汗，夺汗者无血。若强行发汗，必致气血更虚。血伤无以濡养筋脉，气伤阳虚，无力温煦肌肤，故寒栗而振。

88 条论平素多汗者禁用发汗。汗乃心之液，系阳气蒸化津液而成。平素常多汗出，无论自汗盗汗，均有阴血阳气之伤。若再与发汗，不惟伤阳，亦必损阴，以致阴阳两虚。心失所养，心神浮越，故恍惚而心乱。汗家重发汗，阴津受伤，阴中滞涩，故小便后阴疼，治用禹余粮丸。此方已佚，但从主药禹余粮推断，该方功效大概是敛阴止汗、重镇固涩。

89 条论中焦虚寒者禁用发汗。病人有寒，指病人中焦脾胃虚寒。素有中寒，复感外邪，法当温中解表，切不可强发其汗。误用发汗，使脾胃已虚之阳更伤，必然导致

"胃中冷"。胃寒气逆者，可见呕吐，若平日有蛔虫寄生者，则可吐蛔。

3. 麻黄汤证兼证

（1）葛根汤证、葛根加半夏汤证

原文

太陽病，項背強几几，無汗惡風，葛根湯主之。（31）

葛根湯方

葛根四兩　麻黃三兩（去節）　桂枝二兩（去皮）　生薑三兩（切）　甘草二兩（炙）　芍藥二兩　大棗十二枚（擘）

上七味，以水一斗，先煮麻黃、葛根，減二升，去白沫，內諸藥，煮取三升，去滓，溫服一升。覆取微似汗，餘如桂枝法將息及禁忌。諸湯皆倣此。

释义

太阳病，项部和背部拘紧不灵活，无汗怕风，应当用葛根汤治疗。

葛根汤方

葛根四两　麻黄三两（去节）　桂枝二两（去皮）　生姜三两（切片）　甘草二两（炙）　芍药二两　大枣十二枚（掰开）

以上七味，用一斗水，先煮麻黄、葛根，消耗掉二升水时，去掉药液上漂浮的白沫，加入其他药物，煮取三升，去掉药渣。每次温服一升。盖棉被保暖发微汗。其余调养护理的方法和饮食禁忌等，与服桂枝汤的要求相同。所有的汤方都仿照这一要求。

提要

论太阳伤寒兼经腧不利的证治。

解析

太阳病无汗恶风，为太阳伤寒表实证，又兼见项背拘急不舒者，此为风寒袭表，邪客太阳经腧，经气不利，气血运行不畅所致。治以葛根汤，发汗解表，升津舒经。

方义

葛根汤方由桂枝汤加葛根、麻黄组成。方中葛根为主药，升津液，舒筋脉；桂枝汤解肌发表，调和营卫；加麻黄增强发汗解表之力。故本方既能发汗升津，又无麻黄汤过汗之虞，且方中芍药、生姜、大枣、炙甘草又可补养阴血，助津液升发之源。

辨治要点

主症：项背拘急不舒，恶寒，无汗，脉浮紧。

病机：风寒外束，太阳经腧不利。

治法：辛温解表，升津舒经。方用葛根汤。

本方现代临床多用于治疗上呼吸道感染、脑膜炎、慢性鼻炎、颈椎疾病、腹泻、眩晕、脑梗死、血管紧张性头痛、面瘫、流行性腮腺炎等，病机属风寒外束，太阳经气不舒，以恶寒、无汗、项背拘急不舒为辨证要点者。

医案选录

李某，男，38 岁。患顽固性偏头痛两年，久治不愈。右侧头痛，常连及前额及眉棱骨。伴无汗恶寒，鼻流清涕，心烦，面赤，头目眩晕，睡眠不佳。诊察之时，见病人颈项转动不利，问之，乃答曰：颈项及后背经常有拘急感，头痛甚时拘紧更重。舌淡苔白，脉浮略数。遂辨为寒邪客于太阳经脉，经气不利之候。治当发汗祛邪，通太阳之气，为疏葛根汤。麻黄 4 克，葛根 18 克，桂枝 12 克，白芍 12 克，炙甘草 6 克，生姜 12 克，大枣 12 枚。麻黄、葛根两药先煎，去上沫，服药后覆取微汗，避风寒。3 剂药后，脊背有热感，继而身有小汗出，头痛、项急随之而减。原方再服，至 15 剂，头痛、项急诸症皆愈。[陈明，刘燕华，李芳．刘渡舟验案精选．学苑出版社，1996]

原文

太陽與陽明合病者，必自下利，葛根湯主之。（32）

释义

太阳和阳明两经同时发病，大便会发生下利，应当用葛根汤治疗。

提要

论太阳与阳明合病下利的证治。

解析

太阳与阳明合病，是太阳、阳明两经同时受邪发病，从主方用葛根汤分析，则本条当以太阳表证为主，自必有发热、恶寒、无汗、头痛、项背强、脉浮紧等症。又因寒束于表，阳郁而不得宣达，致阳明腑气不和，传导失职，故自下利。此乃次要症，且明文点出。所谓"自下利者"，是既非误治，亦非里虚，而是因风寒所及，下利自然而作之意。其利多为水粪杂下，而无恶臭及肛门灼热感，并见于太阳伤寒证中。太阳病兼阳明下利，虽属表里同病，但以太阳病为主，故治当以发汗解表为先，使表解里自和，此亦称之为逆流挽舟之法。病虽涉及太阳、阳明两经，但仍以太阳表证为主，故治疗当以太阳为先，使表解则里自和。况且葛根汤所用主药葛根，既能辛散解表，又能生津止利，其于风寒邪气内迫阳明，致使大肠传导过速的下利，具有良好的治疗作用。

原文

太陽與陽明合病，不下利但嘔者，葛根加半夏湯主之。（33）

葛根加半夏湯方

葛根四兩　麻黄三兩（去節）　甘草二兩（炙）　芍藥二兩　桂枝二兩（去皮）　生薑二兩（切）　半夏半升（洗）　大棗十二枚（擘）

上八味，以水一斗，先煮葛根、麻黄，減二升，去白沫，內諸藥，煮取三升，去滓，溫服一升。覆取微似汗。

释义

太阳和阳明两经同时发病，不下利，只是呕吐的，应当用葛根加半夏汤治疗。

葛根加半夏汤方

葛根四两　麻黄三两（去节）　甘草二两（炙）　芍药二两　桂枝二两（去皮）　生姜二两（切片）　半夏半升（洗）　大枣十二枚（掰开）

以上八味，用一斗水，先煮葛根、麻黄，消耗掉二升水时，去掉药液上漂浮的白沫，加入其他药物，煮取三升，去掉药渣。每次温服一升。盖棉被保暖发微汗。

提要

论太阳与阳明合病呕逆的治法。

解析

本条承第32条，伤寒邪实于表，最易导致阳明胃肠升降失序，上逆则为呕逆，下迫则为下利。太阳与阳明合病，不下利，但呕者，当与上条自下利有异。上条外邪迫于肠，传导失职而下利；本条外邪内迫于胃，胃气上逆而呕逆。因呕与下利，皆是肠胃受病，从六经分证而言，属于阳明病范围，故谓之阳明。但本证重点，仍以太阳病发热、恶寒、无汗、项背强等为主症，故治法仍用葛根汤，以解表发汗为主，惟加半夏以降逆止呕。

方义

葛根加半夏汤即葛根汤加半夏，以葛根汤外散风寒，加半夏，合方中的生姜，意在降逆止呕。

辨治要点

主症：发热，恶寒，无汗，头痛，项背强，呕逆，舌苔白，脉浮紧。

病机：外邪内迫阳明，胃气上逆。

治法：发汗解表，兼降逆止呕。方用葛根加半夏汤。

本方现代多用治于胃肠型感冒，外见风寒表实，内有呕吐下利者。

医案选录

任某，女，21岁，1965年12月21日初诊。昨日感冒，头痛头晕，身疼腰痛，恶心呕吐，恶寒，并素有腹痛，大便溏泻。脉浮数，苔白。证属太阳阳明合病，为葛根加半夏汤适应证。葛根12g，麻黄10g，桂枝10g，生姜10g，白芍10g，大枣4枚，炙甘草6g，半夏12g。服1剂证大减，2剂证已。[冯世纶，张长恩编.经方传真.中国中医药出版社，2008]

（2）大青龙汤证

原文

太陽中風，脉浮緊，發熱惡寒，身疼痛，不汗出而煩躁者，大青龍湯主之。若脉微弱，汗出惡風者，不可服之。服之則厥逆，筋惕肉瞤，此爲逆也。（38）

大青龍湯方

麻黄六兩（去節）　桂枝二兩（去皮）　甘草二兩（炙）　杏仁四十枚（去皮尖）　生薑三兩（切）　大棗十枚（擘）　石膏如雞子大（碎）

上七味，以水九升，先煮麻黄，減二升，去上沫，内諸藥，煮取三升，去滓，溫服一升，取微似汗。汗出多者，溫粉粉之。一服汗者，停後服。若復服，汗多亡陽遂虛，惡風煩躁，不得眠也。

释义

太阳经感受了风寒，出现脉浮紧，发热恶寒，身体疼痛，因不及时发汗而使病人烦躁不安的，应当用大青龙汤治疗。如果脉微弱，汗出怕风的，就不可服用大青龙汤，服后就要发生四肢厥冷，筋肉抽掣跳动，这是误治造成的逆证。

大青龙汤方

麻黄六两（去节）　桂枝二两（去皮）甘草二两（炙）　杏仁四十枚（去皮尖）　生姜三两（切片）　大枣十枚（掰开）　石膏如鸡蛋大（打碎）

以上七味，用九升水，先煮麻黄，消耗掉二升水时，去掉药液上的浮沫，加入其他药物，煮取三升，去掉药渣。温服一升。发微汗。如果汗出太多的，用炒热的白米粉数在身体上来止汗。服一次药已出了汗的，应当停药。假如再服，汗出太多造成亡阳，于是正气虚衰，就会出现恶风、躁烦不安、不得闭目静息等症。

提要

论太阳伤寒兼阳郁内热的证治。

解析

38条"太阳中风"非前面所讲的太阳中

风证，在这里系指风寒之邪伤人肌表。发热、恶寒、身痛、脉浮紧是典型的伤寒表实证，应用麻黄汤治疗。然"烦躁"一症又与麻黄汤证有别。从"不汗出而烦躁"分析，"不汗出"，由于寒邪闭表，阳郁不得宣泄，郁而生热，热邪上扰，故"烦躁"。大青龙汤证为表寒里热，表里俱实之证。大青龙汤为发汗峻剂，若表里俱虚者，不得与之。原文言"脉微弱"示其里虚，"汗出恶风者"又为表虚，表里俱虚，则为大青龙汤之禁例。若误服，则亡阳损阴，产生厥冷，筋肉抽搐之变证。

方义

大青龙汤由麻黄汤重用麻黄，另加石膏、生姜、大枣组成。方中麻黄用量较麻黄汤多一倍，为发汗峻剂，意在外散风寒，开郁闭之表；加石膏，清郁闭之里；重用炙甘草，加生姜、大枣，和中以滋汗源。麻黄、石膏相配，既相反相成，相互制约，又各行其道，为寒温并用、表里双解之剂。

依据原文本方服法需注意：①取微似汗出为佳，勿过汗伤阳。②若一服汗出者，停后服。③若汗出过多，可用炒热的米粉扑身以止汗。④若复服过汗，乃至亡阳伤阴，出现恶风、烦躁、不得眠等变证者，应及时救治。

辨治要点

主症：恶寒发热，身痛或重，不汗出而烦躁，脉浮紧或浮缓。

病机：风寒束表，内有郁热。

治法：外散风寒，内清郁热。方用大青龙汤。

现代多运用此方治疗支气管哮喘、汗腺闭塞症、鼻衄、慢性肾盂肾炎、风湿性关节炎等疾病。以外有表寒、里有郁热为辨证要点。由于本方为发汗之峻剂，其力较麻黄汤更强，故也用于表证见高热而无汗者。

医案选录

某医生在我院进修《伤寒论》课，家住农村，回家探亲时，时值抗旱打井，一壮年社员，汗出如洗，缒绳下井，井下阴冷，顿时汗消，因患身痛，恶寒发热，烦躁难忍，服药无效。其脉浮紧，面赤气粗，某医生辨为大青龙汤证，开大青龙汤原方，甫一服，汗出烧退霍然而愈。［刘渡舟，聂惠民，傅世垣. 伤寒挈要. 人民卫生出版社，1983］

（3）小青龙汤证

原文

伤寒表不解，心下有水氣，乾嘔發熱而欬，或渴，或利，或噎，或小便不利、少腹滿，或喘者，小青龍湯主之。（40）

小青龍湯方

麻黄（去節）　芍藥　細辛　乾薑　甘草（炙）　桂枝各三兩（去皮）五味子半升　半夏半升（洗）

上八味，以水一斗，先煮麻黄，減二升，去上沫，内諸藥，煮取三升，去滓，溫服一升。若渴，去半夏，加栝樓根三兩；若微利，去麻黄，加蕘花，如一雞子，熬令赤色；若噎者，去麻黄，加附子一枚，炮；若小便不利，少腹滿者，去麻黄，加茯苓四兩；若喘，去麻黄，加杏仁半升，去皮尖。且蕘花不治利，麻黄主喘，今此語反之，疑非仲景意。

臣億等謹按：小青龍湯，大要治

水。又按本草，莞花下十二水，若水去，利则止也。又按：《千金》，形肿者应内麻黄，乃内杏仁者，以麻黄发其阳故也。以此证之，岂非仲景意也。

释义

伤寒病，表证不解除，心下又有水气，于是出现了干呕、发热和咳等症，或者伴有口渴，或者伴有下利，或者伴有胸膈噎塞，或者伴有小便不利、少腹胀满，或者伴有气喘的，应当用小青龙汤治疗。

小青龙汤方

麻黄（去节）　芍药　细辛　干姜　甘草（炙）　桂枝（去皮）各三两　五味子半升　半夏半升（洗）

以上八味，用一斗水，先煮麻黄，消耗掉二升水时，去掉药液上的浮沫，加入其他药物，煮取三升，去掉药渣。每次温服一升。如果见口渴，去半夏，加栝楼根三两；如果见轻度下利，去麻黄，加莞花像一个鸡蛋大小，并炒成赤红色；如果见胸膈噎塞，去麻黄，加炮附子一枚；如果见小便不利，少腹胀满，去麻黄，加茯苓四两；如果见气喘，去麻黄，加杏仁半升，去掉皮尖。况且莞花不能治下利，麻黄主治气喘，现今这里却说的相反，怀疑这不是仲景的原意。

臣林亿等人看来，小青龙汤主要是用来治疗水饮病证的。本草说，莞花可以攻逐十二种水饮。如果水饮去除，下利就会停止。又有《千金》说，水肿的病人，应该使用麻黄，现在加杏仁，去掉麻黄，是由于麻黄有发越阳气的作用。如果这样看，怎么会不是仲景的意思呢？

提要

论太阳伤寒兼水饮内停的证治。

解析

"伤寒表不解，心下有水气"，明确指出了本证外有表邪、内夹水饮的病因病机。"伤寒表不解"，除条中所载发热外，应见恶寒、无汗、脉浮紧等；"心下有水气"，是水饮停蓄于心下胃脘部。此处内近肺胃，水饮扰胃，胃气上逆则呕；水寒射肺，肺气失宣则咳。自"或渴"以下，皆为或然症。由于水饮之邪变动不居，可随三焦气机升降出入，或壅于上，或积于中，或滞于下，故其症状也多有变化。水停为患，一般不渴，但饮停不化，津液不滋，也可口渴，但多渴喜热饮，或饮量不多；水走肠间，清浊不分则下利；水寒滞气，气机不利，故小便不利，甚则少腹胀满；水寒射肺，肺气上逆则喘。诸或然症，并非必然出现，但病机关键为水饮内停。本证为外有表寒，内有水饮，故以小青龙汤发汗蠲饮，表里同治。

方义

小青龙汤由麻黄汤、桂枝汤合方，去杏仁、生姜，加干姜、细辛、半夏、五味子而成。方中麻黄发汗、平喘、利水，配桂枝则增强通阳宣散之力；芍药与桂枝配伍，调和营卫；干姜大辛、大热，合细辛性温，散寒温肺，化痰涤饮；五味子味酸性温，敛肺止咳；半夏味辛性温，降逆止呕，燥湿去痰；炙甘草调和诸药。本方为解表蠲饮、表里双解之剂。

辨治要点

主症：咳喘，痰稀色白，舌苔白滑，脉弦紧。

病机：风寒束表，水饮内停。

治法：辛温解表，温化水饮。方用小青龙汤。

本方现代临床多用于治疗急慢性支气管炎、支气管哮喘、百日咳、肺炎、肺气肿、肺心病、胸膜炎等呼吸系统疾患，亦可用于肾炎、结膜炎、泪囊炎、过敏性鼻炎等，证属外寒内饮者。

医案选录

柴某，男，53 岁。1994 年 12 月 3 日就诊。患咳喘十余年，冬重夏轻，经过许多大医院均诊为"慢性支气管炎"，或"慢支并发肺气肿"，选用中西药治疗而效果不显。就诊时，患者气喘憋闷，耸肩提肚，咳吐稀白之痰，每到夜晚则加重，不能平卧，晨起则吐痰盈杯盈碗，背部恶寒。视其面色黎黑，舌苔水滑，切其脉弦，寸有滑象。断为寒饮内伏，上射于肺之证，为疏小青龙汤，内温肺胃以散水寒。麻黄 9 克，桂枝 10 克，白芍 9 克，细辛 6 克，干姜 9 克，炙甘草 10 克，五味子 9 克，半夏 14 克。服 7 剂咳喘大减，吐痰减少，夜能卧寐，胸中觉畅，后以《金匮要略》之桂苓五味甘草汤加杏仁、半夏、干姜正邪并顾之法治疗而愈。［陈明，刘燕华，李芳．刘渡舟验案精选．学苑出版社，1996］

（三）表郁轻证

1. 桂枝麻黄各半汤证

原文

太陽病，得之八九日，如瘧狀，發熱惡寒，熱多寒少，其人不嘔，清便欲自可，一日二三度發。脉微緩者，爲欲愈也；脉微而惡寒者，此陰陽俱虛，不可更發汗、更下、更吐也；面色反有熱色者，未欲解也，以其不能得小汗出，身必痒，宜桂枝麻黄各半湯。(23)

桂枝麻黄各半湯方

桂枝一兩十六銖（去皮）　芍藥　生薑（切）　甘草（炙）　麻黄各一兩（去節）大棗四枚（擘）　杏仁二十四枚（湯浸，去皮尖及兩仁者）

上七味，以水五升，先煮麻黄一二沸，去上沫，内諸藥，煮取一升八合，去滓，温服六合。本云，桂枝湯三合，麻黄湯三合，并爲六合，頓服。將息如上法。

臣億等謹按：桂枝湯方，桂枝、芍藥、生薑各三兩，甘草二兩，大棗十二枚。麻黄湯方，麻黄三兩，桂枝二兩，甘草一兩，杏仁七十箇。今以算法約之，二湯各取三分之一，即得桂枝一兩十六銖，芍藥、生薑、甘草各一兩，大棗四枚，杏仁二十三箇零三分枚之一，收之得二十四箇，合方。詳此方乃三分之一，非各半也，宜云合半湯。

释义

太阳病，已经八九天，像疟疾那样，发热恶寒，发热多而恶寒少，病人不呕，大便正常，一天发作二三次。脉来较前略和缓的，表明疾病将愈；脉象微弱而怕冷的，是表里皆虚，不可再用发汗、攻下、涌吐等法治疗；反见有面红赤发热的，反映邪郁肌表而未能解除，这是因为病人没能得到小汗出，所以身体要出现瘙痒，宜用桂枝麻黄各半汤治疗。

桂枝麻黄各半汤方

桂枝一两十六铢（去皮）　芍药　生姜

（切） 甘草 麻黄各一两（去节） 大枣四枚（掰开） 杏仁二十四枚（汤水漫泡，去掉皮尖及两瓣未分开的）

以上七味，用五升水，先煮麻黄一两沸，去掉药液上的浮沫，加入其他药物，煮取一升八合，去掉药渣。每次温服六合。旧本原为，桂枝汤三合，麻黄汤三合，合并到一起为六合，一次服下。调养护理的方法如上。

臣林亿等人看来，桂枝汤方，桂枝、芍药、生姜各三两，甘草二两，大枣十二枚；麻黄汤方，麻黄三两，桂枝二两，甘草一两，杏仁七十个。现在计算，是两个方剂各取剂量的三分之一，就得到桂枝一两十六铢，芍药、生姜、甘草各一两，大枣四枚，杏仁二十三个零三分枚之一，收之得二十四个，合方。所以此方是三分之一，不是各取一半剂量，应称作合半汤。

提要

论太阳病日久不愈的三种转归及表郁轻证的证治。

解析

本条可以分为两部分进行分析。第一部分自"太阳病"至"一日二三度发"，所述的基本证候具有三方面特点：其一，"太阳病，得之八九日"，说明患太阳病时日较久不愈；其二，"如疟状，发热恶寒，热多寒少""一日二三度发"，即一日中，恶寒发热同时并见，可发作两三次，且发热重恶寒轻；其三，"其人不呕"，提示外邪未传少阳，"清便欲自可"，大小便尚属正常，邪未传阳明。综上所述，虽患病多日，但病仍在表。然病在太阳，何以寒热一日二三度发？此为病久邪微，正气欲抗邪外出，而邪郁不

解，正邪交争较为轻微所致。

第二部分自"脉微缓者"至"宜桂枝麻黄各半汤"。太阳病日久不愈，邪郁不解可能出现三种转归：其一，"脉微缓者，为欲愈"，即脉象由浮紧而渐趋和缓，反映了外邪渐退而正气抗邪外出，表里气和，故为欲愈之兆。其二，"脉微而恶寒，此阴阳俱虚，不可更发汗、更下、更吐也"，脉微为正衰里虚，恶寒为表阳不足，表里阳气皆虚，故称"阴阳俱虚"。治当急扶其阳，切不可再用汗、吐、下之法伤伐正气。其三，若病人见"面色反有热色者，未欲解也""其身必痒"，为当汗失汗或汗出不彻，病邪不解，邪郁日久，不得宣泄之表郁轻证。此虽为转归之一，但内容是遥承第一段而加以补充。由于太阳表邪不解，阳气怫郁不伸，故病人面色发红；邪郁在表，气血周行不利，汗欲出而不得出，故身痒。治当小发其汗，宜桂枝麻黄各半汤。

方义

桂枝麻黄各半汤方，为桂枝汤与麻黄汤各取1/3量，按1∶1比例合方，或将两方各三合煎液合并。两方为小剂组合，旨在使桂枝汤调和营卫而不留邪，麻黄汤解表发汗而不伤正。刚柔相济，剂量虽小，正所以发散邪气，扶助正气，属发汗轻剂。

辨治要点

主症：表证日久，证轻邪轻，发热恶寒如疟状，一日二三度发，或伴面热、身痒。

病机：表郁日久，邪轻证轻。

治法：辛温解表，小发其汗。方用桂枝麻黄各半汤方。

本方现代临床多用于治疗外感病、荨麻疹、皮肤瘙痒证、湿疹，邪郁日久，证轻邪

微者。

医案选录

某女，47 岁。1978 年 3 月 10 日初诊。恶寒发热已 9 日。患者因三叉神经痛自服单方山茱萸汤，时痛时止，尚未停药，复于熟睡时受凉。症见每日午后三时许微恶寒，并发热，入夜体温达 38.5℃左右，随后汗出烧退，如是发作已 9 天。体验、血象、胸透均无异常，服用一般解表剂、"APC"及抗生素无效。苔白，脉弦细。证属太阳伤寒，因病初误服补敛之剂，有碍"太阳为开"，以致邪留不退。给予桂枝麻黄各半汤一剂，服后恶寒加重，并作寒噤，继而发热，遍体微汗，次日即未再发。［高德. 伤寒论方医案选编. 湖南科学技术出版社，1981］

2. 桂枝二越婢一汤证

原文

太陽病，發熱惡寒，熱多寒少，脉微弱者，此無陽也，不可發汗。宜桂枝二越婢一湯。（27）

桂枝二越婢一湯方

桂枝（去皮） 芍藥 麻黄 甘草各十八銖（炙） 大棗四枚（擘） 生薑一兩二銖（切） 石膏二十四銖（碎，綿裹）

上七味，以水五升，煮麻黄一二沸，去上沫，内諸藥，煮取二升，去滓，温服一升。本云，當裁爲越婢湯、桂枝湯合之，飲一升。今合爲一方，桂枝湯二分，越婢湯一分。

臣億等謹按：桂枝湯方，桂枝、芍藥、生薑各三兩，甘草二兩，大棗十二枚。越婢湯方，麻黄二兩，生薑三兩，甘草二兩，石膏半斤，大棗十五枚。今以算法約之，桂枝湯取四分之一，即得桂枝、芍藥、生薑各十八銖，甘草十二銖，大棗三枚。越婢湯取八分之一，即得麻黄十八銖，生薑九銖，甘草六銖，石膏二十四銖，大棗一枚八分之七，棄之。二湯所取相合，即共得桂枝、芍藥、甘草、麻黄各十八銖，生薑一兩三銖，石膏二十四銖，大棗四枚，合方。舊云，桂枝三，今取四分之一，即當云桂枝二也。越婢湯方，見仲景雜方中，《外臺秘要》一云起脾湯。

释义

太阳病，发热怕冷，发热多而恶寒少，宜用桂枝二越婢一汤治疗。如果脉见微弱的，这是阳气已虚的表现，就不可以发汗。

桂枝二越婢一汤方

桂枝（去皮） 芍药 麻黄 甘草（炙）各十八铢 大枣四枚（掰开）生姜一两二铢（切片） 石膏二十四铢（打碎，薄布包裹）

以上七味，用五升水，先煮麻黄一两沸，去掉药液上的浮沫，加入其他药物，煮取二升，去掉药渣。每次温服一升。旧本原为，应当取越婢汤、桂枝汤两方煮取后的汤液相合，一次服一升。现今合为一个方，桂枝汤二份，越婢汤一份。

臣林亿等人看来，桂枝汤方，桂枝、芍药、生姜各三两，甘草二两，大枣十二枚。越婢汤方，麻黄二两，生姜三两，甘草二两，石膏半斤，大枣十五个。现在计算，桂枝汤取全方剂量的四分之一，得桂枝、芍药、生姜各十八铢，甘草十二铢，大枣三枚。越婢汤取全方剂量的八分之一，得麻黄十八铢，生姜九铢，甘草六铢，石膏二十四铢，大枣一枚八分之七，弃掉不用。两方相加，共得到桂枝、芍药、甘草、麻黄各十八铢，生姜一两三铢，石膏二十四铢，大枣四枚，两方相合。旧本说，桂枝三，今取四分之一，即当称为桂枝二也。越婢汤，出自仲景杂方中，《外台秘要》称此方为起脾汤。

提要

论太阳表郁内热轻证的证治和禁忌。

解析

本条"宜桂枝二越婢一汤"应在"热多寒少"句后，此为倒装文法。由于原文述证甚简，须以方测证。原文提出"太阳病，发热恶寒，热多寒少"，说明太阳之邪未解，与23、25条表郁轻证相似。从方中用辛寒之石膏分析，本证应有轻度内热之证，如心烦、口微渴等。其病机为表郁内热，与大青龙汤证相似，然程度明显较轻。故以桂枝二越婢一汤微发其汗，兼清里热。"脉微弱者，此无阳也，不可发汗"，是说上证如脉微弱，属阳气不足，故不可发汗，虽发汗轻剂亦不可轻易使用。

方义

桂枝二越婢一汤为桂枝汤与越婢汤之合方，取桂枝汤原方剂量的1/4，越婢汤原方剂量的1/8，两方之比为2∶1，药由桂枝汤加麻黄、石膏组成。桂枝汤外散表寒；越婢汤载于《金匮要略》，由麻黄、石膏、生姜、大枣、炙甘草组成，为解表清里之剂，发越郁热。二者合方，量小而力轻，为解表清里之轻剂，属小汗范畴。

辨治要点

主症：发热恶寒如疟状，发热重，恶寒轻，兼见口微渴，心微烦。

病机：表郁邪轻，外寒内热。

治法：微发其汗，兼清郁热。方用桂枝二越婢一汤。

本方可加减应用于杂病之皮肤瘙痒、荨麻疹、变态反应性血管炎症性疾病、甲状腺炎、便秘、神经症等辨证属于表郁邪轻、外寒内热者。

医案选录

许某，男，35岁，工人。因劳动过剧，内蓄郁热，新寒外束，病初自觉发热恶寒，头痛，心烦热，体痛，有时汗出，口干舌燥，面红耳赤，脉象紧而数。曾服辛凉解表剂加味银翘散，汗未出病不解，而寒热加剧。证属表邪未解，内有郁热。治宜散表邪，宣郁热。处方：生石膏15克，连翘12克，白芍10克，麻黄8克，生姜6克，甘草6克，桂枝5克。服药2剂后，遍身蒸蒸汗出，发热恶寒已解，身觉轻松，头已不痛，惟心中仍然觉烦热，身倦食少。后以清热和胃疏解之品，连进二剂，诸症霍然而解。[邢锡波.邢锡波医案集.人民军医出版社.1991]

二、太阳病腑证
（一）太阳蓄水证（五苓散证）

原文

太陽病，發汗後，大汗出，胃中乾，煩躁不得眠，欲得飲水者，少少與飲之，令胃氣和則愈。若脉浮，小便不利，微熱消渴者，五苓散主之。(71)

五苓散方

豬苓十八銖（去皮）　澤瀉一兩六

铢　白朮十八铢　茯苓十八铢　桂枝半两（去皮）

上五味，捣爲散，以白飮和服方寸匕，日三服。多飮煖水，汗出愈。如法將息。

释义

太阳病，发汗以后，大汗出，使胃中干燥，以致造成烦躁不得闭目静息。如果想饮水，给他缓缓地饮水，使胃气得到调和，病证就可以痊愈。如果出现脉浮，小便不利，轻度发热，口渴而饮水不解渴的，应当用五苓散治疗。

五苓散方

猪苓十八铢（去皮）　泽泻一两六铢　白朮十八铢　茯苓十八铢　桂枝半两（去皮）

以上五味，捣碎为散，用白米汤和服一方寸匕，一天服三次。多喝热水，汗出以后病就可以痊愈。按常规要求调养护理。

提要

论蓄水证的病因病机、脉症、治法与方药。

解析

本条讨论了太阳病发汗后形成的两种不同变化。太阳病用汗法，本为正治，若发汗太过，则会出现下列情况：一是汗后外邪虽解，大汗损伤津液，导致胃中津液一时不足，出现口微渴而烦躁不得眠。此时的救治之法是少量频饮，使津液渐复，胃气调和，则恢复正常。二是发汗后见到脉浮、小便不利、微热、消渴等症。脉浮、微热是发汗虽甚，表邪未尽，部分稽留在表。小便不利、消渴是发汗后表邪循经入里，影响膀胱气化功能，上则气不化津，津液不能上承于口而见口渴，下则膀胱气化失职，邪水互结，水

道失调而见小便不利。本证外有表邪不解，内有水蓄膀胱，故用五苓散化气行水，兼以解表，表里双解。

方义

五苓散由猪苓、泽泻、白术、茯苓、桂枝组成。猪苓、茯苓、泽泻淡渗利水，通利小便；白术健脾利湿；桂枝辛温，通阳化气以行水，并兼以解表。全方共奏化气行水、通里达表之功。本方既可作为散剂，也可作为汤剂服用。"以白饮和服"，含有服桂枝汤啜热粥之义；"多饮暖水"，意在助药力且行津液而散表邪。汗出则玄府通畅，利水则气化通行，表里气机畅通，蓄水得除，故曰"汗出愈"。此外，凡病机属膀胱气化不利之蓄水证，无论有无表证，皆可用本方治疗。

辨治要点

主症：小便不利，少腹硬满，渴欲饮水，甚则水入则吐，苔白滑。

病机：水蓄膀胱，气化不利，兼表邪未解。

治法：通阳化气行水，兼以解表。方用五苓散。

五苓散临床主要用于治疗：①泌尿系统疾病：急性肾炎、肾性高血压、肾盂肾炎、输尿管结石、遗尿、尿潴留、尿崩症等属于气化不利，见小便不利、口渴欲饮者；②生殖系统疾病：睾丸鞘膜积液、卵巢囊肿、乳腺小叶增生、带下辨治属于本证病机者；③神经精神性疾病：脑积水、顽固性偏头痛、精神性尿频等可用本方加减治疗；④五官科疾病：眼睑非炎症性水肿、球结膜淋巴液潴留、青光眼、视网膜水肿、假性近视、中心性视网膜炎、中耳炎、过敏性鼻炎等可用本方加减治疗；⑤皮肤科疾病：湿疹、

血管神经性水肿、荨麻疹等可用本方加减治疗。

医案选录

吕某，48岁。患外感证，发热恶寒，肢体酸痛，自汗出，心烦腹胀，小便不利，四肢浮肿，两腿胫部按之凹陷，口干，舌苔白腻，脉象浮软，此系表邪外袭、水饮停蓄之证，因与五苓散变散剂为汤剂。处方：桂枝10克，猪苓12克，泽泻15克，白术10克，茯苓15克。服后令饮热水一杯，以助药力，温覆以取微汗。1剂后，汗出寒热减，小便稍畅，腹部轻松，而心烦较重，脉象略数，此系邪已化热。桂枝为辛温之品，能助热增烦，因外邪已解，遂减桂枝为5克，加滑石15克，大腹皮12克，以清热消胀利水。连进3剂，小便通畅，口亦不干，四肢肿消，腹亦不胀而愈，因此知五苓散之用桂枝是取其疏散表邪。〔邢锡波. 伤寒论临床实验录. 中医古籍出版社，2004〕

附：茯苓甘草汤证

原文

伤寒汗出而渴者，五苓散主之；不渴者，茯苓甘草汤主之。（73）

茯苓甘草汤方

茯苓二两桂枝二两（去皮）甘草一两（炙）生薑三两（切）

上四味，以水四升，煮取二升，去滓，分温三服。

释义

伤寒汗出后见口渴的，应当用五苓散治疗；如果汗出而不口渴的，应当用茯苓甘草汤治疗。

茯苓甘草汤方

茯苓二两　桂枝二两（去皮）　甘草一两（炙）　生姜三两（切）

以上四味，用四升水，煮至留取二升，去掉药渣，分成三次温服。

提要

以口渴与否辨水蓄下焦与水停中焦。

方义

本条依据口渴与否辨别水蓄下焦与水停中焦之不同。太阳病汗后，太阳经气受伤，膀胱气化不利，水蓄下焦，水不能化为津液上承，故见口渴、小便不利等症，治用五苓散。若太阳病汗后，损伤胃中阳气，胃失腐熟，以致水停中焦之证，因不碍下焦气化，故口不渴而小便自利，治用茯苓甘草汤温胃化饮。

方义

茯苓甘草汤由茯苓、桂枝、炙甘草、生姜组成。方中茯苓淡渗利水，兼能健脾；桂枝通阳化气，与茯苓配伍，化气行水；生姜温中散寒化饮；炙甘草和中补虚，调和诸药。全方共奏温中化饮、通阳行水之功。

辨治要点

主症：心下胃脘部悸动不宁，推按之可闻及水声，口不渴，脉弦，舌苔白滑。

病机：胃阳不足，水停中焦。

治法：温胃散水。方用茯苓甘草汤。

现代临床中，茯苓甘草汤主要用于治疗急慢性胃炎、胃潴留、充血性心力衰竭、心律失常、肺心病等疾患，以心下悸、口不渴、手足不温、小便不利等为辨证要点。

医案选录

闫某，男，26岁。患心下筑筑然动悸不安，腹诊有振水音与上腹悸动。三五日必发作一次腹泻，泻下如水，清冷无臭味，泻后心下之悸动减轻。饮食、小便尚可。舌苔白滑少津，脉象弦。辨为胃中停饮不化，与气相搏的水悸病证。若胃中水饮顺流而下趋于肠道则作腹泻，泻后胃饮稍减，故心下悸动随之减轻。然去而旋生，转日又见悸动。当温中化饮为治，疏方：茯苓 24 克，生姜 24 克，桂枝 10 克，炙甘草 6 克。药服 3 剂，小便增多，而心下之悸明显减少。再进 3 剂，诸症得安。自此之后，未再复发。[陈明，刘燕华，李芳. 刘渡舟验案精选. 学苑出版社，1996]

（二）太阳蓄血证

1. 桃核承气汤证

<u>原文</u>

太陽病不解，熱結膀胱，其人如狂，血自下，下者愈。其外不解者，尚未可攻，當先解其外；外解已，但少腹急結者，乃可攻之，宜桃核承氣湯。（106）

桃核承氣湯方

桃仁五十箇（去皮尖） 大黃四兩
桂枝二兩（去皮） 甘草二兩（炙）
芒消二兩

上五味，以水七升，煮取二升半，去滓，內芒消，更上火，微沸下火，先食溫服五合，日三服，當微利。

<u>释义</u>

太阳病不愈，邪热随经下结于膀胱，病人好像发狂一样，如果病人便血，血排下来就可痊愈。如果病人表证不解，还不可攻下，应当先解除表证；待表证解后，只是少腹拘急而胀痛，才可攻下，宜用桃核承气汤。

桃核承气汤方

桃仁五十个（去皮尖） 大黄四两 桂

枝二兩（去皮） 甘草二兩（炙） 芒硝二兩

以上五味，用水七升，先加入前三味，煮取二升半，去掉药渣，再加入芒硝，然后放火上，微微煮开后离火，每次饭前温服五合，一日服三次。服药后应当出现轻度腹泻。

<u>提要</u>

论蓄血轻证的证治。

<u>方义</u>

本条可分两段理解。第一段自"太阳病不解"至"下者愈"，论述太阳蓄血证的成因、病变部位、辨证要点及病愈的机转。因太阳病不解，发热、恶寒、头痛等症状依然存在，邪不外解而化热入里，与血结于下焦。热在血分，扰乱心神，神明不安，故其人如狂。由于血热初结，血结不坚不深，病证尚浅，则瘀血可自下，邪热随瘀而去，病证有自愈的机转。

第二段自"其外不解者"至"宜桃核承气汤"，强调蓄血轻证治疗当遵循先表后里的原则，并说明蓄血证不能自愈的症状及治疗方法。太阳蓄血证，由表邪不解，内传化热入里与瘀相搏而成，多表现为表里同病。表证未解，先行解表，表证解除而蓄血证不去，再可治里。瘀热互结于下焦，气血凝滞不通，故小腹疼痛、胀满，拘急不舒，甚至硬痛拒按。此外，据 124 条等分析，则本证中亦应有小便自利。本条蓄血虽成，但病势较轻浅，可用桃核承气汤活血化瘀，通下瘀热。

<u>方义</u>

桃核承气汤由桃仁、桂枝、大黄、芒硝、炙甘草组成，即调胃承气汤加桃仁、桂枝。方中桃仁为君药，活血化瘀；桂枝温通

经脉，辛散血结，助桃仁活血；大黄苦寒，荡实除热，祛瘀生新；芒硝咸寒，软坚散结，与大黄共助桃仁导瘀热下行；炙甘草调和诸药，且防伤正气。全方共奏活血化瘀、通下瘀热之功，为治疗蓄血之轻剂。本方应在空腹时服用，因本证病位在下焦，先服药后进食，有利于药力直达病所。

本方的煎服法，应注意以下三点：一是先煮诸药，后下芒硝烊化；二是饭前服用，即所谓"先食温服"；三是每次服药五合，一日3次，其每次服用量仅为每次煎出量的五分之一，可谓小量服用，且芒硝用量较小，泻下之力较轻，故服后"当微利"。

辨治要点

主症：少腹急结，小便自利，其人如狂，或发热，以午后或夜间为甚，舌红苔黄，或有瘀斑，脉沉涩。

病机：血热互结于下焦。

治法：泻下瘀热。方用桃核承气汤。

现代临床中，桃核承气汤可用于治疗周期性精神分裂症、脑外伤后遗症、缺血性脑中风、慢性肾炎、慢性盆腔炎、糖尿病、高脂血症、前列腺炎、痛经、子宫肌瘤、恶露不尽（实证）、流行性出血热（少尿期）等，以少腹急结、神志改变、小便自利、舌质紫暗或有瘀斑为辨证要点。

医案选录

刘某，女，15岁。3日前恶寒发热，周身不适，头痛，腹痛，腰痛。昨日热退，但出现胸中闷痛及腹痛难忍。当时血压测不出，输注葡萄糖及低分子右旋糖酐等后血压上升。今日以流行性出血热（低血压期、少尿期、重型）收入住院。查体：体温不高，血压10.64/9.31kPa，烦躁，球结膜水肿充

血，软腭黏膜见出血点，双腋下皮肤见簇状出血点，上腹部压痛（+），肌紧张（+），尿蛋白（+++）。……吸氧、输液后血压上升到14.63/10.64kPa，面色转红，四肢末梢转温。中医辨证：据口渴不欲饮，目中不了了，其人如狂，心下至少腹硬满而痛，小便少，大便秘结，舌质红，苔黄，脉滑数，诊为太阳表证已解，邪热随经入里，遂成太阳蓄血，乃用桃核承气汤加水蛭3剂。方中桃仁、桂枝各20克，大黄30克，芒硝5克，炙甘草、水蛭各10克。第2日病情缓解。第3日大便二次，腹痛减轻，精神转佳。第4日，诸症消失。[柯雪帆. 伤寒论临证发微. 上海科学技术出版社，2008]

2. 抵当汤证

原文

太陽病六七日，表證仍在，脉微而沉，反不結胸，其人發狂者，以熱在下焦，少腹當鞕滿，小便自利者，下血乃愈。所以然者，以太陽隨經，瘀熱在裏故也，抵當湯主之。（124）

抵當湯方

水蛭（熬）　蝱蟲各三十箇（去翅足，熬）　桃仁二十箇（去皮尖）　大黄三兩（酒洗）

上四味，以水五升，煮取三升，去滓，温服一升。不下更服。

释义

太阳病已六七天，表证仍然存在，脉微而沉，反而没有出现结胸证，病人发狂躁，是因为有热结在下焦，小腹应当坚硬胀满，小便自利，下血就可以痊愈。所以这样，是因为太阳病的邪热随经下行，以致邪热瘀结

在里的缘故，应当用抵当汤治疗。

抵当汤方

水蛭（炒）　虻虫（去翅足，炒）各三十个　桃仁二十个（去皮尖）　大黄三两（酒洗）

以上四味，用水五升，煮取三升，去掉药渣，温服一升。如果没有出现便血，可以再服。

提要

论蓄血重证的证治。

解析

本条运用了倒装文法，"抵当汤主之"一句，应接在"下血乃愈"之后。"所以然者，以太阳随经，瘀热在里故也"是作者自注句，指出了太阳蓄血形成的病因病机。太阳病六七日，表证不解，外邪循经化热入里，与瘀血互结于下焦形成太阳蓄血证。太阳蓄血，邪热与瘀血结于下焦，故见少腹硬满；瘀热之邪上扰心神，神志错乱，故见其人发狂。脉微而沉，表明血蓄于里，气血受阻，脉搏沉滞不起，而非虚证微弱之脉。"反不结胸"，意在与结胸鉴别，两者同为实邪结聚，结胸为水热互结于中上二焦，而蓄血为瘀热互结下焦，自是不同。"小便自利"，提示病在下焦血分，膀胱气化功能未受影响。少腹硬满与蓄水证少腹里急类似，但小便利否为蓄血证与蓄水证二者鉴别要点。本证属表邪不解，里证已成，证情以里证为重为急，不同于前证106条"其外不解者，尚未可攻，当先解其外"。此为表里同病治疗之变法，即里急者急当治里，故用抵当汤破血逐瘀。

方义

抵当汤由水蛭、虻虫、桃仁、大黄组成。

水蛭、虻虫为虫类药，药性峻猛，直入血络，破血逐瘀；桃仁活血化瘀；大黄入血分，泻热逐瘀，推陈致新，与桃仁相伍，因势利导，使瘀血从下而出。全方共奏破血逐瘀、泻热除实之功。

辨治要点

主症：少腹硬满，其人如狂，小便自利，脉沉涩或沉结，舌质紫或有瘀斑。

病机：瘀热互结下焦。

治法：泻热破血逐瘀。方用抵当汤。

现代临床中，抵当汤可用于治疗缺血性中风、中风后遗症、精神分裂症、血管性痴呆、精神病、脉管炎、子宫肌瘤、闭经、顽固性痛经、急性尿潴留等病证，以瘀热互结下焦为辨证要点。

医案选录

郭某，女，37岁。素有痛经病史十余年，经前腹痛，连及腰背，经色紫暗，夹有瘀块，淋沥不畅，少腹硬满拒按，舌质有瘀斑，苔黄少津，脉象弦数。此为瘀血之重证。处以水蛭、大黄、桃仁各15g，虻虫4.5g。煎服后下瘀紫之血，少腹硬满疼痛减轻。续服4剂而愈。[唐祖宣.上海中医药杂志.1981；（5）：26-28]

复习思考题

1. 桂枝汤的煎服法和禁忌证有哪些？试述其对当今临床的指导意义。

2. 试述桂枝加附子汤证、桂枝加厚朴杏子汤证、桂枝加葛根汤证的异同。

3. 简答大青龙汤证与小青龙汤证的异同。

4. 试述桃核承气汤证与抵当汤证主症、病机、治法及药物的差别。

第三节　太阳病变证

一、变证治则及辨证要点

（一）变证治则

原文

太陽病三日，已發汗，若吐、若下、若温針，仍不解者，此爲壞病，桂枝不中與之也。觀其脉證，知犯何逆，隨證治之。（16 上）

释义

太阳病已三天，已经发过汗，或者用过吐法，或者用过下法，或者用过温针，病证仍然不解除，这就是坏病，给服桂枝汤是不行的。应当审察现有的脉象症状，了解既往的误治病史，然后随证处治。

提要

太阳病误治而成变证的治疗原则。

解析

本条从"太阳病三日"至"桂枝不中与之也"，申明坏病的概念；从"观其脉证"至"随证治之"，论述坏病的治则。

太阳病，桂枝证，治宜汗解。若汗不如法，如发汗太过或不及，致疾病未解，转而或妄用吐下，或误用火法，致使病邪或自表入里，或由阳入阴，或损及脏腑，形成六经无可指名之疑难危重证候，统称为"坏病"。因桂枝证已不复存在，病情发生了变化，故不适合再用桂枝汤解表，而是要根据疾病的客观征象，采取适当的处理方法。

所谓"观其脉证"，指由于坏病病情复杂，证候多端，变化莫测，无定方定法可

循，必须四诊合参，全面系统搜集病情资料。"知犯可逆"，是在"观其脉证"基础上，由表入里，由此及彼，去粗取精，去伪存真，分析研究，正确判断疾病癥结所在。"随证治之"，是根据正确诊断，运用理法方药的知识，针对疾病的病因病机及其发展阶段，予以相应治疗。上述十二字治疗原则，是《伤寒论》辨证论治的主要精神，不仅为坏病而设，对于一切疾病的辨治皆具有重要的指导意义。

（二）辨寒热真假

原文

病人身太熱，反欲得衣者，熱在皮膚，寒在骨髓也；身大寒，反不欲近衣者，寒在皮膚，熱在骨髓也。（11）

释义

病人身体很热，反而想多穿衣服的，是假热在外表，真寒在内里；身体发凉，反而不想多穿衣服的，是假寒在外表，真热在内里。

提要

根据病人的喜恶辨识寒热的真假。

解析

本条根据病人的喜恶，进一步辨析疾病的本质。发热和恶寒是外感病常见表现，也是辨阴阳的重要证据，正确分辨寒热的真假甚为重要。病人肤表大热，反而欲得近衣者，是热在肤表，寒在内里的真寒假热证，为阴寒之邪凝聚于内，虚阳浮越于外所致；病人肤表大寒，却不欲近衣者，是寒在肤表，阳热在里的真热假寒证，为邪热壅遏于内，阳气不能透达于外所致。

此处的喜恶是辨证关键。一般言，表象

的寒热可假，病人的喜恶多真，因而要求医者善于透过现象看本质。

临床亦须注意，在寒热真假辨证过程中，有时病人的喜恶亦可为假。如论中白虎加人参汤证见"时时恶风""背恶寒"，通脉四逆汤证见"身反不恶寒"。临证必须综合全部脉症，详细辨析，方不致误。如真寒假热证，病人身大热，时烦躁，状若阳证，但语音低微，口淡不渴，喜近炉火，小便清长，大便稀溏，四肢不温，胸腹不热，舌淡苔白，脉多沉迟微弱。真热假寒证，病人虽身大寒，或面色晦暗，神情昏昏，状若阴证，但目张红赤，扬手掷足，谵语烦乱，声高气粗，脱衣揭被，渴喜冷饮，小便黄赤，大便秘结，胸腹灼手，舌红苔黄燥裂，脉沉实有力。

（三）辨汗下先后

原文

本發汗，而復下之，此爲逆也；若先發汗，治不爲逆。本先下之，而反汗之，爲逆；若先下之，治不爲逆。（90）

释义

本来应当发汗，反而使用泻下法，这是错误的，如果先发汗，治疗就不算错。本来应当先泻下，反而使用汗法，是错误的，如果先泻下，治疗就不算错。

提要

辨表里同病，汗下先后的治法。

解析

外感病辨治须先辨别表里。表证当用汗法，使邪从外解；若是阳明里实热证，当用清下法，使邪从内消。若表里同病者，则应根据表里证候的轻重缓急，而决定先治表后治里，或先治里后治表，或表里同治。"本

发汗而复下之"，是表里同病时，里证不急不重，当循先表后里的原则，即所谓"若先发汗，治不为逆"。若反其道而行之，用先里后表（先下后汗）的治法，则为逆治。"本先下之而反汗之"，是说表里同病，里证为急为重，则当先救其里，用先里后表的原则，即所谓"若先下之，治不为逆"。若反用先表后里（先汗后下）之法，亦为逆治。

本条昭示表里同病，因轻重缓急不同，汗下先后有异。一般言，表病传里，表里同病，里证不重，宜先表后里，此乃常法。然常中有变，如本条后半段即是表里同病，而里证重急，则以治里为先。如论中106条蓄血轻证兼表，是表里同病，里证较轻，故"先解其外"，后治其里。124条蓄血重证兼表者，是表里同病，"瘀热在里"，且重且急，则不待表解，而直用破血逐瘀攻里之法。学者须举一反三。

（四）辨标本缓急

原文

傷寒，醫下之，續得下利清穀不止，身疼痛者，急當救裏；後身疼痛，清便自調者，急當救表。救裏宜四逆湯，救表宜桂枝湯。（91）

释义

伤寒病，医生用下法治疗，继而出现下利不止，泻下完谷不化，又兼见身体疼痛，急当治里证；以后仍有身体疼痛，但大便已恢复正常的，急当治表证。治里证适合用四逆汤，治表证适合用桂枝汤。

提要

辨伤寒误下后表里缓急的治法。

解析

伤寒表证，当先解表，若用下法，则属

逆治。因误下后，脾阳衰惫，运化无权，且累及下焦肾阳，釜底无焰，火不生土，甚至出现阳衰阴盛，"续得下利清谷不止"之危候。此时虽有身疼痛的表证，亦无暇顾及，因脾肾阳衰，若再强行发汗，必致阳脱之变证。故须急救其里，回阳救逆，补火暖土，用四逆汤。服后如大便恢复正常，是里阳已复，阳回利止。若身痛仍在，为表证未解，则当急与桂枝汤，调和营卫，以和其表。

本条是表里同病，里急治里，先里后表之治法。若从先病者为本、后病者为标之说来看，又是急则治其标、缓则治其本之治法。由此可见，标本学说与表里先后治则，立论角度不同，但精神实质却是一致的。

二、证候分类

（一）热证

1. 栀子豉汤证

原文

發汗後，水藥不得入口爲逆，若更發汗，必吐下不止。發汗吐下後，虚煩不得眠，若劇者，必反覆顛倒，心中懊憹，栀子豉湯主之；若少氣者，栀子甘草豉湯主之；若嘔者，栀子生薑豉湯主之。（76）

栀子豉湯方

栀子十四箇（擘）　香豉四合（綿裹）

上二味，以水四升，先煮栀子，得二升半，內豉，煮取一升半，去滓，分爲二服，溫進一服，得吐者，止後服。

栀子甘草豉湯方

栀子十四箇（擘）　甘草二兩（炙）　香豉四合（綿裹）

上三味，以水四升，先煮栀子、甘草，取二升半，內豉，煮取一升半，去滓，分二服，溫進一服，得吐者，止後服。

栀子生薑豉湯方

栀子十四箇（擘）　生薑五兩　香豉四合（綿裹）

上三味，以水四升，先煮栀子、生薑，取二升半，內豉，煮取一升半，去滓，分二服，溫進一服，得吐者，止後服。

释义

发汗以后，水和药都不能入口下咽的，是逆证，如果再发汗，多会引起吐泻不止。发汗、涌吐、泻下以后，症见虚烦不得闭目静息，如果严重的，会辗转反侧，心中烦闷难耐，即所谓反复颠倒，心中懊憹，应当用栀子豉汤治疗；如果兼见少气的，应当用栀子甘草豉汤治疗；如果兼见呕吐的，应当用栀子生姜豉汤治疗。

栀子豉汤方

栀子十四个（掰开）　香豉四合（薄布包裹）

以上二味，用四升水，先煮栀子，剩下二升半药液时，加入香豉，煮取一升半，去掉药渣。分作两服，每次温服一服。药后出现吐的，停服后面的药。

栀子甘草豉汤方

栀子十四个（掰开）　甘草五两（炙）　香豉四合（薄布包裹）

以上三味，用四升水，先煮二味，剩下

二升半药液时，加入香豉，煮取一升半，去掉药渣。分作两服，每次温服一服。药后出现吐的，停服后面的药。

　栀子生姜豉汤方

　栀子十四个（掰开）　生姜五两　香豉四合（薄布包裹）

以上三味，用四升水，先煮栀子、生姜，剩下二升半药液时，加入香豉，煮取一升半，去掉药渣。分作两服，每次温服一服。药后出现吐的，停服后面的药。

提要

辨汗、吐、下后热扰胸膈的证治。

解析

本条分两段理解。从"发汗后"至"必吐下不止"为一段，辨汗后胃虚吐逆的证候。太阳病，当汗解，若发汗不当，致胃虚气逆，水药不得入口，则为误治后逆证，宜随证施治。若误认为此属伤寒呕逆，更发其汗，必致中阳衰败，脾胃升降失常，而吐利不止。救误或用温中和胃之法。

自"发汗吐下后"至"栀子生姜豉汤主之"为第二段，辨汗、吐、下后热扰胸膈的证治。发汗吐下后，有形之邪已去，而余热未尽，留扰胸膈，出现心烦不得眠，因非有形之实邪所致，故称之为"虚烦"。病情较重者，可出现反复颠倒，心中懊憹，因心胸烦热更甚，故有此烦闷无奈，莫可名状，卧起不安之状。其病机与"虚烦"相同，故治用栀子豉汤。如兼少气者，是火郁胸膈，热伤中气，治用栀子甘草豉汤。若兼呕吐者，为热扰胸膈，胃气上逆，治用栀子生姜豉汤。

从条文可以看出，栀子豉汤证是由误治后邪热留扰胸膈而成。但本证也有不经误治，因外邪入里，或热病后期，余邪未尽，

邪热留扰胸膈所致者。临证之时，审其因不可或缺，但明其病机更为关键。

方义

栀子豉汤由栀子、香豉组成。栀子苦寒，清透郁热，解郁除烦；香豉气味轻薄，既能解表宣热，载栀子于上，又能和降胃气于中。二药相伍，清中有宣，宣中有降，为清宣胸中郁热，治虚烦懊憹之良方。若在栀子豉汤证基础上，兼中气不足而少气者，加炙甘草以益气和中，即为栀子甘草豉汤；兼热扰于胃而呕吐者，则加生姜以降逆止呕，即为栀子生姜豉汤。以上三方煎法，均强调香豉后下，取其气味轻薄，更能发挥其轻浮宣散之效。

关于方后注"得吐者，止后服"，我们在临床上观察到，服栀子豉汤后大多数病例并不呕吐而病情缓解，但亦有少数病例可呕吐作解。导致呕吐的原因，是因为栀子豉汤治热郁胸膈证，服药后火郁得开，胃气得伸，故可作吐而解。特别是在病人心中懊憹、欲吐不吐的情况下，服药后更容易引起呕吐，吐后病情得以减轻或痊愈。

辨治要点

主症：心烦不得眠，心中懊憹，反复颠倒，舌苔薄黄。

病机：热郁胸膈。

治法：清宣郁热。方用栀子豉汤。兼少气用栀子甘草豉汤；兼呕用栀子生姜豉汤。

现代临床中，本方可以应用于内科之植物神经功能紊乱、神经官能症、胃炎、肝炎、胆囊炎、肠伤寒、副伤寒、病毒性心肌炎等，外科之痤疮，妇科之经前鼻衄、妊娠恶阻，儿科之夜啼等，辨证属于热扰胸膈，或余热未清，热势不甚，以心烦不寐、心中

懊憹为主症者。

医案选录

陈某，男，13 岁。1983 年 11 月 5 日初诊。1 周前感冒发热，家长给服感冒药后好转（药名不清）。5 天前晚上发热又起，仍给服前药，但热不退，且见心烦、心悸、寐差。某医院检查：体温 37.8℃，心率 132 次/分，第一心音稍弱，各瓣膜区未闻及杂音，心界不增大。心电图检查：一度房室传导阻滞，T 波低平。诊断为病毒性心肌炎。因家属不同意住院，门诊医生给予青霉素等抗生素、维生素 C、三磷酸腺苷、乙酰辅酶 A 等，治疗 3 天，症状无改变，故来就诊。现症：发热，心烦闷，心悸寐差，纳呆，恶心呕吐，二便正常，舌苔薄黄，脉数。证属邪热内羁，热扰心神，治宜清宣邪热，宁心除烦。处方：山栀子 10g，淡豆豉 15g，淡生姜 3g，姜竹茹 6g。3 剂后，心烦、心悸、恶心呕吐见减，仍纳差，苔薄黄，脉稍数，守上方加鸡内金 6g，怀山药 15g。再进 2 剂后，心烦、心悸、恶心呕吐止，饮食渐增。复查心电图示窦性心律。予一味薯蓣饮调理善后。[陈明，张印生．伤寒名医验案精选．学苑出版社，1998]

2. 麻黄杏仁甘草石膏汤证

原文

發汗後，不可更行桂枝湯，汗出而喘，無大熱者，可與麻黄杏仁甘草石膏湯。（63）

麻黄杏仁甘草石膏湯方

麻黄四兩（去節）　杏仁五十箇（去皮尖）　甘草二兩（炙）　石膏半斤（碎，綿裹）

上四味，以水七升，煮麻黄，減二升，去上沫，内諸藥，煮取二升，去滓，温服一升。本云，黄耳杯。

释义

攻下后不可再服桂枝汤，如果汗出而又气喘，体表扪之没有大热，可以给麻黄杏仁甘草石膏汤。

麻黄四两（去节）　杏仁五十个（去皮尖）　甘草二两（炙）　石膏半斤（打碎，薄布包裹）

以上四味，用七升水，先煮麻黄，消耗掉二升水时，去掉药液上的浮沫，加入其他药物，煮取二升，去掉药渣。每次温服一升。旧本原为，一黄耳杯。

提要

汗下后，邪热壅肺作喘的证治。

解析

文中"不可更行桂枝汤"应接在"无大热"之后，属倒装文法。太阳病，汗下后，若表证未去，宜再用桂枝汤解表。原文开宗明义指出，汗下后，不可再用桂枝汤。否定句前置，说明表证已不复存在。究其原因，则在下句"汗出而喘，无大热者"。肺主气而司呼吸，邪热壅肺，宣降失司，故喘逆；肺合皮毛，热壅于肺，热迫津泄，故汗出。"无大热者"，是汗出多，散发热量，故皮肤扪之无大热，而里热壅盛，并非热势不甚。此证常伴咳嗽、口渴、苔黄、脉数等。麻黄汤证与本证皆有喘，麻黄汤证是病在表，因肺合皮毛，伤寒郁表致肺气上逆，故无汗而喘；本证病位在肺，邪热壅盛，热迫津泄，故汗出而喘。病机为邪热壅肺，治当清宣肺热，用麻黄杏仁甘草石膏汤。

方义

本方为麻黄汤去桂枝加石膏而成。一药

之变，方由辛温发表转为辛寒宣透。方中麻黄辛温，宣肺定喘，石膏辛寒，直清里热，两药相配，清肺定喘。石膏量倍于麻黄量，是借石膏辛寒之性，制麻黄辛温发散之力，又能外透肌表，使邪无复留。杏仁宣肺降气，协同麻黄平喘。甘草和中缓急，调和诸药。四药相伍，宣肺清热，降逆平喘。

辨治要点

主症：汗出而喘，身热或高或低，尚有口渴、苔黄、脉数等。

病机：邪热壅肺。

治法：清热宣肺，降气平喘。方用麻黄杏仁甘草石膏汤。

现代临床中，麻杏甘石汤可以辨证应用于呼吸系统疾病如肺炎、急性支气管炎、慢性支气管炎合并感染、上呼吸道感染、支气管哮喘、肺脓肿、非典型性肺炎，皮肤科疾病如急性荨麻疹、玫瑰糠疹、风疹、接触性皮炎、银屑病，以及鼻窦炎等。

医案选录

邱某，患肺炎，高热不退，咳嗽频剧，呼吸喘促，胸膈疼痛，痰中夹有褐色血液，间有谵妄如见鬼状，请会诊。患者体温40℃，脉象洪大，我拟给麻杏甘石汤，有议青霉素与白虎汤并用者。我说，此证注射青霉素固未尝不可，至于用白虎汤似嫌太早，因白虎清热擅长，而平喘止咳之功则不若麻杏甘石汤。此证高热喘促，是热邪迫肺；痰中带血，血色带褐，胸膈疼痛，均系内热壅盛，肺气闭塞之故。正宜麻黄杏仁宣肺气，疏肺邪，石膏清里热，甘草和中缓急。经过商讨，遂决定用本方。方用石膏80g，麻黄9g，杏仁9g，甘草6g。水煎，分3次服，每隔1小时服一次。服完1剂后，症状约减十

之七八。后分别用蒌贝温胆汤（瓜蒌实、川贝母、茯苓、法夏、稻香陈、枳实、竹茹、甘草）、生脉散合泻白散（潞党参、麦门冬、五味子、地骨皮、桑白皮、生甘草）两剂，恢复健康。（俞长荣．伤寒论汇要分析．福建科学技术出版社，1984）

3. 白虎加人参汤证

原文

服桂枝湯，大汗出後，大煩渴不解，脈洪大者，白虎加人參湯主之。（26）

白虎加人參湯方

知母六兩　石膏一斤（碎，綿裹）甘草二兩（炙）　粳米六合　人參三兩

上五味，以水一斗，煮米熟湯成，去滓，溫服一升，日三服。

释义

服桂枝汤，大汗出后，大烦渴不解，脉洪大，白虎加人参汤主之。

白虎加人参汤方

知母六两　石膏（一斤，碎，绵裹）甘草二两（炙）　粳米六合　人参三两

上五味，以水一斗，煮米熟汤成，去掉渣滓。温服一升，日三服。

提要

服桂枝汤后，热盛津伤，转属阳明的证治。

解析

太阳中风，服桂枝汤发汗，应"遍身微似有汗者益佳"不可令如水流漓，否则病不仅不除，反变生他病。今服桂枝汤后，汗出太过，若阳热素盛，或夹有里热，则易转入

阳明。阳明热炽，津气两伤，故大烦渴不解。大烦渴者，表明心烦之甚，口渴之极，虽大量饮水亦不能解。脉洪大，是阳明之脉，乃里热蒸腾，气血鼓动之征。然此脉来盛去衰，提示有正气不足之兆。本证尚可伴有身热、汗自出、不恶寒、反恶热、舌苔黄燥等症。后世温病学家提出"存得一分阴液，便有一分生机"，中焦胃津存亡关乎患者生死，故治疗时用白虎汤辛寒清热，加人参益气生津。可参见阳明篇168、169、170条条文全面理解本证。

方义

参见"辨阳明病脉证并治"篇。

辨治要点

参见"辨阳明病脉证并治"篇。

4. 葛根黄芩黄连汤证

原文

太阳病，桂枝證，醫反下之，利遂不止，脉促者，表未解也；喘而汗出者，葛根黄芩黄連湯主之。（34）

葛根黄芩黄連湯方

葛根半斤　甘草二兩（炙）　黄芩三兩　黄連三兩

上四味，以水八升，先煮葛根，減二升，內諸藥，煮取二升，去滓，分溫再服。

释义

太阳病，桂枝汤证，医生反而使用了攻下法，于是就出现了下利不止、脉见急促等症，这是表邪尚未解除，又兼气喘和汗出，应当用葛根黄芩黄连汤治疗。

葛根黄芩黄連湯方

葛根半斤　甘草二兩（炙）　黄芩三兩

黄連三兩

以上四味，用八升水，先煮葛根，消耗掉二升水时，加入其他药物，煮取二升，去掉药渣，分两次温服。

提要

太阳病误下，里热夹表邪下利的证治。

解析

本条当分两段理解。从"太阳病"至"表未解也"为第一段，讨论误下后导致下利，但以表证为主。"太阳病，桂枝证"，本当解肌祛风，调和营卫，若用攻下之法，是为误治，故曰"反"。误下最易伤脾胃，运化失职，故下利不止。此时当辨下利之寒热虚实。若脉由原来浮缓变为急促，知下后胃肠虽伤，但正气仍能抗邪，外邪尚未全部入里，原有桂枝汤证仍在，故言"表未解也"。因表邪未解，邪气内迫大肠，传导失职而致下利，治法仍以解表为主，所谓逆流挽舟，表解则利止，如用桂枝加葛根汤，以桂枝汤解除在表之邪，以葛根升清止利。

"喘而汗出者"至文末为第二段，说明表证仍在，但邪已入里化热，以里热为主。邪热下迫大肠，则下利不止；肺与大肠相表里，经络相连，里热循经上攻于肺，肺失肃降，肺气上逆则喘；肺合皮毛，邪热迫津外泄则汗出。临床常伴见大便臭秽、肛门灼热、小便短赤等。治用葛根黄芩黄连汤苦寒清热止利，兼解表邪。

方义

葛根黄芩黄连汤为表里双解之剂。方用葛根轻清升发以止利，又可透邪；黄芩、黄连苦寒清热，厚肠胃，坚阴止利；炙甘草甘缓和中，调和诸药。四药配伍，清热止利，坚阴厚肠，兼以透表。临床无论有无表证，均可用之。

辨治要点

主症：利下臭恶，肛门灼热，小便黄赤，喘而汗出，或兼表证，苔黄，脉数。

病机：热迫大肠，兼表证不解。

治法：清热止利，兼以解表。方用葛根黄芩黄连汤。

本方临床运用于急性肠炎、小儿腹泻、急性菌痢、慢性泄泻、流行性乙型脑炎、流行性脑脊髓膜炎、病毒性脑炎、肠伤寒、上呼吸道感染等证属大肠湿热者，辨治时可以根据邪热之轻重及兼症不同而加减化裁。

医案选录

王某，男，34 岁，西医医师。1970 年 9 月 4 日初诊。自诉患鼻炎多年，每因受寒发作加剧，现症见前额痛以胀痛为主，后项不适，流鼻涕，鼻干燥，口或渴，饮食、二便如常，苔微黄，舌正，脉弦，两寸浮，用葛根黄芩黄连汤（葛根 10g，黄芩 10g，黄连 6g，甘草 5g，以下量同）合四逆散加牡蛎、吴茱萸。初服 3 剂，额痛明显减轻，连服 15 剂，前额痛消失，鼻涕大减。以后也屡有发作，即自服上方，疗效均好。该患者以后用上方治疗其他类似病人，也取得了明显的疗效。[伍炳彩．葛根芩连汤临床应用举隅．江西中医学院学报，2000，12（4）：150]

（二）虚证

1. 心阳虚证

（1）桂枝甘草汤证

原文

發汗過多，其人叉手自冒心，心下悸，欲得按者，桂枝甘草湯主之。(64)

桂枝甘草湯方

桂枝四兩（去皮）　甘草二兩（炙）

上二味，以水三升，煮取一升，去滓，頓服。

释义

发汗太过，病人有双手交叉重叠按护在心胸前部，心下悸动不安，喜按等症状，应当用桂枝甘草汤治疗。

桂枝甘草汤方

桂枝四两（去皮）　甘草二两（炙）

上面二味，加水三升，煮至一升，去掉渣滓，一次服尽。

提要

论心阳虚心悸的证治。

解析

太阳表证当发汗解表，发汗贵在适度，发汗不及时，病重药轻，病情无法缓解；发汗太过，病轻药重，易损伤人体正气。此处发汗太过，多源自表证治疗中过服麻黄剂等解表药，而汗为心之液，由阳气蒸腾气化而成，过汗则心阳随汗外泄，心阳受损。心阳一虚，心脏失去阳气的鼓动，心神失去阳气的温养，则空虚无主，患者自觉心悸动不安。因阳虚而悸，虚则喜按，故患者以双手交叉按护于胸前，以求守护阳气使心悸稍减，正是内不足者求诸于外以增益之之意。本证除心悸外，常伴见胸闷、短气、乏力、面白、脉弱等心阳不足之表现。本证以心阳不足为主，故宜桂枝甘草汤温通心阳。

方义

桂枝甘草汤方由桂枝与甘草配伍而成。方中桂枝辛甘温，助心阳，炙甘草甘温，补中气，二药相伍，合为辛甘化阳之剂，于补益之中寓温运之功。服之心阳得复，心悸可愈。本方为温通心阳的祖方，桂枝用量二倍于甘草，且服法为顿服，故药简而力强。本方浓煎，顿服，意在使药物快速取效。

辨治要点

主症：心悸，心慌，喜按，短气，神疲。

病机：心阳不足，心神失养。

治法：温通心阳。方用桂枝甘草汤。

现代临床上，本方适用于心阳虚轻证，也可根据病情的需要加味治疗心阳虚之重证。心血管疾病，如窦性心动过缓、窦性心动过速、冠心病、二尖瓣脱垂综合征、原发性低血压、肺心病，以及神经官能症、癔病、失眠等，出现心悸怔忡、胸闷气短等，证属心阳虚者，均可用本方化裁治之。

医案选录

林某，男，39岁。自述心悸而痛，喜按，多天来服许多止痛药均罔效，大小便正常，时有自汗出，六脉微缓，苔白滑。断为虚痛，用桂枝甘草汤（桂枝18g，炙甘草9g）顿服，服后痛即消失。［高德. 伤寒论方医案选编. 湖南科技出版社，1981］

（2）桂枝甘草龙骨牡蛎汤证

原文

火逆下之，因烧针烦躁者，桂枝甘草龍骨牡蠣湯主之。（118）

桂枝甘草龍骨牡蛎湯方

桂枝一兩（去皮）　甘草二兩（炙）　牡蠣二兩（熬）　龍骨二兩

上四味，以水五升，煮取二升半，去滓，温服八合，日三服。

释义

误用火攻，又进行泻下，因使用烧针治疗导致了烦躁不安的患者，需用桂枝甘草龙骨牡蛎汤治疗。

桂枝甘草龙骨牡蛎汤方

桂枝一两（去皮）　甘草二两（炙）　牡蛎二两（熬）　龙骨二两

以上四味，加水五升，煮至二升半，去掉渣滓，每次温服八合，一日三次。

提要

论心阳虚烦躁的证治。

解析

运用温针、熨灸等火疗诸法，虽可温通经脉助其发汗，但易伤阳耗阴，而产生变证，即"火逆"。因烧针等强行发汗，迫津外泄，必耗心阳，加之火邪内迫，津液受创，心神被扰，可产生类似阳明里热之证。本例医者不察，又妄投攻下之剂，盖前已因火疗致逆，又行攻下之法，一误再误，以致心阳虚损较重，心神不但失于温养，且又不能潜敛于心，心神浮越于外，而生烦躁之症。本证与64条心悸症均为心阳受损之证，相形之下本证阳虚较重。其烦躁因于心阳虚，心神不敛，非热邪所为，病人还当见舌淡、苔白等。治宜温通心阳，潜镇安神，方以桂枝甘草龙骨牡蛎汤。

方义

桂枝甘草龙骨牡蛎汤由小剂量的桂枝甘草汤和龙骨、牡蛎组成。方中桂枝、甘草辛甘化阳，温通心阳，桂枝仅用一两，而甘草倍于桂枝，以心神浮动，用药宜甘缓，不宜过于辛散之故；龙骨、牡蛎重镇收敛，潜镇安神而止烦躁。诸药合用，共奏温通心阳、潜镇安神之功。

辨治要点

主症：烦躁不安，心悸喜按，短气神疲，舌淡，苔白。

病机：心阳虚损，心神不敛。

治法：温通心阳，潜镇安神。方用桂枝甘草龙骨牡蛎汤。

本方临床应用范围较广，如心律失常、神经官能症、神经衰弱、更年期综合征、精神分裂症、癔症、眩晕、不寐、震颤、雷诺综合征、遗尿症、前列腺炎、胃及十二指肠溃疡，及儿科之常见病汗证、心悸、夜啼、尿频、过敏性鼻炎等，出现心悸怔忡、烦躁不安、胸闷气短、失眠、多汗、脉虚浮等心阳虚、心神不敛者，均可以本方化裁治疗。

医案选录

邓某，女，48 岁。前月工作繁忙，劳累过甚，致神疲汗出，肢体乏力，求医服药后汗出已止，惟终日心悸，劳动后尤剧，休息后可以缓解，眠不深，纳少，二便可。检查：面色无华，舌淡苔薄，脉虚数无力，心电图检查报告为窦性心动过速。治拟桂枝 10g，龙骨 30g，牡蛎 30g，甘草 10g，紫石英 40g。嘱连进 3 剂。次诊：药后夜眠较安，心悸已少，精神亦较前振作，舌正红，苔薄白，脉较前缓，仍以前方再进 5 剂。药后症已消失，遂以原方再进 5 剂收功。［邓启源，邓裔超．桂枝甘草龙骨牡蛎汤新用．江西中医药，1998；29（1）：35］

（3）桂枝去芍药加蜀漆牡蛎龙骨救逆汤证

原文

伤寒脉浮，醫以火迫劫之，亡阳必驚狂，臥起不安者，桂枝去芍藥加蜀漆牡蠣龍骨救逆湯主之。（112）

桂枝去芍藥加蜀漆牡蠣龍骨救逆湯方

桂枝三兩（去皮）　甘草二兩（炙）　生薑三兩（切）　大棗十二枚（擘）　牡蠣五兩（熬）　蜀漆三兩（洗去腥）　龍骨四兩

上七味，以水一斗二升，先煮蜀漆，減二升，内諸藥，煮取三升，去滓，溫服一升。本云，桂枝湯今去芍藥加蜀漆、牡蠣、龍骨。

释义

伤寒病，脉见浮象，医生曾用火疗一类方法强迫取汗，汗多损伤心阳，导致阳气被伤，就会要发生惊惕狂乱，起卧不安，应当用桂枝去芍药加蜀漆牡蛎龙骨救逆汤来治疗。

桂枝去芍药加蜀漆牡蛎龙骨救逆汤方

桂枝三两（去皮）　甘草二两（炙）　生姜三两（切片）　大枣十二枚（掰开）牡蛎五两（煅）　蜀漆三两（洗，去腥气）　龙骨四两

以上七味，用一斗二升水，先煮蜀漆，消耗掉二升水时，加入其他药物，煮取三升，去掉药渣。每次温服一升。旧本原为，桂枝汤现今去掉芍药，加蜀漆、牡蛎、龙骨。

提要

论心阳虚惊狂的证治。

解析

本例伤寒脉浮，当属表证，应辛温发汗而解，绝不可用火法劫汗，若用烧针、火熨等法强迫取汗，致使大汗淋漓，此即是"火迫劫之"。汗出过多，亡损心阳，故称为"亡阳"。心阳受损，使心神不得潜敛，则浮越于外；心阳不足，水饮痰邪乘虚上扰，阻塞心窍，故见惊狂、卧起不安等症，此外还有心悸喜按、烦躁、短气神疲、脉弱等症。其机理与心阳不足的心下悸、烦躁等大体相同，惟病情更重，故治当复心阳，镇惊安神，兼祛痰浊，用桂枝去芍药加蜀漆牡蛎龙

骨救逆汤治之。因本方用于火逆坏病，故方名称为"救逆汤"。

桂枝甘草汤证、桂枝甘草龙骨牡蛎汤证和本证，皆为心阳虚之证，但证情有轻重兼夹之不同。桂枝甘草汤证以心悸、欲得按为主症，属单纯心阳虚且轻者；桂枝甘草龙骨牡蛎汤证以烦躁为主症，属心阳虚且有心神浮动者；而本证以惊狂、卧起不安为主症，心神浮越的程度更重，并兼有痰浊扰心，其鉴别如表 2-1。

表 2-1　心阳虚三证鉴别表

证型	病机	主症	治法	方药
桂枝甘草汤证	心阳虚损，心神失养	心下悸，欲得按	温通心阳	桂枝、甘草
桂枝甘草龙骨牡蛎汤证	心阳虚损，心神不敛	心悸，烦躁	温通心阳，潜镇安神	桂枝、甘草、龙骨、牡蛎
桂枝去芍药加蜀漆牡蛎龙骨救逆汤方	心阳虚损，心神不敛，痰浊上扰	心悸，惊狂，卧起不安	温通心阳，潜镇安神，兼化痰浊	桂枝、甘草、龙骨、牡蛎、生姜、大枣、蜀漆

方义

本方由桂枝汤去芍药加蜀漆、牡蛎、龙骨组成。之所以去芍药，是因其为阴柔之品，有碍心阳的恢复和痰浊的消散。其中桂枝、甘草相配，辛甘化阳，温复阳气；生姜、大枣甘温，调和荣卫，可助桂枝、甘草以复心阳。加龙骨、牡蛎，镇静安神，敛浮越之心阳；加蜀漆以祛痰浊。诸药合用，可温通心阳，潜镇安神，祛痰化浊，定悸除狂。方中蜀漆（常山苗）难求，现多以常山代之。

辨治要点

主症：烦躁惊狂，卧起不安，伴心悸喜按，短气神疲等。

病机：心阳虚损，心神不敛，复被痰扰。

治法：温通心阳，潜镇安神，兼祛痰浊。方用桂枝去芍药加蜀漆牡蛎龙骨救逆汤。

现代临床中，本方常用于治疗精神分裂症、神经衰弱症、癔症、更年期综合征、植物神经功能紊乱、抽动-秽语综合征、冠心病、风心病房颤等，主要集中在惊、狂、厥三症，临床以心悸怔忡、烦躁惊狂、动剽不安、失眠等为主要表现，证属心阳虚夹痰浊为患，亦有用于治疗中风、胃及十二指肠溃疡、荨麻疹、气管炎等属心阳虚夹痰浊者的报道。

医案选录

彭某，男，58 岁。患伤寒证 11 日，虽经发汗数次，而发热恶寒不解，身体困倦不支，食欲不思，夜不能寐，口燥舌干，脉象浮软。服参附和荆防剂，药后心中烦躁，惊狂不安，辗转床头，起卧叫喊。脉细数而浮，按之无力，舌质绛而少津。处方：桂枝 5g，生牡蛎 15g，生龙骨 15g，蜀漆 6g，芍药 12g，茯神 15g，生姜 3g，小枣 15 枚，甘草 10g。嘱其连煎 2 剂，隔 4 小时服一次。服药后精神逐渐安静，略能入睡，惊狂之象不再发作。然仍不能食，遂以此方加养胃育阴之品，连服 4 剂，症状好转，食欲渐展。连服 20 余剂，始恢复正常。[李文瑞，等. 伤寒论汤证论治. 中国科学技术出版社，2000]

（4）桂枝加桂汤证

原文

燒針令其汗，針處被寒，核起而

赤者，必發奔豚。氣從少腹上衝心者，灸其核上各一壯，與桂枝加桂湯更加桂二兩也。（117）

桂枝加桂湯方

桂枝五兩（去皮）　芍藥三兩　生薑三兩（切）　甘草二兩（炙）　大棗十二枚（擘）

上五味，以水七升，煮取三升，去滓，溫服一升。本云桂枝湯，今加桂滿五兩，所以加桂者，以能泄奔豚氣也。

释义

用烧针的疗法使病人发汗，针刺部位感受了寒邪，引起红色的肿块，将会发生奔豚证。病人感到气从少腹上冲到心胸部，可在肿块上各灸一壮，并给病人服桂枝加桂汤，也就是在桂枝汤中再加桂枝二两。

桂枝加桂汤方

桂枝五两（去皮）　芍药三两　生姜三两（切）　甘草二两（炙）　大枣十二枚（掰开）

以上五味，用七升水，煮取三升，去掉药渣。每次温服一升。旧本原为，桂枝汤现今加重桂枝的用量满五两，之所以加重桂枝的用量，是因为它能泄奔豚气。

提要

论心阳虚奔豚的证治。

解析

用烧针强发其汗，汗出则腠理开，外寒从针处入内，则致气血凝涩，卫阳郁结，故局部出现"核起而赤"；强责发汗，损伤心阳，阳虚阴乘，下焦水寒之气乘虚上犯心胸，发为奔豚之证。对其证候，《金匮要略》记载"奔豚病，从少腹起，上冲咽喉，发作欲死，复还止"，即气从少腹上冲胸咽，烦

闷欲死，片刻冲逆平息而复常。从用桂枝加桂汤来看，是证当伴有心慌心悸、胸闷气短等阳气不足之表现。

由于本条所述之证系内外为患，外为寒闭阳郁而见"核起而赤"，内为心阳虚致下焦水寒之气上冲而发为奔豚。故外宜温灸散寒；内宜温通心阳，平冲降逆，方用桂枝加桂汤。

方义

本方为桂枝汤加重桂枝用量而成，重用桂枝通心阳而平冲逆，配以甘草，更佐姜、枣，辛甘化阳，温通心阳，平冲降逆。用芍药配甘草，酸甘化阴，柔肝缓急。诸药合用，共奏温通心阳、平冲降逆之功。方中加桂，历来有加桂枝还是肉桂之争，各有所据，临证可酌情而论。但从原文"更加桂二两""今加桂满五两"来看，当是加桂枝。

辨治要点

主症：阵发性气从少腹上冲心胸，伴心悸喜按，气短神疲等。

病机：心阳虚损，下焦阴寒，乘虚上冲。

治法：温通心阳，平冲降逆。方用桂枝加桂汤。

本方临床常应用于心血管、神经、消化等系统的病证，如心律不齐、充血性心力衰竭、高血压、房室传导导阻滞、心脏神经官能症、梅尼埃综合征、血管神经性头痛、偏头痛、坐骨神经痛、眩晕、腹痛、膈肌痉挛等，证属心阳虚，下焦阴寒上冲者。

医案选录

崔某，女，50岁。自觉有气流从两腿内踝沿阴股向上滚动，滚至少腹则腹胀，至心胸则心悸不稳，头出冷汗，胸中憋气，精神极度紧张，有濒死的恐怖感，稍后，气往下

行，症状随之减轻，每日发作三四次。面色青黄不泽，兼见腰酸、白带较多，舌胖质嫩，苔白而润，脉弦数无力。证属奔豚气，治当助心阳伐阴降冲。方药：桂枝15g，白芍9g，生姜9g，炙甘草6g，大枣7枚；另服黑锡丹6g。5剂后，病愈。［刘渡舟．伤寒论十四讲．天津科学技术出版社，2013］

2. 脾虚证

（1）茯苓桂枝白术甘草汤证

原文

伤寒若吐、若下後，心下逆满，氣上衝胸，起則頭眩，脉沉緊，發汗則動經，身爲振振摇者，茯苓桂枝白朮甘草湯主之。（67）

茯苓桂枝白朮甘草湯方

茯苓四兩　桂枝三兩（去皮）　白朮　甘草各二兩（炙）

上四味，以水六升，煮取三升，去滓，分温三服。

释义

伤寒病，或者涌吐或者泻下以后，出现心下气逆胀满，自觉有气上冲胸膈，起动就感到头晕目眩，脉象沉紧等症。这种证候如果使用发汗的方法治疗，就会伤动经络之气，出现身体振战动摇不定的表现。应当用茯苓桂枝白术甘草汤治疗。

茯苓桂枝白术甘草汤方

茯苓四两　桂枝三两（去皮）　白术　甘草（炙）各二两

以上四味，用六升水，煮取三升，去掉药渣，分三次温服。

提要

论脾虚水停的证治及治疗禁忌。

解析

条文中"茯苓桂枝白术甘草汤主之"应当接在脉沉紧之后，属倒装文法。太阳伤寒，法当发汗解表，医者不察，反用涌吐、泄下之法，显然这是误治。误用吐下之后致脾胃受损，中阳不足，运化无力，不能治水于下，水无所制，水饮内停，水随气逆，逆而上冲，故出现胃脘部胀闷不舒，感觉气上逆冲胸；如水气再往上冲，冒蔽清阳之气，症见头目眩晕，动则为甚，故起则头眩。头面部的眼、耳、鼻、舌，皆属清窍，皆赖清阳之气的温养，则耳聪目明，鼻闻香臭，口知滋味。今浊阴之气冒蔽清阳，清阳之气不能温养清窍，则往往出现耳聋、目障、鼻塞、口失滋味等症。阳虚清气不升，水饮反而上蒙，脉沉主水，脉紧主寒，沉紧之脉为里有水寒之患。因此病本为中阳不运，水饮内停，治当温化水饮，健运中土，方用茯苓桂枝白术甘草汤。本证属于脾阳虚水气上冲，若再误用发汗之法，更伤阳气，经脉失却温养，加之寒饮浸渍，必致身体震颤摇动而不能自持，此时，已由脾阳虚中焦水停证转为肾阳虚水气泛溢证，则属真武汤所主之范畴。

本汤证与茯苓甘草汤证均为阳虚水停证，所用药物除茯苓、桂枝、甘草外仅一味药之别，但病机证候有别。本证为脾阳虚，水停中焦，见心下逆满，气上冲胸，起则头眩，故治以白术健脾利水；茯苓甘草汤证为胃阳虚，水停中焦，见不渴而胃中有振水声，故治以生姜温中散饮。

方义

茯苓桂枝白术甘草汤方中以茯苓、桂枝为主，白术、甘草为伍。茯苓在方中有四个方面的作用，一是甘淡利水以消阴；二是宁心安神而定悸；三是行肺之制节之令而通利三焦；四是补脾固堤以防水泛，故为方中主药，列于首位。桂枝在本方则有三方面的作用：一是通阳以消阴，二是下气以降冲，三是补心以制水，亦为方中主要药物，列于第二位。此方如有茯苓而无桂枝，则不能化气以行津液，如有桂枝而无茯苓，则不能利水以伐阴。茯苓、桂枝相须相成，缺一不可。至于白术、甘草补脾益中，培土强源；且茯苓、白术相配，又能增加健脾利水之力；桂枝、甘草相伍，更可发挥温通阳气之功。诸药配伍精当，共奏温阳健脾、利水降冲之功，故为苓桂诸剂之冠。全方充分体现了仲景"病痰饮者，当以温药和之"的思想。

主症：心下逆满，气上冲胸，心悸头眩，脉沉紧。

病机：脾虚水停，水气冲逆。

治法：温阳健脾，利水降冲。方用茯苓桂枝白术甘草汤。

临床本方可应用于充血性心力衰竭、小儿哮喘、慢性支气管炎、胆汁反流性胃炎、肠易激综合征、胃下垂、尿路结石、慢性肾小球肾炎、肾病综合征、梅尼埃综合征、脑积水、椎-基底动脉缺血性眩晕、老年单纯收缩期高血压、胸腔积液、急性羊水过多等证属脾虚水停者。

陈某，女，52岁。大便秘结，五六日一行，坚如羊屎，伴有口干渴，但又不能饮，自觉有气上冲，头晕，心悸，胸满，每到夜间上冲之势加甚，而头目昏眩则更甚。周身轻度浮肿，小便短少不利，面部虚浮，目下

色青，舌胖质淡，舌苔水滑。辨证：此证为心脾阳虚，水气上乘阳位，水气不化，津液不行，则大便秘结而小便不利。水气上冲，阴来搏阳，故心悸、胸满、眩晕。水邪流溢，则身面浮肿。治宜温通阳气，伐水降冲。处方：茯苓30g，桂枝10g，白术10g，炙甘草6g。服两剂头晕、心悸与气冲之感均减，这是水饮得以温化的反映。二诊乃于上方更加肉桂3g，助阳以消阴，泽泻12g，利水以行津。服两剂，口干止，大便自下，精神转佳，冲气又有进一步的减轻。三诊转方用苓桂术甘汤与真武汤合方：桂枝10g，茯苓24g，猪苓10g，生姜10g，附子10g，白芍10g。服至三剂，诸症皆除，面色亦转红润，从此获愈。［刘渡舟．伤寒论十四讲．人民卫生出版社，2013］

（2）小建中汤证

伤寒二三日，心中悸而烦者，小建中汤主之。（102）

小建中汤方

桂枝三兩（去皮） 甘草二兩（炙） 大棗十二枚（擘） 芍藥六兩 生薑三兩（切） 膠飴一升

上六味，以水七升，煮取三升，去滓，内飴，更上微火消解，温服一升，日三服。嘔家不可用建中汤，以甜故也。

伤寒病二三日，出现心中悸动而心烦不安的病人，应当用小建中汤治疗。

小建中汤方

桂枝三兩（去皮） 甘草二兩（炙） 大

枣十二枚（掰开）　芍药六两　生姜三两（切片）　胶饴一升

以上六味，用七升水，煮取三升，去掉药渣，加入胶饴，再放到小火上消融化解。每次温服一升，一天服三次。素患呕证的人不可以服用小建中汤，是因为甜的缘故。

提要

论里虚伤寒心悸而烦的证治。

解析

伤寒二三日，邪气在表，未经误治，应有表证，当见发热、恶寒等症，却见心悸而烦，宜当明辨。该证一未见热郁胸膈，二未见少阳邪扰，三未见阳明燥实内结，四未见水气凌心，当是患者里气先虚，气血不足，复被邪扰所致。气血生于脾胃，脾胃不足，气血生化无源，气虚心无所主则悸，血虚神无所敛则烦。此证乃虚证，治疗不可攻邪，当建立中气，调补气血，故以小建中汤主之。待正气恢复，则邪去而正安。此安内攘外之法，有表里兼顾之义。

方义

小建中汤为桂枝汤倍芍药加饴糖而成。方中重用饴糖，甘温质润，养中润燥，缓急止痛；倍芍药以养阴和营；用桂枝温通阳气，祛散寒邪；配以甘草、大枣助饴糖，补益脾胃，培育生化之源；佐以生姜温胃散寒；桂、芍相配能调和阴阳；芍、草相配又能酸甘化阴，缓急止痛。六药合用，温中补虚，柔肝缓急，用之可使中气强健，阴阳气血生化有源，故名"建中"。饴糖味甘，甘能助湿碍胃，不利胃之降浊，故经常呕吐者不宜使用。

辨治要点

主症：心中悸动，虚烦不宁，面色少华，腹中急痛，喜温喜按，或伴轻微恶寒发热。

病机：中焦虚寒，气血亏虚，复被邪扰。

治法：建中补虚，调养气血。方用小建中汤。

本方临床应用非常广泛，如胃炎、消化性溃疡、慢性非特异性结肠炎、慢性乙型肝炎、血管神经性腹痛、病毒性心肌炎、咳嗽、痛经、崩漏、产后癫狂、恶露不尽、先兆流产、产后和术后腹痛、小儿腹痛、便秘、失眠、男性不育、贫血、皮肤科之荨麻疹等属于中焦阳虚者，均可以以本方加减化裁。

医案选录

李妇，38 岁。产后失血过多，又加天气严寒，而腹中疼痛，痛时自觉肚皮向里抽动，此时必须用热物温暖方能缓解。切其脉弦细而虚，视其舌淡嫩，苔薄。辨为血虚而不养肝，肝急而刑脾，脾主腹，是以拘急疼痛，而遇寒更甚。为疏桂枝 10g，白芍 30g，炙甘草 6g，生姜 9g，大枣 7 枚，当归 10g，饴糖 40g（烊化）。此方服用 3 剂，而腹痛不发。［刘渡舟．新编伤寒论类方．山西人民出版社，1984］

（3）桂枝人参汤证

原文

太陽病，外證未除，而數下之，遂協熱而利，利下不止，心下痞鞕，表裏不解者，桂枝人參湯主之。（163）

桂枝人參湯方

桂枝四兩（別切）　甘草四兩（炙）　白朮三兩　人參三兩　乾薑三兩

上五味，以水九升，先煮四味，取五升，内桂，更煮取三升，去滓，温服一升，日再夜一服。

释义

太阳病，表证没有解除，然而医生却多次使用泻下之法，于是就形成了协热下利的证候，下利不止，又自觉心下痞满而硬，表证与里证都没有解除，应当用桂枝人参汤治疗。

桂枝人参汤方

桂枝四两（别切） 甘草四两（炙） 白术三两 人参三两 干姜三两

上五味，加水九升之后，加入甘草、白术、人参、干姜四味煎煮，煎取五升，加入桂枝，再煎煮至三升，去渣滓，取药水每次温服一升，白天服两次，夜间服一次。

提要

论太阳病误下伤脾，脾虚下利而表邪不解的证治。

解析

此处"协热而利"是一个理解难点，此处的"热"指的是表证发热之病象，而非指病性之热，"协"为"互相和同之谓"，即表里相互协同，因此协热而利是表里同病之证。本证发生过程为，太阳病不解，自当以发汗解表为法，然医生误用下法，且是屡次使用，致中阳损伤，脾失运化，清气不升而精微下趋，故利下不止；清气不升，则浊阴不降，中焦气机运转不及，则心下痞硬。虽反复使用下法，但因表邪仍在，仍有发热恶寒的表热证，故以桂枝人参汤表里同治。

下利有虚实寒热之分，桂枝人参汤证的下利证属寒性、虚证下利。"热"指表热不解，经医生误下致里虚，里虚遂协同外热变

而为利，不可误认为太阳表证未解，邪热内陷阳明的热利证。

葛根芩连汤证也被后世称为协热下利。与本证相比，两者均有下利，且皆兼有表证。但证机迥异，应当鉴别。葛根芩连汤证为热迫大肠而兼表证的协热利，症见发热恶寒，喘而汗出，下利臭秽，肛门灼热，舌红苔黄，尿赤脉数；本证乃脾胃虚寒而兼表证的协热利，症见恶寒发热，心下痞硬，下利稀溏，舌淡苔白，尿清脉弱。前者属表里俱热的实热证，后者为表里俱寒的虚寒证。前者当清热止利，辛凉解表，方用葛根芩连汤，方中四倍葛根以为君，芩、连、甘草为之佐，其意专解阳明之肌表，兼清胃中之里热；后者当温阳止利，辛温解表，方用桂枝人参汤，以理中汤温中焦之虚，佐以桂枝外解其表。

方义

桂枝人参汤为理中汤加桂枝而成。方中以理中汤温阳健脾，化湿升清而止利，加桂枝四两以解肌表之邪，并助理中以温助阳气，共成表里双解之剂。本方理中汤先煎，意在发挥其温中散寒、补益脾胃的作用；桂枝后下，意在使其气锐而解表。

辨治要点

主症：下利不止，心下痞硬，兼发热恶寒。

病机：脾阳不足，兼有表邪。

治法：温中解表。方用桂枝人参汤。

本方临床常应用于消化系统疾病，如小儿秋季腹泻、消化性溃疡、慢性胃炎、贲门失弛缓症、胃-食管反流、慢性阑尾炎、慢性胃肠炎、食管癌术后呕吐等属脾阳虚者，均可以以本方化裁。对化疗引起的胃肠道反

应也可辨证使用。

医案选录

霍某，女，63岁。素有脾胃衰弱之证，因感寒而身发冷热，头痛无汗，心下痞满，医用辛温解表之剂，而佐以苦寒消痞之法，服药后，汗未出，表不解，而溏泄数次，痞闷加剧，渐至不欲进食，腹痛肢厥，脉象沉微，舌苔滑润。此乃脾阳素虚，因误用苦寒，而邪传内陷。由于脾阳不运，故痞益甚，而下利不止。今日之治，宜疏散表邪，温健中州，因疏桂枝人参汤与之：桂枝10g，炒白术10g，野党参10g，干姜10g，甘草6g。服药后，啜稀粥1杯，以助药力。服药2剂，身见小汗，而冷热消，痞轻，而下利已减。连服5剂，痞消泄止，诸症痊愈。［邢锡波.伤寒论临床实验录.天津科学技术出版社，1984］

3. 肾阳虚证

（1）干姜附子汤证

原文

下之後，復發汗，晝日煩躁不得眠，夜而安静，不嘔，不渴，無表證，脉沉微，身無大熱者，乾薑附子湯主之。（61）

乾薑附子湯方

乾薑一兩　附子一枚（生用，去皮，切八片）

上二味，以水三升，煮取一升，去滓顿服。

释义

攻下以后，又发汗，出现白天烦躁而不能安眠，夜间比较安静，不呕吐，不口渴，又没有表证，脉象沉微，身体发热不严重，应当用干姜附子汤治疗。

干姜附子汤方

干姜一两　附子一枚（生用，去皮，切成八片）

以上二味，用三升水，煮取一升，去掉药渣，一次服完。

提要

论肾阳虚烦躁的证治。

解析

太阳病，当发汗解表，但医者先下后汗，治疗失误，患者继而出现白天烦躁，夜间安静，究属何证？难以断定。细察患者无呕证，则非少阳；无渴证，则非阳明；无表证，则非太阳。说明本证不属三阳病证，从而排除了三阳之阳热实证烦躁之可能。究其因乃汗下阳气暴虚，阴寒内盛所致。盖白天阳气旺，虚阳得天气之阳助与阴寒抗争，故"昼日烦躁不得眠"；夜间阴气盛，虚阳无力与阴寒相争，故"夜而安静"。此处之安静是与烦躁相对而言的，实为阳气不能养神，精神疲惫的表现，与恬然入睡之安静迥别。虚阳外越于表，故身热不甚。阳虚无力鼓动，则脉见沉微。证属阳气暴虚，阴寒内盛，故治以干姜附子汤以急救回阳。

方义

干姜附子汤由干姜、附子组成，即四逆汤去炙甘草而成。干姜、附子为大辛大热之品，急救回阳。因为阳气暴亡，病势较急，将脱之阳宜当速救，故去甘缓之甘草，并急煎顿服，取其单刀直入，药精效专之意，回阳取效也捷。

辨治要点

主症：昼日烦躁不得眠，夜而安静，脉沉微，身无大热。

病机：阳气暴虚，阴寒内盛。

治法：急救回阳。方用干姜附子汤。

本方临床常应用于各种疾病后期的虚脱者，也可用于心衰水肿、肝硬化腹水、肾炎浮肿、感染性休克而有昼日烦躁不得眠、夜而安静、脉沉微、身无大热的肾阳虚者。

医案选录

一妇人，得伤寒数日，咽干，烦渴，脉弦细，医者汗之，其始衄血，继而脐中出血，医者惊骇而遁。予曰：少阴强汗之所致也。盖少阴不当发汗。仲景云：少阴强发汗，必动其血，未知从何道而出，或从口鼻，或从目出者，是名下厥上竭，为难治。予投以姜附汤数服，血止，后微汗愈。［许叔微. 伤寒九十论. 商务印书馆，1955］

（2）真武汤证

原文

太陽病發汗，汗出不解，其人仍發熱，心下悸，頭眩，身瞤動，振振欲擗地者，真武湯主之。（82）

真武湯方

茯苓　芍藥　生薑各三兩（切）白朮二兩　附子一枚（炮，去皮，破八片）

上五味，以水八升，煮取三升，去滓，溫服七合，日三服。

释义

太阳病经过发汗，汗出后病不除，病人仍有发热，心悸，头目眩晕，全身筋肉跳动，身体颤抖不稳而要摔倒，应当用真武汤治疗。

真武汤方

茯苓　芍药　生姜（切片）各三两　白术二两　附子一枚（炮后去皮，破成八片）

以上五味，用八升水，煮取三升，去掉

药渣。每次温服七合，一天服三次。

提要

论阳虚水泛的证治。

解析

太阳病本应汗解，如果使用了发汗解表的方法，病证仍然不能缓解而呈现发热症状，其原因可能是汗不得法，过汗伤阳，或为素体阳虚，汗后阳损更甚。因太阳少阴相表里，故发汗伤阳，太阳表邪不去，常会伤及少阴，肾阳被伤，虚阳外越，所以其人仍发热。少阴肾阳不足，不能化气行水，可见水气泛溢。水气上凌于心则心下悸，上干清阳则头眩，水饮浸渍，筋骨肌肉失养，则全身筋肉跳动，欲仆倒于地。证属阳虚水泛，故治以真武汤温阳利水。

方义

本方证为肾阳虚弱，水邪泛溢，水湿内停所致。故方中以附子大辛大热，温壮肾中阳气，以散在里之寒水，为主药；白术甘温，健脾燥湿利水；茯苓淡渗，走膀胱，辅白术健脾，使水有所制；生姜辛温，温散水气，又降逆止眩；白芍敛阴和营，并制熟附子、生姜之辛燥，使利水而不伤阴。本证肾阳不足，则气不化水，小便不利，肢体浮肿，上五药合用，共奏温补肾阳、化气利水之功，为温阳利水的主方。

辨治要点

主症：心悸，头眩，身瞤动，振振欲擗地，或水肿，小便不利，苔白，脉沉。

病机：肾阳虚弱，水邪泛溢。

治法：温阳利水。方用真武汤。

本方临床常应用于慢性肾小球肾炎、肾病综合征、糖尿病肾病、慢性肾功能衰竭、肾结石、心肾综合征、慢性心功能衰竭、血栓闭塞性脉管炎、慢性支气管炎、尿崩症、甲状腺机能减退症、慢性胃炎、胃下垂、肠炎、肠易激综合征、产后水肿、羊水过多、慢性盆腔炎、月经过多等疾病，证属阳虚水泛证者。

医案选录

万某，男，52岁，1988年8月5日初诊。患者于发病前1周患流行性感冒，自服九味羌活汤加阿司匹林后，大汗出，头身疼痛减轻，但仍觉身冷畏寒，继而出现双上肢不自主震颤，以右上肢为著。震动时手腕内屈，手指呈搓丸状，舌质淡，苔白润，脉沉迟。诊为肾阳不足，水气内动。治以温阳化水，佐以息风止痉，真武汤加味主之。方用黑附子10g，白芍、白术、茯苓各10g，生姜6g，全蝎6g（研冲），生牡蛎30g。水煎，服3剂，双手震颤明显减轻，又续进20剂，双手震颤消失，随访3个月未见发作。〔何天有. 真武汤治疗双手震颤2例. 中医杂志，1991，32（1）：35〕

4. 阴阳两虚证（炙甘草汤证）

原文

伤寒脉结代，心动悸，炙甘草汤主之。（177）

炙甘草湯方

甘草四兩（炙）　生薑三兩（切）人參二兩　生地黄一斤　桂枝三兩（去皮）　阿膠二兩　麥門冬半升（去心）　麻仁半升　大棗十二枚（擘）

上九味，以清酒七升，水八升，先煮八味取三升，去滓，内膠烊消盡，温服一升，日三服。一名復脈湯。

释义

伤寒病，脉见结代，症见心中动悸不

宁，应当用炙甘草汤治疗。

炙甘草汤方

甘草四两（炙）　生姜三两（切片）　人参二两　生地黄一斤　桂枝二两（去皮）　阿胶二两　麦门冬半斤（去心）　麻仁半斤　大枣十二枚（擘开）

以上九味，用七升清纯的陈米酒，八升水，先煮八味，煮取三升，去掉药渣，加入阿胶烊化至全部溶解。每次温服一升，一天服三次。本方又叫复脉汤。

提要

论心阴心阳两虚，心脏失养的证治。

解析

本条论述太阳之邪传入少阴而阴阳气血两虚，心失所养的证治。本条的心动悸与第102条的"伤寒二三，心中悸而烦者，小建中汤主之"有所不同。小建中汤证是由心脾两虚，气血不足，复被邪扰而心中悸、烦，并无结代脉，病情较轻；而本条是由平素心之阴阳气血俱虚，又外感渐累及心，外邪虽除，但心动悸，心跳动得很厉害且有空虚感。心失所养，则心悸动不安，气血虚衰，运行无力，脉道不充，则脉结代，病情较重。脉结代，是结脉和代脉的并称。两脉均有脉来动而中止，其中止无定数，无规律者为结脉，止有定数的为代脉。由此可见，不论是伤寒失治误治，或汗下所伤，心中悸动不安，多是真气虚衰，病情严重，故用炙甘草汤通阳复脉，滋阴养血，调整血脉，使心脏的跳动恢复正常。在煎煮药物时要加用清醇上好的米酒，阿胶要放入热药中慢慢溶化。

方义

本方中用炙甘草配伍人参、大枣以补心

气，壮气血化生之源，为主药。又以阿胶、生地黄、麦门冬、火麻仁滋心阴，养心血，且生地黄用量大，重在滋阴养血，使阴生阳长。桂枝、生姜、清酒辛温通阳化阴，振奋心阳，助血脉通行。辛温助阳与甘寒养阴合用，阴阳并补，阴血足则血脉充，阳气盛而心脉通，心脉得复，心悸得宁。

辨治要点

主症：脉结代，心动悸，虚弱少气，虚烦，夜卧不安，咽干舌燥，舌光少苔。

病机：心阴阳两虚，心失所养，脉行涩滞。

治法：滋阴养血，通阳复脉。方用炙甘草汤。

本方是治阴血不足，心阳虚弱所致脉结代、心动悸的有效方，现代临床各种心律失常、病毒性心肌炎、扩张型心肌病、萎缩性胃炎、小儿秋季腹泻、复发性口疮、白塞病、小儿汗证、白细胞减少症、季节性低血压、特发性血小板减少性紫癜、更年期综合征、妇科崩漏等辨证属于心阴阳气血不足者，可以考虑使用本方。

医案选录

汪某，女，48岁，家庭妇女。1993年10月27日初诊。病史：有长期吸烟史，1周前自觉心悸、心慌、心空，头晕，失眠，气短，乏力，随即去县医院诊治，心电图检查结果为"频发室性期前收缩、下壁心肌缺血"，服用心律平、丹参片等无效而来求治。现症见：心悸，心慌，心空，胸闷塞，心烦，气短乏力，时时太息，头晕，眠差，饮食尚可，二便正常，察其形体偏瘦，精神欠佳，舌质淡红有瘀点，苔薄白少津，脉促细而无力。血压12/8kPa。辨为气虚血弱，心

失滋养而夹瘀滞。法当补养气血，强心安神，兼活血化瘀，方用炙甘草汤加味：红参15g，炙甘草10g，麦冬30g，阿胶15g（烊服），生地黄20g，桂枝10g，生姜10g，酸枣仁15g，大枣5g，黄芪30g，丹参20g。4剂后，症减轻，守上方6剂善后，随访2年未复发。［郭子光. 心律失常的凭脉辨治. 成都中医药大学学报，1996；19（1）：8］

（三）痞证

1. 痞证的成因及证候特点

原文

脉浮而紧，而復下之，緊反入裏，則作痞，按之自濡，但氣痞耳。（151）

释义

脉浮而紧，反误用攻下药，使表邪入里，成为痞证，在胃脘部按之软而不硬满疼痛，这只不过是气的痞塞罢了。

提要

论痞证的病因与证候特点。

解析

本条论述痞证的致病原因与辨证要点。痞证的致病原因一方面是由太阳病误治而来，由里虚邪陷而成，另一方面可见于饮食所伤、情志失调等，脾胃气机失畅，气滞则痞塞。痞，证候名，亦称心下痞，指以胃脘部胀满堵塞不通，但按之柔软不痛的证候。正如仲景所指出："按之自濡，但气痞耳。"临床上以此为辨证要点。

2. 热痞证

（1）大黄黄连泻心汤证

原文

心下痞，按之濡，其脉關上浮者，大黄黄連瀉心湯主之。（154）

大黄黄連瀉心湯方

大黄二两　黄连一两

上二味，以麻沸汤二升，渍之须臾，绞去滓，分温再服。

释义

症见心下痞满，按压局部柔软，病人关脉呈浮象，应当用大黄黄连泻心汤治疗。

大黄黄连泻心汤方

大黄二两　黄连一两

以上二味，用二升正开的水浸泡片刻，绞去药渣，分两次温服。

提要

论热痞的证治。

解析

心下为胃脘部，心下痞，按之濡，指胃脘部有堵闷窒塞之感，但按之却柔软，而不坚硬疼痛，此属无形邪气壅滞之气痞，而非痰水实邪结聚。关脉以候中焦，浮脉又主阳热，其脉关上浮，说明本证系无形邪热壅聚心下，致气机痞塞，乃热痞之证。由于本证病机为邪热内聚，故尚可见心烦口渴、小便短赤、舌红苔黄、脉数甚至吐衄等症，治宜大黄黄连泻心汤泄热消痞。

方义

大黄黄连泻心汤是治疗火热邪气聚结心下（胃脘部）致痞的基本方。方中大黄和黄连均为苦寒之药，大黄既泻热和胃开结，又能直降下行，走而不守，推陈出新，使邪热得除；黄连善清心胃之火，泻中焦之邪热，二药合用，其清热消痞之力明显加强。由于大黄与黄连为苦寒下降之药，气味俱厚，若用水煎服，则药力直走肠胃而泻下。本证病在中焦，属火热之邪痞塞气机不散所致，是气分的痞塞，没有实物之邪凝结，不可用泻下法。因此，就采用泡药和渍药的方法，取

其气之轻扬，不欲其味之重浊，以利于清中上焦之邪热。中医治病的微妙在此，望能举一反三。

辨治要点

主症：胃脘部有堵闷痞塞之感，不痛，按之柔软，兼见心烦，口渴，大便秘结，小便黄赤，脉数或关上浮。

病机：中上二焦无形邪热内阻，气机不利。

治法：消热消痞。方用大黄黄连泻心汤。

本方临床常应用于实热火盛导致的吐血、衄血、急性扁桃体炎、口腔溃疡、上消化道出血、急慢性结膜炎、结肠炎、高血压病、头痛、牙痛等病证。只要辨证准确，均有良好疗效。

医案选录

王某，女，42岁。1994年3月28日初诊。心下痞满，按之不痛，不欲饮食，小便短赤，大便偏干，心烦，口干，头晕耳鸣。西医诊为"自主神经功能紊乱"。察其舌质红，苔白滑，切其脉来沉弦小数。此乃无形邪热痞结心下之证，与大黄黄连泻心汤以泻热消痞。大黄3g，黄连10g，沸水浸泡片刻，去滓而饮。服3剂后，则心下痞满诸症爽然而愈。[陈明，刘燕华，李芳．刘渡舟验案精选．学苑出版社，1996]

（2）附子泻心汤证

原文

心下痞，而复恶寒汗出者，附子泻心汤主之。（155）

附子泻心汤方

大黄二两　黄连一两　黄芩一两
附子一枚（炮，去皮，破，别煮取汁）

上四味，切三味，以麻沸汤二升

渍之，须臾，绞去滓，内附子汁，分温再服。

释义

心下痞满，又兼见恶寒汗出，应当用附子泻心汤治疗。

附子泻心汤方

大黄二两　黄连一两　黄芩一两　附子一枚（炮，去皮，切）

以上四味，切三味，用二升正开的水浸泡少顷，绞去药渣，加入煮好的附子汁，分两次温服。

提要

论热痞兼表阳虚的证治。

解析

本条承接154条言，心下痞，当为热痞。复见恶寒、汗出之症，若属太阳中风证，则必有发热、脉浮等表证，今不见发热，又不曰"表未解"，说明并非164条所论热痞兼表证。且从附子泻心汤看，为大黄黄连泻心汤加附子而成，以方测证，其恶寒汗出，当是表阳虚，卫外不固所致。本证寒热并见，虚实互呈，单与泻热消痞，则阳虚难复，纯与扶阳固表，则痞结难消，故治以附子泻心汤泻热消痞，兼以扶阳固表。

方义

附子泻心汤中大黄、黄连、黄芩泄热消痞，清泄上部之邪热，附子之辛热以温经复阳固表。本方之煎服法为三黄以开水浸渍少顷取汁，取气之轻清以泻心消痞，而附子一味另煎取汁，取其辛热厚味以扶助阳气，再将两种药汁混合，分2次温服，其意深远。正如尤在泾《伤寒贯珠集》所说："方以麻沸汤渍寒药，别煮附子取汁，合和与服，则寒热异其气，生熟异其性，药虽同行而功则各奏，乃先圣之妙用也。"

辨治要点

主症：胃脘部堵闷痞塞，不痛，按之柔软，心烦，口渴，兼见恶寒汗出，舌苔淡黄，脉弦。

病机：邪热痞塞心下，兼表阳虚弱。

治法：清热泻痞，兼扶阳固表。方用附子泻心汤。

本方临床常应用于消化性系统疾病、神经系统疾病、神经性头痛、齿衄等，只要辨证属上热下寒或寒热错杂者，均可用此方化裁治疗。

医案选录

谢某，女，24岁，文书，广州市人。2000年6月27日初诊。心悸，胸闷，心烦，失眠，口臭，伴恶寒身痛，肢凉，参加自学考试，心理压力大，精力难以集中。检查：舌红，苔黄腻，脉沉细。心率95次/分，可闻及早搏2~3次/分。ECG（心电图）示"心肌劳损"。辨证为外寒内热，与附子泻心汤加味。熟附片12g（先煎），生大黄15g，黄连10g，黄芩10g，太子参30g，生地黄20g，炙甘草15g。3剂。7月4日二诊：诸症明显减轻，再进4剂，病情持续好转。守方调理二十余天，诸症消失，复查ECG正常，并顺利通过考试。［李赛美，黄仰模，蔡文就主编.经方临床运用（第一辑）.中国中医药出版社.2010.］

3. 寒热错杂痞证

（1）半夏泻心汤证

原文

伤寒五六日，嘔而發熱者，柴胡湯證具，而以他藥下之，柴胡證仍在者，復與柴胡湯。此雖已下之，不爲逆，必蒸蒸而振，却發熱汗出而解。若心下滿而鞕痛者，此爲結胸也，大陷胸湯主之。但滿而不痛者，此爲痞，柴胡不中與之，宜半夏瀉心湯。（149）

半夏瀉心湯方

半夏半升（洗）　黃芩　乾薑　人參　甘草（炙）各三兩　黃連一兩　大棗十二枚（擘）

上七味，以水一斗，煮取六升，去滓，再煎服三升，溫服一升，日三服。

释义

伤寒病五六天，症见呕吐和发热，小柴胡汤证就已经具备了，如用其他方药来泻下，柴胡汤证仍旧存在的，再给柴胡汤。这里虽然已经泻下，还不算错。但服柴胡汤后多会出现剧烈寒战，随后再见发热汗出而病证得以解除。如果出现心下胀满、坚硬和疼痛，这就是结胸证，应当用大陷胸汤治疗。只是胀满而不疼痛，这就是痞证，给柴胡汤是不行的，适合用半夏泻心汤。

半夏泻心汤方

半夏半升（洗）　黄芩　干姜　人参　甘草（炙）各三两　黄连一两　大枣十二枚（掰开）

以上七味，用一斗水，煮取六升，去掉药渣，再加热浓缩至三升，每次温服一升，一天服三次。

提要

少阳病误下后，出现柴胡、结胸以及痞证的治法。

解析

本条从少阳误下后的三种转归，并且从与小柴胡汤证、结胸证对比的角度，论述痞证的辨治。伤寒五六日，出现"呕而发热"者，是外邪已入少阳，医者不识，以他药误下，可出现三种转归：其一，柴胡证仍在，说明未因误下而变生他证，故曰"此虽已下之，不为逆"，仍可与柴胡汤。服柴胡汤后，正气得药力之助而奋起抗邪，可出现"蒸蒸而振，却发热汗出而解"的战汗。其二，误下后邪热内陷，与水饮互结，则形成心下满而硬痛的大结胸汤证。其三，误下后损伤脾胃之气，邪气乘机内陷，致寒热错杂于中，脾胃升降失常，气机痞塞，形成心下痞，治当辛开苦降，和胃消痞，宜半夏泻心汤。

"但满而不痛"，是痞证的辨证要点。由于本条之心下痞是由寒热之邪痞塞中焦，脾胃升降失和所致，故当兼见恶心、呕吐等胃气不降之证，及肠鸣、下利等脾气不升之证。《金匮要略·呕吐哕下利病脉证治》谓："呕而肠鸣，心下痞者，半夏泻心汤主之。"是对本条痞证的补充。

方义

方中以半夏辛温降逆，散结消痞，为主药，以干姜之辛热以温中散寒，再以黄芩、黄连之苦寒以泄热消痞。由于寒热错杂于中，日久伤及脾胃，脾虚失运，升降失调，故方中加入人参、炙甘草、大枣健脾益气。诸药合用，寒热互用，苦辛并进，一方面和其阴阳，使脾胃升降有序，另一方面补泻并施以调其虚实。由于药物配伍合理，寒热得解，升降有序，痞满自除。本方去滓再煎，意在使药性和合。

辨治要点

主症：心下痞满，或呕吐，肠鸣下利，口渴，舌苔薄黄而腻，脉弦数。

病机：中焦枢机不利，升降失调，寒热错杂。

治法：和中降逆，消痞散结。方用半夏泻心汤。

本方临床常应用于急性胃肠炎、慢性结肠炎、消化性溃疡、胃肠功能紊乱、口腔溃疡等疾病，以及妊娠恶阻、慢性肝炎等，症见心下痞满、时常呕吐、肠鸣不适、大便溏、舌苔腻而微黄者。

医案选录

张某，女，53岁。患者自诉胃中胀满，打呃，不泛酸，胃中无烧灼感，大便溏。胃镜检查示：浅表性胃炎，食道反流。查：血压 140/90mmHg。舌质淡，苔薄黄，脉滑。此中焦气机紊乱，脾胃阴阳之气不调而致，法当辛开苦降，和胃消痞，方拟半夏泻心汤加减：法半夏15g，川黄连15g，炒黄芩10g，干姜10g，生晒参10g，炙甘草10g，大枣5g，煅牡蛎15g，生黄芪20g，川朴8g，焦神曲10g，茯苓20g。7剂后，症大减，后守方21剂而病告痊愈。［闫军堂，刘敏，王雪茜，等.王庆国教授运用经方"泻心剂"经验.中华中医药杂志，2011；26（11）：2610-2613］

（2）生姜泻心汤证

原文

伤寒汗出解之後，胃中不和，心下痞鞕，乾噫食臭，脇下有水氣，腹中雷鳴，下利者，生薑瀉心湯主之。（157）

生薑瀉心湯方

生薑四兩（切） 甘草三兩（炙）人參三兩 乾薑一兩 黃芩三兩 半夏半升（洗） 黃連一兩 大棗十二枚（擘）

上八味，以水一斗，煮取六升，去滓，再煎取三升，温服一升，日三服。

释义

伤寒出汗而表证解除后，出现胃中不和，脾胃升降失调，胃气上逆，心下痞满而硬，嗳气兼有未消化的食物气味，胁下有水气，腹部有肠鸣声，又有泻利等症状，应用生姜泻心汤治疗。

生姜泻心汤方

生姜四两（切） 甘草三两（炙） 人参三两 干姜一两 黄芩三两 半夏半升（洗） 黄连一两 大枣十二枚（掰开）

以上八味，用一斗水，煮取六升，去掉药渣，再加热浓缩至三升，每次温服一升，一天服三次。

提要

论胃虚水饮食滞不化致痞的证治。

解析

由于脾胃素弱，再因发汗不得其法，表虽解而脾胃受到损伤，脾胃受伤导致气机升降失常。汗后病未除，而累及中焦，邪热乘机内陷，寒与热互结，凝滞心下胃脘部，枢机不利，气机痞塞，升降失调，胃气上逆，故见心下痞满而硬，干噫食臭，即嗳气兼有宿食不化的气味。脾虚失运，水气内停，水走肠间，故见腹中雷鸣、下利等症。根据病证，应用和胃消痞、宣散水饮的生姜泻心汤治疗。

方义

本证以胃虚食滞，兼有水饮内停为主，故重用生姜为主药。生姜性辛温，上开胃气，下散水气，既能和胃降逆，又能宣散水饮以消痞满。干姜辛温固中，守而不走，与生姜相伍，既能温脾胃健中，又能宣散水气。

还与半夏配伍，半夏善于降逆化痰饮，三药合用，其和胃降逆、化饮消痞作用明显增强。黄芩与黄连合用，善治湿热下利，二者又与生姜、干姜、半夏合用，寒温并用，辛开苦降，调脾胃，开痞结。由于寒热错杂于中，伤及脾胃，脾虚失运，升降失调，故方中加入人参、炙甘草、大枣健脾益气，扶正祛邪。

本方即半夏泻心汤加生姜并减少干姜的用量而成。其组方原则与半夏泻心汤大同小异，均属于辛开、苦降、甘调之法。

辨治要点

主症：心下痞硬，噫气中有宿食的气味，肠鸣下利，舌苔薄黄而腻，脉弦滑。

病机：寒热错杂，胃虚食滞，兼水饮内停。

治法：和胃消痞，宣散水饮。方用生姜泻心汤。

本方临床常应用于慢性结肠炎、急慢性胃炎、胃及十二指肠溃疡等消化系统疾病辨证属于寒热错杂、胃虚食滞水饮者。

医案选录

王某，女，38 岁。1981 年 3 月 14 日初诊。腹痛，排黄白色脓性便，一天 3 次，伴里急后重，肠鸣，口苦，无寒热，近年来凡进食生冷即易腹泻，劳累即右眼睑、右口角抽搐。苔薄微白，舌淡红而润，脉细无力。证属饮食不当而感湿热，素体脾虚气血不足，络脉失养。治宜清热祛湿，益脾养血，通营活络，扶正祛邪。方用生姜泻心汤加减。当归 6g，白芍 15g，枳壳 6g，生姜 3 片，半夏 9g，黄芩 9g，黄连 6g，党参 10g，甘草 6g。6 剂，每日 1 剂，水煎服。药后胃肠湿热清，腹痛、里急后重、大便脓液均除。[杨建宇，李剑颖，王发渭，等 . 国医大师经方验案精

选 . 学苑出版社，2011：174]

（3）甘草泻心汤证

原文

傷寒中風，醫反下之，其人下利日數十行，穀不化，腹中雷鳴，心下痞鞕而滿，乾嘔心煩不得安。醫見心下痞，謂病不盡，復下之，其痞益甚，此非結熱，但以胃中虛，客氣上逆，故使鞕也，甘草瀉心湯主之。（158）

甘草瀉心湯方

甘草四兩（炙）　黃芩三兩　乾薑三兩　半夏半升（洗）　大棗十二枚（擘）　黃連一兩

上六味，以水一斗，煮取六升，去滓，再煎取三升，温服一升，日三服。［臣億等謹按：上生薑瀉心湯法，本云理中人參黃芩湯。今詳瀉心以療痞，痞氣因發陰而生，是半夏、生薑、甘草瀉心三方，皆本於理中也。其方必各有人參，今甘草瀉心中無者，脱落之也。又按《千金》並《外臺秘要》，治傷寒䘌食用此方皆有人參，知脱落無疑。］

释义

患伤寒中风表证，医生误用攻下药，使病人下利一日达数十次，大便夹有未消化的食物，腹部有肠鸣的响声，心下部痞塞坚硬而胀满，干呕而心烦不安，医生见到有心下部痞塞，认为在里之病邪还未除尽，又再用攻下，使心下部痞满更加严重，这本来就不是热结实证，只是脾胃中虚，邪气因而上逆，所以症见痞硬，应当用甘草泻心汤治疗。

甘草泻心汤方

甘草四兩（炙）　黃芩三兩　干姜三兩　半夏半升（洗）　大棗十二枚（掰开）　黃连

一两

以上六味，用一斗水，煮取六升，去掉药渣，再加热浓缩至三升，每次温服一升，一天服三次。

[臣林亿等人看来，上文生姜泻心汤，本来叫做理中人参黄芩汤。现在详细分析，泻心是用来治疗痞证的，痞气是从阴发生的，所以半夏、生姜、甘草泻心三方，都是本于理中。所以它们方中必然都有人参，现在甘草泻心汤中没有人参，应该是把人参脱落了。再根据《千金方》和《外台秘要》，治伤寒狐惑服用此方都有人参，知道这里是脱落没有疑问了。]

提要

论误下致脾胃虚，痞利俱甚的证治。

解析

患伤寒中风，表证未解，法当解表，不可攻下。若误用攻下，必伤脾胃，外邪乘机内陷，以致寒热错杂于中焦脾胃，脾胃受伤，清阳不升，浊阴不降，清浊不分，故见下利日数十行，谷不化，腹中雷鸣等症。脾胃气虚，伴客热上扰心胸，故见心下痞满，干呕，心烦不安等症。病证明确，应当用甘草泻心汤治疗。

半夏泻心汤、生姜泻心汤和甘草泻心汤都是治疗脾胃不和，运化失职，心下痞塞的经典名方，但证情有轻重，兼夹之有别。半夏泻心汤的临床症状以心下痞、呕逆较重为主，方中以半夏为主药，既散结消痞，又降逆止呕；生姜泻心汤除了心下痞硬、干噫食臭之外，还有肠鸣下利、腹中雷鸣等，这是由水热互结而来，故重用生姜，取其和胃降逆，宣散水气而消痞满；而甘草泻心汤痞、利俱重，下利日数十行，谷不化，干呕，心烦不安等症状，明显是脾胃虚弱所致，故重用炙甘草调补脾胃，扶助正气。三个汤方均以寒温并用、辛开苦降、和胃消痞为主，但三个汤方的治法、方药和主症有所不同。

表2-2　三泻心汤鉴别应用

证型	病机	主症	治法	方药
半夏泻心汤证	寒热错杂，胃气上逆	以胃气上逆为主，心下痞满，呕吐较重	和中降逆，消痞散结	半夏、黄连、黄芩、干姜、人参、炙甘草、大枣。重用半夏和胃降逆
生姜泻心汤证	寒热错杂，胃虚食滞，兼水饮内停	以心下痞硬，干噫食臭为主，伴肠鸣下利	和胃消痞，宣散水饮	半夏泻心汤加生姜并减少干姜的用量而成，重用生姜宣散水气
甘草泻心汤证	脾胃气虚，寒热错杂，气机壅滞	痞、利俱重，谷不化，腹中雷鸣，干呕，伴心烦不安	补中和胃，降逆消痞	半夏泻心汤加甘草一两。取其益气和胃，扶助正气

方义

本方即半夏泻心汤将炙甘草加重至四两而成。本证脾胃虚弱，故重用炙甘草调中补虚，配伍人参、大枣后，则其补中益气之力明显加强。又用半夏和胃止呕，干姜温中健脾。由于寒热错杂其中，故用黄芩、黄连清泄胃中邪热。诸药合用，各司其属，热得清，寒得温，虚得补，上下调和，脾胃升降复常，故能向愈。

辨治要点

主症：下利日数十行，谷不化，腹中雷鸣，心下痞硬而满，心烦不安，干呕。

病机：脾胃气虚，寒热错杂，气机壅滞，枢机不利。

治法：补中和胃，降逆消痞。方用甘草泻心汤。

本方临床应用于慢性口腔溃疡、久病下利、白塞综合征等均有良效。本方与半夏泻心汤和生姜泻心汤功效大同小异，本方偏重于扶正祛邪。

医案选录

某男，57 岁。自述 1 年来胃脘痛时伴烧心吞酸，痛如刀割，有时为饥饿痛，进食稍缓解，大便秘结，3 天一行。舌红紫，苔白而少津，脉弦滑。经胃镜检查诊为十二指肠球部溃疡。辨证为脾胃不和，寒热互结之证。治以甘草泻心汤加味。药用：甘草 20g，川黄连 10g，干姜 7.5g，大黄 5g。服药 14 剂，胃脘胀痛、烧心、吞酸俱消除，食欲增加，大便通畅，2 日一行，仍觉胃脘欠舒适，舌质淡紫，白苔已退，脉沉缓。药已中病，按上方加减服 20 剂以善后。[孙元莹，吴深涛，姜德友，等．张琪诊治疑难脾胃病经验 5 则．山西中医，2008；24（2）：6-8.]

3. 痰气痞证

原文

傷寒發汗，若吐若下，解後心下痞鞕，噫氣不除者，旋覆代赭湯主之。（161）

旋覆代赭湯方

旋覆花三兩　人參二兩　生薑五兩　代赭一兩　甘草三兩（炙）　半夏半升（洗）　大棗十二枚（擘）

上七味，以水一斗，煮取六升，去滓，再煎取三升。溫服一升，日三服。

释义

伤寒病，经过发汗或涌吐或泻下等方法治疗，表证解除后，出现自觉心下痞满而硬，噫气不消除，应当用旋覆代赭汤治疗。

旋覆代赭汤方

旋覆花三两　人参二两　生姜五两（切片）　代赭一两　甘草三两（炙）　半夏半升（洗）　大枣十二枚（掰开）

以上七味，用一斗水，煮取六升，去掉药渣，再加热浓缩至三升，每次温服一升，一天服三次。

提要

论痰气痞的证治。

解析

伤寒发汗若不得其法，再经或吐或下，表证虽解除，但脾胃之气受伤，伏饮内动，脾胃运化失常，以致痰饮停聚中阻，肝气来犯，肝胃不和，胃气上逆，导致心下痞硬、噫气不消除的症状。噫气（即呃逆频作），这是脾胃失调，气机郁结，有形的痰浊与邪气胶结所致，就应当用降逆化痰、益气和胃的旋覆代赭汤治疗。

方义

方中以旋覆花消痰理气，降逆止噫，为主药。代赭石降逆下气，与旋覆花配伍合用，其降逆化痰、理气止噫的作用明显加强。半夏与较大剂量的生姜配伍，和胃化饮，饮降逆止呕。人参、炙甘草、大枣健脾强胃，培补后天之本。诸药合用，标本兼顾，一方面强健脾胃，使胃气复；另一方面降逆化痰，使痰浊消，气逆平，则噫气、呕逆、痞满迅速消除。本方也取去滓再煎之法，其意与半夏泻心汤相同。

辨治要点

主症：心下痞硬，噫气频频，或反胃呕逆，吐涎沫。

病机：脾胃虚弱，气机失调，痰浊阻滞中焦。

治法：益气和胃，降逆化痰。方用旋覆代赭汤。

本方临床常应用于治疗消化性溃疡、胃神经官能症、梅核气、妊娠恶阻、呕吐、反胃、呃逆、反酸、嗳气、胆道感染等，证属脾胃虚弱，气机失调，痰浊阻滞者。

医案选录

吕某，男，53 岁。3 个月前因"食管低分化鳞状细胞癌"行手术治疗，术后常规予 DFT 方案化疗，化疗 2 个疗程后患者出现呕吐频作，以痰涎为主，西医予格拉斯琼及胃复安止吐，效果不佳，遂求助于中医。刻诊：患者呕吐频作，呕出黄白色痰涎，乏力，气短，消瘦，面色无华，纳差，便溏，舌质红，苔黄腻，脉弦滑。辨证为脾胃虚弱，痰浊内阻，胃失和降。治以和胃消痰，降逆止呕。处方：旋覆花 10g（包），代赭石 30g（先煎），党参 15g，半夏 10g，陈皮 10g，茯苓 15g，竹茹 10g，生姜 10g，大枣 5 枚，炙甘草 3g。药服 3 剂，呕吐减轻，再进 7 剂，呕吐未作。［缪春润．旋覆代赭汤临床治验 4 则．江苏中医药，2011；43（3）：57 - 58］

（四）上热下寒证（黄连汤证）

原文

伤寒，胸中有热，胃中有邪气，腹中痛，欲呕吐者，黄连汤主之。（173）

黄连汤方

黄连三两　甘草三两（炙）　乾薑三兩　桂枝三兩（去皮）　人參二兩　半夏半升（洗）　大棗十二枚（擘）

上七味，以水一斗，煮取六升，去滓，温服，晝三夜二。

释义

伤寒病，胸中有热邪，胃肠有寒邪，腹中疼痛，想要呕吐，应当用黄连汤治疗。

黄连汤方

黄连三两　甘草三两（炙）　干姜三两　桂枝三两（去皮）　人参二两　半夏半升（洗）　大枣十二枚（掰开）

以上七味，用一斗水，煮取六升，去掉药渣，温服，白天服三次，夜间服二次。

提要

辨上热下寒，腹痛欲呕吐的证治。

解析

本条主要论述上热下寒形成胸热胃寒、胃失和降的病机和证候特点。"胸中有热"，是指邪热蕴结于胃脘部以上的胸膈部位，邪热上扰，胃失和降，故"欲呕吐"。"胃中有邪气"，是指寒气犯胃，胃有寒邪，寒邪凝结，不通则痛，故"腹中痛"。上有热，下有寒，寒热错杂，升降失调，病邪虽在胸腹，但未形成心下痞，故用清上温下、和胃降逆的黄连汤治疗，使胃和寒散热除。

方义

本方即半夏泻心汤去黄芩加桂枝而成。方中寒热并用，攻补兼施。黄连清在上之热，干姜温在下之寒，桂枝辛温散寒，宣通阳气，半夏降逆和胃而止呕，人参、炙甘草、大枣健脾益气，益胃和中。诸药合用，清上温下，和胃降逆，呕吐、腹痛自除。

辨治要点

主症：腹中痛，欲呕吐。

病机：胸中有热，腹中有寒，上热下寒。

治法：清上温下，和胃降逆。方用黄连汤。

本方临床常应用于治疗消化系统疾病，如急慢性肠炎、胃及十二指肠溃疡、痢疾、慢性胆道感染等，辨证属上热下寒或寒热错杂者。

医案选录

魏某，女，54 岁，1982 年 7 月初诊。素有胸闷胁痛，曾住院治疗。经 B 型超声检查诊断为胆囊炎伴胆石症。近 1 周来胃部疼痛，厌食油腻，欲呕泛，曾吐苦味绿色水，大便较稀、次多，舌苔厚腻，脉弦。诊为邪气阻滞中焦，寒热分居上下，故投黄连汤以治。黄连 6g，姜半夏 9g，炙甘草 6g，干姜 6g，桂枝 9g，太子参 12g，姜竹茹 12g，大枣 12 枚。7 剂，水煎服，每日 1 剂。药后痛减，呕泛止，大便渐正常。药已中病，续照上方 7 剂以加强疗效。［何任.治胆囊炎之升降阴阳法.浙江中医学院学报，1988；12（6）：44 - 45］

复习思考题

1. 变证的治疗原则是什么？如何理解？

2. 真寒假热证和真热假寒证的病机及其临床表现各是什么？

3. 心阳虚证有哪些证候类型？如何辨治？

4. 试述茯苓桂枝白术甘草汤证、茯苓甘草汤证与五苓散证的联系与区别。

5. 试述痞证的分类及各类痞证的病因病机、临床表现、治法及方药。

6. 太阳病变证之热证有哪几类？其病因病机、临床表现、治法及方药分别是什么？

原文附录

原文

太陽病，頭痛至七日以上自愈者，以行其經盡故也。若欲作再經者，針足陽明，使經不傳則愈。（8）

释义

太阳病，头痛等症到第七天以后能自行痊愈，是因为邪气在太阳本经致病的自然病程已经终结的缘故。如果太阳病不愈，有继续传变的趋势，可以针刺足阳明经的穴位，就会使邪气不能传经而病证得以痊愈。

原文

太陽病欲解時，從巳至未上。（9）

释义

太阳病将要解除的时间是，从上午九时到下午三时。

原文

風家，表解而不了了者，十二日愈。（10）

释义

容易患太阳中风证的人，表证解除以后，身体还感到不爽快，到第十二天才会痊愈。

原文

太陽病，下之後，其氣上衝者，可與桂枝湯，方用前法。若不上衝者，不得與之。（15）

释义

太阳病，误下以后，太阳之气能抗邪于

表而表证仍在的，可给用桂枝汤治疗，煎服方法同前。如果气不向上冲逆的，不可用桂枝汤。

原文

若酒客病，不可與桂枝湯，得之則嘔，以酒客不喜甘故也。（17）

释义

如果嗜酒者患病，不可用桂枝汤治疗，病人服下汤药以后就要呕吐，这是因为嗜酒的人不适应甜味的缘故。

原文

喘家，作桂枝湯，加厚朴杏子佳。（18）

释义

素有喘病的人，患了太阳病中风证，用桂枝汤时加厚朴、杏仁效果很好。

原文

凡服桂枝湯吐者，其後必吐膿血也。（19）

释义

凡服桂枝汤而发生呕吐的，以后可能会呕吐脓血。

原文

太陽病，下之後，脉促胸滿者，桂枝去芍藥湯主之。（21）

桂枝去芍藥湯方

桂枝三兩（去皮）　甘草二兩（炙）　生薑三兩（切）　大棗十二枚（擘）

上四味，以水七升，煮取三升，去滓，溫服一升。本云，桂枝湯今去芍藥。將息如前法。

释义

太阳病，用泻下的方法治疗后，出现脉来急促，胸中发闷，应当用桂枝去芍药汤治疗。

原文

若微寒者，桂枝去芍藥加附子湯主之。（22）

桂枝去芍藥加附子湯方

桂枝三兩（去皮）　甘草二兩（炙）　生薑三兩（切）　大棗十二枚（擘）　附子一枚（炮，去皮，破八片）

上五味，以水七升，煮取三升，去滓，溫服一升。本云，桂枝湯今去芍藥加附子。將息如前法。

释义

如果兼见脉微而恶寒，应当用桂枝去芍药加附子汤治疗。

原文

服桂枝湯，大汗出，脉洪大者，與桂枝湯如前法。若形似瘧，一日再發者，汗出必解，宜桂枝二麻黄一湯。（25）

桂枝二麻黄一湯方

桂枝一兩十七銖（去皮）　芍藥一兩六銖　麻黄十六銖（去節）　生薑一兩六銖（切）　杏仁十六箇（去皮尖）　甘草一兩二銖（炙）　大棗五枚（擘）

上七味，以水五升，先煮麻黄一二沸，去上沫，内諸藥，煮取二升，去滓，溫服一升，日再服。本云，桂枝湯二分，麻黄湯一分，合爲二升，分再服。今合爲一方，將息如前法。

臣億等謹按：桂枝湯方，桂枝、芍藥、生薑各三兩，甘草二兩，大棗十二枚。麻黄湯方，麻黄三兩，桂枝二兩，甘草一兩，杏仁七十箇。今以算法約之，桂枝湯取十二分之五，即得桂枝、芍藥、生薑各一兩六銖，甘草二十銖，大棗五枚。麻黄湯取九分之二，即得麻黄十六銖，桂枝十銖三分銖之二，收之得十一銖，甘草五銖三分銖之一，收之得六銖，杏仁十五箇九分枚之四，收之得十六箇。二湯所取相合，即共得桂枝一兩十七銖，麻黄十六銖，生薑、芍藥各一兩六銖，甘草一兩二銖，大棗五枚，杏仁十六箇，合方。

释义

服用桂枝汤以后，出了大汗，仅见脉象洪大，可继续给桂枝汤，方法同前。如果恶寒发热，阵发发作，形似疟疾，一天发作两次，出汗以后邪气多会解除，适合用桂枝二麻黄一汤治疗。

原文

服桂枝湯，或下之，仍頭項强痛，翕翕發熱，無汗，心下滿微痛，小便不利者，桂枝去桂加茯苓白朮湯主之。（28）

桂枝去桂加茯苓白朮湯方

芍藥三兩　甘草二兩（炙）　生薑（切）　白朮　茯苓各三兩　大棗十二枚（擘）

上六味，以水八升，煮取三升，去滓，溫服一升，小便利則愈。

释义

服用桂枝汤，或者泻下以后，仍有头痛，项部拘紧不柔和，翕翕发热，无汗，心下胀满并轻微疼痛，小便不利等症，应当用桂枝去桂加茯苓白术汤治疗。

原文

傷寒脉浮，自汗出，小便數，心煩，微惡寒，脚攣急，反與桂枝欲攻其表，此誤也。得之便厥，咽中乾，煩躁，吐逆者，作甘草乾薑湯與之，以復其陽。若厥愈足溫者，更作芍藥甘草湯與之，其脚即伸；若胃氣不和，讝語者，少與調胃承氣湯；若重發汗，復加燒針者，四逆湯主之。（29）

甘草乾薑湯方

甘草四兩（炙）　乾薑二兩

上二味，以水三升，煮取一升五合，去滓，分溫再服。

芍藥甘草湯方

白芍藥　甘草各四兩（炙）

上二味，以水三升，煮取一升五合，去滓，分溫再服。

調胃承氣湯方

大黄四兩（去皮，清酒洗）　甘草二兩（炙）　芒消半升

上三味，以水三升，煮取一升，去滓，內芒消，更上火微煮令沸，少少溫服之。

释义

患伤寒病见脉浮，自汗出，小便次数多，心烦，微感怕冷，小腿痉挛拘急，反给桂枝汤发汗，这是误治。服了桂枝汤便会出

现手足逆冷，咽喉干燥，烦躁不安，呕吐上逆，这时需用甘草干姜汤治疗，以便恢复病人的阳气；如服药后手足由逆冷而转温，再服芍药甘草汤治疗，病人的小腿拘挛就能舒展；如果服药后胃气不和而出现谵语的，可服少量的调胃承气汤；如果再次发汗，又加用烧针误治而致亡阳，应当用四逆汤治疗。

原文

問曰：證象陽旦，按法治之而增劇，厥逆，咽中乾，兩脛拘急而讝語。師曰言夜半手足當溫，兩脚當伸，後如師言，何以知此？答曰：寸口脉浮而大，浮爲風，大爲虛，風則生微熱，虛則兩脛攣，病形象桂枝，因加附子參其間，增桂令汗出，附子溫經，亡陽故也。厥逆咽中乾，煩躁，陽明內結，讝語煩亂，更飲甘草乾薑湯。夜半陽氣還，兩足當熱，脛尚微拘急，重與芍藥甘草湯，爾乃脛伸，以承氣湯微溏，則止其讝語，故知病可愈。(30)

释义

问：像桂枝汤证的证候，按照太阳中风的方法治疗，病情反而加重，出现手足逆冷，咽喉干燥，两小腿拘急而且谵语。老师说到半夜手足就会转温，两小腿也能伸展自如。以后果然如老师所说的一样。老师怎么知道得这么清楚呢？答：寸口脉浮而又大，脉浮为中风，脉大为虚，中风则微发热，虚则会两小腿挛急，病情像桂枝证，应在桂枝汤中加入附子以温经扶阳，反而用桂枝汤令病人出汗，迫使阳气损伤，手足就会发凉而咽喉干燥，烦躁不安，阳明燥热内结，则会出现谵语，因此要先用甘草干姜汤治疗，到

半夜阳气复还，两足就可温暖，对小腿仍微感拘急的，再用芍药甘草汤治疗，小腿就能伸展自如，用承气汤使大便微溏，就能止住谵语，根据这些进行治疗就可以知道疾病会好。

原文

太陽與陽明合病，喘而胸滿者，不可下，宜麻黃湯。(36)

释义

太阳和阳明同时发病，气喘而胸中满闷，不可攻下，宜用麻黄汤。

原文

太陽病，十日以去，脉浮細而嗜臥者，外已解也。設胸滿脇痛者，與小柴胡湯。脉但浮者，與麻黃湯。(37)

释义

太阳病，十日已过，脉浮细而喜欢静卧，是表证已经解除。假设胸满胁痛，可给小柴胡汤。脉只见浮象，可给麻黄汤治疗。

原文

傷寒脉浮緩，身不疼但重，乍有輕時，無少陰證者，大青龍湯發之。(39)

释义

伤寒脉浮缓，身体不疼痛而只是感到沉重，偶尔也有减轻的时候，又无少阴病的虚寒证，要用大青龙汤发越邪气。

原文

傷寒心下有水氣，欬而微喘，發熱不渴。服湯已渴者，此寒去欲解也。小青龍湯主之。(41)

释义

伤寒心下停有水饮寒气，以致咳嗽微喘，发热而口不渴，应当用小青龙汤治疗。

服用小青龙汤以后见到口渴，这是寒饮已消而病将要痊愈的现象。

原文

太陽病，外證未解，脉浮弱者，當以汗解，宜桂枝湯。（42）

释义

太阳病，表证尚未解除，脉浮弱，应当用汗法解表，宜用桂枝汤治疗。

原文

太陽病，外證未解，不可下也，下之爲逆，欲解外者，宜桂枝湯。（44）

释义

太阳病，表证未解，不可攻下，此时攻下是错误的，要解除表证，宜用桂枝汤治疗。

原文

太陽病，先發汗不解，而復下之，脉浮者不愈。浮爲在外，而反下之，故令不愈。今脉浮，故在外，當須解外則愈，宜桂枝湯。（45）

释义

太阳病，先发汗表证未解，又改用下法治疗，如果脉仍见浮象，是表证未愈。因为脉浮是病在表，反而用攻下法，所以病不会愈。现在脉仍浮，所以知道病还在表，应当还用解表法病就会好，宜用桂枝汤治疗。

原文

太陽病，脉浮緊，無汗，發熱，身疼痛，八九日不解，表證仍在，此當發其汗。服藥已微除，其人發煩目瞑，劇者必衄，衄乃解。所以然者，陽氣重故也。麻黄湯主之。（46）

释义

太阳病，脉浮紧，不出汗，发热，身体疼痛，八九日不见好转，表证仍然存在，这就要发汗，应当用麻黄汤治疗。服麻黄汤以后证情稍有减轻，但病人却出现了发烦和两眼视物不清的症状，严重的还会出现衄血，衄血后病就会好。所以如此，是因为阳热邪气郁过太重的缘故。

原文

太陽病，脉浮緊，發熱，身無汗，自衄者，愈。（47）

释义

太阳病，脉浮紧，发热，身体没有汗，如果见到鼻出血，病就会自愈。

原文

二陽併病，太陽初得病時，發其汗，汗先出不徹，因轉屬陽明，續自微汗出，不惡寒。若太陽病證不罷者，不可下，下之爲逆，如此可小發汗。設面色緣緣正赤者，陽氣怫鬱在表，當解之熏之。若發汗不徹不足言，陽氣怫鬱不得越，當汗不汗，其人躁煩，不知痛處，乍在腹中，乍在四肢，按之不可得，其人短氣，但坐以汗出不徹故也，更發汗則愈。何以知汗出不徹？以脉濇故知也。（48）

释义

太阳和阳明并病，太阳病初得的时候，用发汗法治疗，但汗出得不透彻，因而病邪由太阳转属阳明，继而微微自汗，不恶寒。如果太阳病证还未解除，不可以攻下方法，攻下是错误的，此时可以稍稍发一点小汗。如果病人满面通红，是邪热壅遏在肌表，应当用发汗药或熏法治疗。如果发汗不透彻也就不起什么作用，表邪仍会遏郁而不能透出，这种应当出汗而又不出汗的，可使病人产生躁烦不安，不知痛在何处，忽然在腹部，忽然又窜到四肢，用手按摸也找不到具体的部位，病人感到气息短促，这都是因为发汗不透彻的缘故，需要再次发汗就会好。怎么知道是汗出得不透彻呢？因为脉来涩滞而不流利，所以才知道。

原文

脉浮數者，法當汗出而愈。若下之，身重心悸者，不可發汗，當自汗出乃解。所以然者，尺中脉微，此裏虛，須表裏實，津液自和，便自汗出愈。（49）

释义

脉浮数，按道理应当发汗病就会好。如果误攻下，出现身体沉重和心悸不安，就不可再发汗，应当自汗出病才可愈。所以这样，是因为尺脉微，属于里虚。须待表里正气恢复，津液调和，自然汗出而病愈。

原文

脉浮緊者，法當身疼痛，宜以汗解之。假令尺中遲者，不可發汗。何以知然？以榮氣不足，血少故也。（50）

释义

脉浮紧，按道理应当身体疼痛，宜用发汗法解除表邪。假使尺脉见迟，就不能发汗。怎么知道不能发汗呢？因为病人荣气不足，津血虚少的缘故。

原文

脉浮者，病在表，可發汗，宜麻黄湯。（51）

释义

脉浮，是病在表，可以发汗，宜用麻黄汤治疗。

原文

脉浮而數者，可發汗，宜麻黄湯。（52）

释义

脉浮而数，可以发汗，宜用麻黄汤治疗。

原文

傷寒脉浮緊，不發汗，因致衄者，麻黄湯主之。（55）

释义

伤寒脉浮紧，由于不及时发汗，以致发生鼻衄，应当用麻黄汤治疗。

原文

傷寒不大便六七日，頭痛有熱者，與承氣湯。其小便清者，知不在裏，仍在表也，當須發汗。若頭痛者，必衄，宜桂枝湯。（56）

释义

伤寒病，症见六七天不大便，又见头痛发热，给承气汤。病人小便清白，可知病邪不在里，而仍然在表，应当发汗，适合用桂枝汤。如果头痛，多会出现鼻衄。

原文

傷寒發汗已解，半日許復煩，脉浮數者，可更發汗，宜桂枝湯。（57）

释义

伤寒发汗后病已解除，过半日左右又感到心烦，脉浮数，可以再次发汗，宜用桂枝汤治疗。

原文

凡病若發汗，若吐，若下，若亡血、亡津液，陰陽自和者，必自愈。（58）

释义

凡是疾病，如果经发汗，或者涌吐，或

者泻下，或伤血、伤津液，如果阴阳能够自行趋于调和，多会自然痊愈。

原文

大下之後，復發汗，小便不利者，亡津液故也。勿治之，得小便利，必自愈。（59）

释义

大力泻下以后，又用汗法，这时出现小便不利，是津液被伤的缘故，不要用利尿的方法去治疗小便不利，等到小便自行畅利时，病会自然痊愈。

原文

下之後，復發汗，必振寒，脉微細。所以然者，以内外俱虚故也。（60）

释义

泻下以后，又发汗，多会出现寒战、脉微细等症。之所会这样，是由于表里阳气皆虚的缘故。

原文

發汗後，其人臍下悸者，欲作奔豚，茯苓桂枝甘草大棗湯主之。（65）

茯苓桂枝甘草大棗湯方

茯苓半斤　桂枝四兩（去皮）　甘草二兩（炙）　大棗十五枚（擘）

上四味，以甘瀾水一斗，先煮茯苓，減二升，内諸藥，煮取三升，去滓，溫服一升，日三服。

作甘瀾水法：取水二斗，置大盆内，以杓揚之，水上有珠子五六千顆相逐，取用之。

释义

发汗后，其人脐下悸者，欲作奔豚，茯苓桂枝甘草大枣汤主之。

原文

發汗後，腹脹滿者，厚朴生薑半夏甘草人參湯主之。（66）

厚朴生薑半夏甘草人參湯方

厚朴半斤（炙，去皮）　生薑半斤（切）　半夏半升（洗）　甘草二兩　人參一兩

上五味，以水一斗，煮取三升，去滓，溫服一升，日三服。

释义

发汗以后，出现腹部胀满的，应当用厚朴生姜半夏甘草人参汤治疗。

原文

發汗，病不解，反惡寒者，虚故也，芍藥甘草附子湯主之。（68）

芍藥甘草附子湯方

芍藥　甘草各三兩（炙）　附子一枚（炮，去皮，破八片）

上三味，以水五升，煮取一升五合，去滓，分溫三服。疑非仲景方。

释义

用发汗的方法，病证没有解除，反而出现恶寒，是虚的缘故，应当用芍药甘草附子汤治疗。

原文

發汗，若下之，病仍不解，煩躁者，茯苓四逆湯主之。（69）

茯苓四逆湯方

茯苓四兩　人參一兩　附子一枚（生用，去皮，破八片）　甘草二兩（炙）　乾薑一兩半

上五味，以水五升，煮取三升，

去滓，温服七合，日二服。

释义

经过发汗，或者泻下，病证仍然不解，出现烦躁，应当用茯苓四逆汤治疗。

原文

發汗後惡寒者，虛故也。不惡寒，但熱者，實也，當和胃氣，與調胃承氣湯。（70）

释义

发汗以后出现恶寒，是虚的缘故。不恶寒，只是发热，是实证，应当调和胃气，给用调胃承气汤。

原文

發汗已，脉浮數，煩渴者，五苓散主之。（72）

释义

发汗以后，脉象出现浮数，又见心烦、口渴，应当用五苓散治疗。

原文

中風發熱，六七日不解而煩，有表裏證，渴欲飲水，水入則吐者，名曰水逆，五苓散主之。（74）

释义

太阳中风证，经过六七日不好转，出现发热、心烦，既有表证又有在里的水饮证，如果出现口渴想喝水，一喝水就要呕吐，就叫"水逆证"，应当用五苓散治疗。

原文

未持脉時，病人手叉自冒心，師因教試令欬，而不欬者，此必兩耳聾無聞也。所以然者，以重發汗，虛故如此。發汗後，飲水多必喘，以水灌

之亦喘。（75）

释义

没有诊脉的时候，只见病人双手交叉重叠，自行按护在心前区，医生就对病人说，你试着咳一声，如果病人毫无反应而不立即作咳的，这大多是因为两耳已聋，听不见医生的话。之所以会这样，是因为重用发汗的方法，使病人正气虚损的缘故。发汗以后，饮水过多，多会诱发气喘，用水浇洗身体，也会诱发气喘。

原文

發汗若下之，而煩熱胸中窒者，梔子豉湯主之。（77）

释义

发汗或者攻下，出现心中烦热和胸膈堵塞不舒，应当用栀子豉汤治疗。

原文

傷寒五六日，大下之後，身熱不去，心中結痛者，未欲解也，梔子豉湯主之。（78）

释义

伤寒五六日，用峻下药攻下以后，身体发热仍不退，胸中感到堵塞而疼痛，是病未愈，应当用栀子豉汤治疗。

原文

傷寒下後，心煩腹滿，臥起不安者，梔子厚朴湯主之。（79）

梔子厚朴湯方

梔子十四箇（擘）　厚朴四兩（炙，去皮）　枳實四枚（水浸，炙令黃）

上三味，以水三升半，煮取一升半，去滓，分二服，溫進一服，得吐

者，止後服。

释义

伤寒泻下后，心中烦闷，腹部胀满，坐卧不安宁，应当用栀子厚朴汤治疗。

原文

傷寒，醫以丸藥大下之，身熱不去，微煩者，栀子乾薑湯主之。（80）

栀子乾薑湯方

栀子十四枚（擘）　乾薑二兩

上二味，以水三升半，煮取一升半，去滓，分二服，温進一服，得吐者，止後服。

释义

伤寒，医生用丸药（指当时流行的一种具有剧泻作用的丸剂成药）峻下以后，身体发热不退，微有心烦，应当用栀子干姜汤治疗。

原文

凡用栀子湯，病人舊微溏者，不可與服之。（81）

释义

凡是要使用栀子汤一类的方子时，只要病人平素大便偏溏，就不能给他服用了。

原文

病發熱，頭痛，脉反沉，若不差，身體疼痛，當救其裏。四逆湯方。（92）

释义

病证见发热，头痛，脉反而见沉象，如果用温经发汗法不见痊愈，虽有身体疼痛，也当先治里证，应当用四逆汤。

原文

太陽病，先下而不愈，因復發汗，

以此表裏俱虛，其人因致冒，冒家汗出自愈。所以然者，汗出表和故也。裏未和，然後復下之。（93）

释义

太阳病，先用下法而病不愈，就反用发汗法，因此就造成了表里皆虚，以致病人出现头目眩晕昏蒙。这种头目眩晕昏蒙的人，汗出以后会自行痊愈。之所以这样，是因为汗出提示了表气已经调和的缘故。里气没有调和的，然后再用泻下法。

原文

太陽病未解，脉陰陽俱停，必先振慄汗出而解。但陽脉微者，先汗出而解，但陰脉微者，下之而解。若欲下之，宜調胃承氣湯。（94）

释义

太阳病，邪气没有解除，寸关尺三部脉都沉伏不起，多会先出现寒战，然后汗出邪解。仅仅见寸脉微微搏动的，先发汗病证就可以解除；仅仅见尺脉微微搏动的，用下法病证可以解除。如果要用下法，适合用调胃承气汤。

原文

傷寒十三日，過經讝語者，以有熱也，當以湯下之。若小便利者，大便當鞕，而反下利，脉調和者，知醫以丸藥下之，非其治也。若自下利者，脉當微厥，今反和者，此爲内實也，調胃承氣湯主之。（105）

释义

伤寒已十三天，太阳表邪过经后出现谵语，是因为有实热，要用汤药攻下。小便畅利，大便应当硬结，现在反而出现下利，如果脉象属于阳明病，可知是医生用过攻下的丸药所致，这不是正确的治疗方法。如果是因虚而自行下利，脉象应当极微，现在脉象反而与阳明病情相一致，这是里实证，应当用调胃承气汤治疗。

原文

傷寒，腹滿讝語，寸口脈浮而緊，此肝乘脾也，名曰縱，刺期門。（108）

释义

伤寒，腹部胀满，谵语，寸口脉浮而紧。这是肝木乘脾土，叫做"纵"。应当针刺期门穴。

原文

傷寒發熱，嗇嗇惡寒，大渴欲飲水，其腹必滿，自汗出，小便利，其病欲解，此肝乘肺也，名曰橫，刺期門。（109）

释义

伤寒发热，畏缩怕冷，口大渴而要饮水，病人腹部必胀满，如自汗出，小便通利，其病将自愈。这是肝木乘肺金，叫做"横"。应当刺期门穴。

原文

太陽病，二日反躁，凡熨其背，而大汗出，大熱入胃，胃中水竭，躁煩必發讝語。十餘日振慄自下利者，此爲欲解也。故其汗從腰以下不得汗，欲小便不得，反嘔，欲失溲，足下惡風，大便鞕，小便當數，而反不數，及不多，大便已，頭卓然而痛，其人足心必熱，穀氣下流故也。（110）

释义

太阳病，得病第二天就出现烦躁，反而

用热熨背部的方法治疗，而致大汗出，就会造成大热入胃，胃中津液枯竭，躁烦不安，并会出现谵语。过十多天出现寒战颤抖和自行下利，这是病要痊愈的表现。虽出汗但从腰以下没有汗，想要小便而又不得小便，反而作呕和小便失禁，脚下怕风，大便结硬，小便就应当频数，现在小便反而不频数，尿量也不多，如果大便以后突然感到头痛，病人两脚心会转为温热，这是水谷精气下达的缘故。

原文

太陽病中風，以火劫發汗，邪風被火熱，血氣流溢，失其常度。兩陽相熏灼，其身發黃。陽盛則欲衄，陰虛小便難。陰陽俱虛竭，身體則枯燥，但頭汗出，劑頸而還，腹滿微喘，口乾咽爛，或不大便，久則讝語，甚者至噦，手足躁擾，捻衣摸床。小便利者，其人可治。（111）

释义

太阳病中风证，使用火法强发汗，风邪和火热交加逼迫，使气血流行失去正常规律。风邪与火热两阳熏灼，使病人身体出现发黄。邪热炽盛，鼻中将会衄血，阴津不足，会见小便困难。阴阳俱衰，气血双亏，身体就会枯燥，只见头部出汗，到颈部即止，腹中胀满，微微气喘，口舌干燥，咽喉糜烂，或者见大便不通，久后就会出现谵语。病情更严重的，还会导致呃逆不止，手足躁扰不宁，循衣摸床，撮空理线等危险证候。如果小便尚通利，那么病人还可以救治。

原文

形作傷寒，其脈不弦緊而弱。弱

者必渴，被火必讝語。弱者發熱脈浮，解之當汗出愈。（113）

释义

症状类似伤寒，病人的脉不见弦紧而见弱象。脉见弱象的多会并见口渴，本证如用火法治疗，多会发生谵语。脉弱的又兼见发热、脉浮等症，治疗时应当使病人汗出，就会痊愈了。

原文

太陽病，以火熏之，不得汗，其人必躁，到經不解，必清血，名爲火邪。（114）

释义

太阳病，用火熏法治疗，没有能发出汗，病人多会烦躁不宁，如果病证到本经的自然病程应当结束的时候仍然不能解除，多会出现大便下血，这就叫做火邪。

原文

脈浮熱甚，而反灸之，此爲實，實以虛治，因火而動，必咽燥吐血。（115）

释义

脉见浮象，发热很重，反而用灸法治疗。这本来是实证，把实证当作虚证来治疗，邪热借火灸的热势而妄动，多会发生咽喉干燥和吐血的变证。

原文

微數之脈，愼不可灸，因火爲邪，則爲煩逆，追虛逐實，血散脈中，火氣雖微，內攻有力，焦骨傷筋，血難復也。脈浮，宜以汗解，用火灸之，邪無從出，因火而盛，病從腰以下必重而痺，名火逆也。欲自解者，必當

先煩，煩乃有汗而解。何以知之？脈浮故知汗出解。（116）

释义

对于脉象出现微而数的病人，千万不可以使用灸法，如误用灸法，灸火即可成为致病的邪气而伤人，这就是治疗上大的失误，使虚的更虚，使实的更实，使津血流散于血脉，灸火虽然微小，但向人体内的攻伐却非常有力，致使骨焦筋伤，津血难以恢复。脉浮的病人，适合用汗法来治疗，如果用火灸的方法，使邪气没有外出的途径，反就灸火之势而强盛，病证表现为从腰部以下沉重和麻痹，这就叫做火逆证。病证如果要自行缓解，大多是先出现烦热，烦热之后就会有汗出，从而使邪气得到解除。根据什么知道的呢？因为脉见浮象，所以知道汗出后邪气就会得到解除。

原文

太陽傷寒者，加溫針必驚也。（119）

释义

患太阳伤寒证的，加用温针治疗多会发生惊怵不宁。

原文

太陽病，當惡寒發熱，今自汗出，反不惡寒發熱，關上脈細數者，以醫吐之過也。一二日吐之者，腹中飢，口不能食；三四日吐之者，不喜糜粥，欲食冷食，朝食暮吐，以醫吐之所致也，此爲小逆。（120）

释义

太阳病，应当出现恶寒、发热。如今自汗出，反而不见恶寒、发热，又见关脉细

数，这是医生用吐法所造成的过失。患病一二天时误用吐法，腹中虽然有饥饿的感觉，但口中并没有食欲。患病三四天时误用吐法，讨厌吃稀烂的米粥，反想吃冷的食物，早晨吃下的食物，到晚上又吐了出来。这都是因为医生误用吐法所造成的，属于治疗上的小错误。

原文

太陽病吐之，但太陽病當惡寒，今反不惡寒，不欲近衣，此爲吐之內煩也。（121）

释义

太阳病用吐法治疗，只有太阳病，就应当怕冷，现在反而不怕冷，而且也不想穿衣服，这是吐后心中烦热的表现。

原文

病人脉數，數爲熱，當消穀引食，而反吐者，此以發汗，令陽氣微，膈氣虛，脉乃數也。數爲客熱，不能消穀，以胃中虛冷，故吐也。（122）

释义

病人脉见数象，脉数主有热，应当出现消谷易饥，食欲旺盛的现象，现反而出现吐，这是因为发汗以后，导致了阳气衰微，膈气虚弱，脉才出现了数象。因此这种数脉仅主客热，客热并不能消谷化食，因为胃中虚寒，所以就出现了吐。

原文

太陽病，過經十餘日，心下溫溫欲吐，而胸中痛，大便反溏，腹微滿，鬱鬱微煩。先此時自極吐下者，與調胃承氣湯。若不爾者，不可與。但欲嘔，胸中痛，微溏者，此非柴胡湯證，以嘔故知極吐下也。調胃承氣湯。

（123）

释义

太阳病，表证已经过去十多天，心下气郁不畅，恶心想吐又不能吐，而且胸中疼痛，大便反而稀溏，腹部微胀满，心中郁闷微烦。这以前曾经峻吐峻下过，可给服调胃承气汤。假如不是这样，就不给用调胃承气汤。如果只是想呕吐，胸中疼痛，大便稍稀，这也不是柴胡汤证，因为有呕吐，所以知道是由大吐大下所致。

原文

太陽病身黄，脉沉結，少腹鞕，小便不利者，爲無血也。小便自利，其人如狂者，血證諦也，抵當湯主之。（125）

释义

太阳病，症见身体发黄，脉象沉结，小腹硬满，小便不利，这不是蓄血证。如果小便通畅，病人好像发狂似的，这才是蓄血的明证，应当用抵当汤治疗。

原文

傷寒有熱，少腹滿，應小便不利，今反利者，爲有血也，當下之，不可餘藥，宜抵當丸。（126）

抵當丸方

水蛭二十箇（熬）　䗪蟲二十箇（去翅足，熬）　桃仁二十五箇（去皮尖）　大黃三兩

上四味，搗分四丸，以水一升，煮一丸，取七合服之，晬時當下血，若不下者更服。

释义

伤寒发热，小腹胀满，应当有小便不通利，现在反而通利，表明有瘀血，应当攻下

瘀血，宜用抵当丸，服药时连药渣一并服下。

原文

太陽病，小便利者，以飲水多，必心下悸；小便少者，必苦裏急也。（127）

释义

太阳病，出现了小便通利，是因为饮水太多，必有心下悸动的感觉；饮水多而小便少，会感到少腹部拘急。

原文

問曰：病有結胸，有藏結，其狀何如？答曰：按之痛，寸脈浮，關脈沉，名曰結胸也。（128）

释义

问：疾病中有结胸病，有脏结病，它们的症状表现是什么？答：按压患处时疼痛，寸脉浮，关脉沉，名叫结胸。

原文

何謂藏結？答曰：如結胸狀，飲食如故，時時下利，寸脈浮，關脈小細沉緊，名曰藏結。舌上白胎滑者，難治。（129）

释义

什么是脏结呢？答：类似结胸的某些症状，饮食尚如常，常常下利，寸脉浮，关脉小细沉紧，名叫脏结。如果舌上出现白苔而水滑，难以治疗。

原文

藏結無陽證，不往來寒熱，其人反靜，舌上胎滑者，不可攻也。（130）

释义

脏结病，不见阳热证候，不见往来寒热，病人反而安静，舌苔水滑，不可以用攻

下的方法治疗。

原文

病發於陽，而反下之，熱入因作結胸；病發於陰，而反下之，因作痞也。所以成結胸者，以下之太早故也。結胸者，項亦强，如柔痓狀，下之則和，宜大陷胸丸。（131）

大陷胸丸方

大黃半斤　葶藶子半升（熬）　芒消半升　杏仁半升（去皮尖，熬黑）

上四味，擣篩二味，内杏仁、芒消，合研如脂，和散，取如彈丸一枚，别擣甘遂末一錢匕，白蜜二合，水二升，煮取一升，温頓服之，一宿乃下，如不下，更服，取下爲效，禁如藥法。

释义

病证发于阳，反而用泻下的方法治疗，使邪热内陷，就形成了结胸；病证发于阴，反而用泻下的方法治疗，就导致了痞证的形成。之所以形成结胸，是因为泻下太早的缘故。患结胸病，项部也有拘强不柔和的感觉，有如柔痓的样子，用泻下的方法就会使症状缓解，适合用大陷胸丸。

大黄半斤　葶苈子半升，炒　芒硝半升　杏仁半升，去皮尖，炒黑

以上四味，二味捣细过筛，加入杏仁、芒硝，共同研磨成脂膏的样子，和匀后，取出像弹丸大小的一丸，另捣甘遂末一钱匕，用二合白蜜，二升水，共煮取一升，温时一次服下，过一夜才能泻下。如果不出现泻下，就再服一次药，以出现泻下为见效。禁忌等注意事项，一如通常用药的方法。

原文

結胸證，其脉浮大者，不可下，下之則死。（132）

释义

结胸证，病人的脉象出现浮大，不可以泻下，泻下病人就会死亡。

原文

結胸證悉具，煩躁者亦死。（133）

释义

结胸证的全部症状都具备，又出现烦躁不宁，也会死亡。

原文

太陽病，脉浮而動數，浮則爲風，數則爲熱，動則爲痛，數則爲虛，頭痛發熱，微盗汗出，而反惡寒者，表未解也。醫反下之，動數變遲，膈内拒痛。胃中空虛，客氣動膈，短氣躁煩，心中懊憹，陽氣内陷，心下因鞕，則爲結胸，大陷胸湯主之。若不結胸，但頭汗出，餘處無汗，劑頸而還，小便不利，身必發黄。（134）

大陷胸湯方

大黄六兩，去皮　芒消一升　甘遂一錢匕

上三味，以水六升，先煮大黄取二升，去滓，内芒消，煮一兩沸，内甘遂末，温服一升，得快利，止後服。

释义

太阳病，脉象见浮又兼动数。浮主风邪在表，数主身体有热，动是疼痛的反映，数又主邪热还没有与有形的邪气敛结成实。又见头痛发热，轻度盗汗，反而恶寒等症，是表证还没有解除。医生反而使用了泻下的治法，使动数的脉象变为迟脉，并出现胸膈中疼痛拒按。胃中因误用下法而空虚，外邪就乘虚伤犯胸膈，于是又见呼吸短气，躁扰不安，心中懊憹等症。阳气不能抗邪于表，邪气因而乘虚内陷，心下就出现了发硬的症状，这就是结胸，应当用大陷胸汤治疗。如果没有造成结胸，只见头部出汗，其他部位无汗，汗出到颈部而止，又见小便不利，周身多会发黄。

原文

傷寒六七日，結胸熱實，脉沉而緊，心下痛，按之石鞕者，大陷胸湯主之。（135）

释义

伤寒病六七天，出现热实结胸证，脉见沉和紧，症见心下疼痛，按压时感到像岩石一样坚硬，应当用大陷胸汤治疗。

原文

傷寒十餘日，熱結在裏，復往來寒熱者，與大柴胡湯；但結胸，無大熱者，此爲水結在胸脇也，但頭微汗出者，大陷胸湯主之。（136）

释义

伤寒病十多天，邪热郁结在里，又见往来寒热的，给大柴胡汤。仅见结胸证，外表没有大热，这是水与邪热结聚于胸胁，只是头部微微出汗，应当用大陷胸汤治疗。

原文

太陽病，重發汗而復下之，不大便五六日，舌上燥而渴，日晡所小有潮熱，從心下至少腹鞕滿而痛，不可近者，大陷胸湯主之。（137）

释义

太阳病，重用了汗法后又用了下法，出现五六天不大便，舌上干燥和口渴，下午三至五时前后有轻度潮热，从心下到少腹硬满疼痛不能近前触摸等症，应当用大陷胸汤治疗。

原文

小結胸病，正在心下，按之則痛，脉浮滑者，小陷胸湯主之。（138）

小陷胸湯方

黃連一兩　半夏半升（洗）　栝樓實大者一枚

上三味，以水六升，先煮栝樓，取三升，去滓，內諸藥，煮取二升，去滓，分溫三服。

释义

小结胸病，病位正在心下胃脘部，按压局部，则有疼痛感，脉见浮滑，应当用小陷胸汤治疗。

原文

太陽病，二三日，不能臥，但欲起，心下必結，脉微弱者，此本有寒分也。反下之，若利止，必作結胸；未止者，四日復下之，此作協熱利也。（139）

释义

太阳病，已经二三天，不能安卧，只是想起来，心下胃脘部位必有痞结感，脉微弱，这是素有寒痰冷饮在里的缘故。反而进行攻下，如果下利自行停止，必将变成结胸；下利不自行停止，第四天又再次用攻下药，这就变成"协热利"的疾患。

原文

太陽病，下之，其脉促，不結胸者，此爲欲解也。脉浮者，必結胸。

脉緊者，必咽痛。脉弦者，必兩脇拘急。脉細數者，頭痛未止。脉沉緊者，必欲嘔。脉沉滑者，協熱利。脉浮滑者，必下血。（140）

释义

太阳病，攻下以后，脉见急促，如果没出现结胸证，这是病要好的表现。如果脉见浮，会患结胸。脉见紧，会咽喉疼痛。脉见弦，会两胁拘急疼痛。脉见细数，是头痛还未停止。脉见沉紧，会想呕吐。脉见沉滑，就会发生协热下利。脉见浮滑，会大便出血。

原文

病在陽，應以汗解之，反以冷水潠之，若灌之，其熱被劫不得去，彌更益煩，肉上粟起，意欲飲水，反不渴者，服文蛤散；若不差者，與五苓散。寒實結胸，無熱證者，與三物小白散。（141）

文蛤散方

文蛤五兩

上一味爲散，以沸湯和一方寸匕服，湯用五合。

白散方

桔梗三分　巴豆一分（去皮心，熬黑研如脂）　貝母三分

上三味爲散，內巴豆，更於臼中杵之，以白飲和服。強人半錢匕，羸者減之。病在膈上必吐，在膈下必利，不利進熱粥一杯，利過不止進冷粥一杯。身熱皮粟不解，欲引衣自覆，若以水潠之、洗之，益令熱却不得出，當汗而不汗則煩，假令汗出已，腹中

痛，與芍藥三兩如上法。

释义

病在阳分，应当用发汗的方法来解除，反而用冷水喷洒，或者用冷水沐浴，使邪热被水寒所郁遏而不得去除，更增加了烦热，肌肤泛起粟粒状小疙瘩，有想喝水的欲望，反而口不渴，服用文蛤散。如果病不愈，给五苓散。寒实结胸证，没有热证，给三物小白散。

原文

太陽少陽併病，而反下之，成結胸，心下鞕，下利不止，水漿不下，其人心煩。（150）

释义

太阳少阳并病，反而用了下法，结果形成了结胸证，症见心下坚硬，下利不止，汤水不能下咽等，病人还会感到心烦。

原文

太陽中風，下利嘔逆，表解者，乃可攻之。其人漐漐汗出，發作有時，頭痛，心下痞鞕滿，引脅下痛，乾嘔短氣，汗出不惡寒者，此表解裏未和也，十棗湯主之。（152）

十棗湯方

芫花（熬） 甘遂 大戟

上三味等分，各別擣爲散，以水一升半，先煮大棗肥者十枚，取八合，去滓，内藥末，強人服一錢匕，羸人服半錢，溫服之，平旦服。若下少，病不除者，明日更服，加半錢。得快下利後，糜粥自養。

释义

太阳中风证，出现下利呕吐，表证已解

除的，才可以进行攻下。如果病人全身微微汗出，而且发作有定时，头痛，胸脘下痞塞硬满，并牵引两胁下疼痛，干呕气短，汗出而不怕冷，这是表邪已解而里不和的表现，应当用十枣汤治疗。

原文

太陽病，醫發汗，遂發熱惡寒，因復下之，心下痞，表裏俱虛，陰陽氣並竭，無陽則陰獨，復加燒針，因胸煩，面色青黃，膚瞤者，難治；今色微黃，手足溫者，易愈。（153）

释义

太阳病，经医生发汗后，仍有发热怕冷，就又用药攻下，造成心下痞满，这是表里皆虚，使阴气和阳气都受损而衰竭，表证虽除而心下痞的里证独存。又反用烧针法治疗，因而使胸中烦热，面色青黄，肌肉皮肤跳动，这就很难治疗；现在病人面色微微发黄，手足还温暖，就容易治愈。

原文

本以下之，故心下痞，與瀉心湯。痞不解，其人渴而口燥煩，小便不利者，五苓散主之。一方云，忍之一日乃愈。（156）

释义

原本用过泻下的方法，因此出现了心下痞满，于是给服泻心汤。痞满不能解除，病人出现口渴、口燥、心烦以及小便不利，应当用五苓散治疗。另有一方说，忍耐一天病就会痊愈。

原文

傷寒服湯藥，下利不止，心下痞鞕。服瀉心湯已，復以他藥下之，利不止，醫以理中與之，利益甚。理中者，

理中焦，此利在下焦，赤石脂禹餘粮湯主之。復不止者，當利其小便。(159)

赤石脂禹餘粮湯方

赤石脂一斤（碎）　太一禹餘粮一斤（碎）

上二味，以水六升，煮取二升，去滓，分温三服。

释义

伤寒病服汤药以后，下利不止，心下部痞闷坚硬。服泻心汤以后，又用其他药攻下，下利仍不止，医生改用理中汤治疗，下利更加严重。因为理中汤是治理中焦的药，这种下利是病在下焦，所以应当用赤石脂禹余粮汤治疗。服药后仍然下利不止，就应当利小便以实大便。

原文

傷寒吐下後，發汗，虛煩，脉甚微，八九日心下痞鞕，脇下痛，氣上衝咽喉，眩冒，經脉動惕者，久而成痿。(160)

释义

伤寒经过催吐和攻下以后，又用发汗法治疗，因而出现虚烦不安，脉来极微弱，到八九天的时候，又出现心下痞闷坚硬，胁下疼痛，有气上冲咽喉，头目眩晕，全身经脉跳动不宁，日久不愈就会成为痿证。

原文

下後不可更行桂枝湯，若汗出而喘，無大熱者，可與麻黄杏子甘草石膏湯。(162)

释义

攻下后不可再服桂枝汤，如果汗出而又气喘，肌表扪之没有大热，可给麻黄杏子甘草石膏汤。

原文

傷寒大下後，復發汗，心下痞，惡寒者，表未解也。不可攻痞，當先解表，表解乃可攻痞。解表宜桂枝湯，攻痞宜大黄黄連瀉心湯。(164)

释义

伤寒用峻药大下之后，又发汗，因而出现心下痞闷，又有怕冷，这是表证还没有解除。不可去治痞证，应当先治表证，然后才可治痞。解表宜用桂枝汤，治痞宜用大黄黄连泻心汤。

原文

病如桂枝證，頭不痛，項不強，寸脉微浮，胸中痞鞕，氣上衝喉咽，不得息者，此爲胸有寒也。當吐之，宜瓜蒂散。(166)

瓜蒂散方

瓜蒂一分（熬黄）　赤小豆一分

上二味，各别擣篩，爲散已，合治之，取一錢匕，以香豉一合，用熱湯七合，煮作稀糜，去滓，取汁和散，温頓服之。不吐者，少少加，得快吐乃止。諸亡血虛家，不可與瓜蒂散。

释义

病情好像是桂枝汤证，但头不痛，项部不强，寸脉微浮，胸中痞塞坚硬，有气上冲咽喉，呼吸困难，这是胸中有寒痰水饮所致。应当用涌吐法治疗，可给瓜蒂散。

原文

病脇下素有痞，連在臍傍，痛引少腹，入陰筋者，此名藏結，死。(167)

释义

病人胁下素有痞块，并一直连到脐旁，

疼痛牵及到少腹，并使外生殖器挛缩，这就叫做脏结，是死证。

原文

伤寒八九日，風濕相搏，身體疼煩，不能自轉側，不嘔，不渴，脉浮虛而濇者，桂枝附子湯主之。若其人大便鞕，小便自利者，去桂加白朮湯主之。（174）

桂枝附子湯方

桂枝四兩（去皮）　附子三枚（炮，去皮，破）　生薑二兩（切）　大棗十二枚（擘）　甘草二兩（炙）

上五味，以水六升，煮取二升，去滓，分溫三服。

去桂加白朮湯方

附子三枚（炮，去皮，破）　白朮四兩　生薑三兩（切）　甘草二兩（炙）　大棗十二枚（擘）

上五味，以水六升，煮取二升，去滓，分溫三服。初一服，其人身如痹，半日許復服之，三服都盡，其人如冒狀，勿怪，此以附子、朮，併走皮內，逐水氣未得除，故使之耳。法當加桂四兩，此本一方二法，以大便鞕，小便自利，去桂也；以大便不鞕，小便不利，當加桂。附子三枚恐多也，虛弱家及產婦，宜減服之。

释义

患伤寒八九天，由于风湿之邪相合，全身疼痛剧烈，不能自由转动身体，不呕吐，不口渴，脉象浮虚而涩，应当用桂枝附子汤治疗。如果病人大便坚硬，小便通利，应当用去桂枝加白术汤治疗。

原文

風濕相搏，骨節疼煩，掣痛不得屈伸，近之則痛劇，汗出短氣，小便不利，惡風不欲去衣，或身微腫者，甘草附子湯主之。（175）

甘草附子湯方

甘草二兩（炙）　附子二枚（炮，去皮，破）　白朮二兩　桂枝四兩（去皮）

上四味，以水六升，煮取三升，去滓，溫服一升，日三服。初服得微汗則解，能食，汗止復煩者，將服五合，恐一升多者，宜服六七合爲始。

释义

风湿邪气相合，周身关节疼痛难忍，筋脉抽掣疼痛而不能屈伸，按之则疼痛更厉害，汗出而气短，小便不利，畏恶风寒，不想脱掉衣服，有的全身轻微浮肿，应当用甘草附子汤治疗。

原文

脉按之來緩，時一止復來者，名曰結。又脉來動而中止，更來小數，中有還者反動，名曰結，陰也。脉來動而中止，不能自還，因而復動者，名曰代，陰也。得此脉者必難治。（178）

释义

脉来缓慢，时有间歇而又再来，叫做结脉。又说，脉在搏动中出现歇止，再来时略数，其中有加速补偿而再恢复正常搏动的，这就是结脉，属阴脉。如果脉来搏动而有歇止，不能自行补偿而再次搏动的，名叫代脉，也属阴脉，凡出现这样脉象的，难以治疗。

第三章

辨阳明病脉证并治

　　阳明病是外感疾病发展过程中邪入阳明，邪正相争剧烈，邪热盛极的阶段。按证候的性质来说多属于里、热、实证。

　　阳明，指足阳明胃与手阳明大肠经脉及其所络属的胃与大肠二腑。足阳明胃经，起于鼻旁，下循鼻外，入上齿中，还出夹口环唇，下交承浆，循颊车，经耳前，上发际至额颅；其支者，从大迎前下人迎，循喉咙，入缺盆，下膈属胃络脾；其直行者，从缺盆下循胸腹而至足。手阳明大肠经，起于食指，循臂外侧前缘上肩，下入缺盆，络肺，下膈，属大肠。足阳明胃腑，与脾同居中州，以膜相连，且经脉相互络属，故互为表里。胃主受纳，腐熟水谷，喜润恶燥，以降为顺；脾主运化，转输精微，喜燥恶湿，以升为健。脾胃相关，升降协调，共同完成水谷的受纳、腐熟，以及营养物质的吸收、转输功能，故脾胃为后天之本，气血化生之源。手阳明大肠腑与手太阴肺，有经脉相互络属，故亦互为表里。大肠主传化物，排糟粕，其功能的实施离不开肺气的肃降、脾气的布津和胃气的降浊。可见，只有阳明、太阴相济为用，才可完成水谷的受纳、腐熟、吸收、排泄的整个过程。阳明之气充盈和顺，则水谷代谢正常，水谷精微就能奉养周身，化生气血，即如《素问·血气形志篇》所说"阳明常多气多血"。

　　阳明病的成因主要有二：一是由他经传来，如太阳病失治或误治，伤津耗液，致病邪化热化燥而转属阳明，称为"太阳阳明"；少阳病误用发汗、利小便，伤津致邪热化燥盛而成阳明病，称为"少阳阳明"；另外，三阴病阳气来复太过，化热成实，亦可转属阳明而成阳明病。二是阳明本经自发，由于素体阳盛，或有宿食，或为燥热所感，病证直接从阳明化燥而成阳明病，称为"正阳阳明"。

　　由于阳明多气多血，阳气昌盛，所以一旦受邪发病，邪正相争剧烈，多表现为大实、大热之象，故阳明病的提纲，仲景将其概括为"胃家实"，反映了阳明病邪实正盛、腑气阻滞的病机特点。其证候主要分为热证与实证两类。热证主要表现为发热、汗出、烦渴、脉浮洪或洪大等症，因无形之热弥漫内外所致。若误用攻下或下后余热未清，邪热上扰胸膈，可见心中懊憹、虚烦不眠等症。若下焦阴虚，兼有水热互结，可见脉浮、发热、渴欲饮水、小便不利等症。阳明实证主要表现为不大便、腹满痛、绕脐痛、潮热、谵语、脉沉实有力等，因热邪与肠中糟粕积聚胃肠所致。也有因津液亏耗，肠道失润，或津亏热结而见不大便者，同属于阳明实证。

　　阳明病典型证候为热证、实证，但也可有虚证、寒证，并可见到变证。如阳明邪热与湿邪互结，而致身黄、发热、小便黄而不利等，则为阳明发黄证。若阳明邪热入血，可见口燥、但欲漱水不欲咽、鼻衄等血热证，甚者瘀热互结可成阳明蓄血证。

阳明病的治则以祛邪为要，主要治法是清、下二法。清法用于无形邪热积聚，目的在于清解里热。下法用于有形之燥屎结聚，目的在于攻逐里实，泄热通便。清法用时当注意邪结的部位，邪热扰于胸膈者，治宜清宣上焦郁热，方用栀子豉汤；邪热盛于中焦，治宜清解阳明里热，方用白虎汤，若见口干舌燥、大渴引饮的津伤证，当在白虎汤的基础上加人参益元气，生津液；若阴伤有热，水气不利，水停下焦，治宜清利下焦，育阴润燥，方用猪苓汤。用下法时，当注意糟粕结聚的程度，而分别选用三承气汤治疗。若因津液不足，肠燥便秘者，此不属热结的范畴，不可用苦寒攻下，宜用润导法，润肠滋燥，缓通大便，方用麻子仁丸。导下通便用蜜煎方或猪胆汁。若见湿热熏蒸发黄者，可用苦寒之品清热利湿退黄。若见阳明血分有热者，可用清热凉血之法。若见阳明中寒证，则用温中和胃、止呕降逆之法。

此外，从阳明病形成的过程可以看到，不管太阳、少阳、本经自病或三阴病转属阳明，其原因虽不相同，但都有共同的规律可循，即津伤致燥（亡津液，胃中干燥）。因此，在阳明病的治疗时要注意保存津液，津液的存亡，标志着阳明病预后的好坏。故治疗阳明病当禁用发汗、利小便的方法。

阳明病经过积极治疗，可以得到痊愈。若治不如法，或邪气盛实，则可出现传变。仲景明言"阳明居中，主土也，万物所归，无所复传"，指凡阳明热、实之邪，若治疗正确，一般不会再传他经。但阳明燥热可上迫于肺，下劫肝肾，轻者伤津耗液，重者阴

损及阳，也能向其他脏腑传变。由于阳明太阴同属中土，脾胃相表里，关系密切，故阳明病对太阴脾影响较大。阳明病过用清下，损伤脾阳脾气，病可转属太阴；但太阴病湿去邪留，从燥而化，又可外出阳明。故后世有"实则阳明，虚则太阴"说法。

第一节　阳明病辨证纲要

原文

陽明之爲病，胃家實是也。（180）

释义

阳明病的表现，就是肠胃燥热结实的证候。

提要

论阳明病提纲。

解析

《灵枢·本输》曰："大肠、小肠皆属于胃。"是以"胃家"实赅胃与大肠而言。"实"即邪气盛实。"胃家实"是对阳明病热证、实证病理机制的高度概括，后世医家将其称之为阳明病的提纲。

阳明为多气多血之腑，阳气昌盛，是以邪入阳明，多从燥化。胃肠燥热亢盛，其病变以热实为特征，但分而言之，又有热证、实证之别。热证者，是燥热之邪尚未与肠中之糟粕相结，只是无形之邪热弥漫全身，以身热、汗自出、不恶寒、反恶热、脉滑为主症；实证者，是燥热之邪与肠中糟粕相结，形成燥屎而阻于肠道，以不大便、潮热、谵语、濈然汗出、脉沉实有力为主症。然无论是热证，还是实证，均属燥热实证，故以

"胃家实"统括之。本条作为提纲，既明确了阳明病的病位在胃肠，又突出了阳明病的病变性质在于"实"，此乃阳明病辨证论治的关键。

原文

問曰：陽明病外證云何？答曰：身熱，汗自出，不惡寒，反惡熱也。（182）

释义

问：阳明病表现在外部的症状是什么？答：身体发热，汗自出，不怕冷，反而怕热。

提要

论阳明病外证，亦是阳明病辨证要点之一。

解析

阳明病多属里热实证，其反映于外的证候，叫做"外证"。阳明病因里热亢盛，蒸腾于外，故见身热，可表现为身大热，发热，或见蒸蒸发热，或见日晡所发潮热等。热盛迫液外泄，故汗自出，可表现为大汗出，或是身濈然汗出，或是手足漐漐汗出，或是手足濈然汗出等。因邪热炽盛，充斥内外，故不恶寒反恶热。本条论及的阳明病外证，为阳明热证与实证所共有，也是阳明病所特有的辨证要点之一。

原文

傷寒三日，陽明脉大。（186）

释义

伤寒第三日，邪气传入阳明时可见到大脉。

提要

论阳明病的主脉。

解析

因阳明为多气多血之经，外邪入于阳明，气血亢盛，奋起抗邪，血脉充盈，故脉应之而大。综而言之，脉大为阳盛内实之征，阳明无论热证、实证，皆以脉大为共同特征；分而言之，阳明热证之脉多为洪大滑数，阳明实证之脉多为沉实而大。

复习思考题

1. 试述阳明病提纲"胃家实"的含义。
2. 阳明病的外在表现是什么？
3. 阳明病为什么可见大脉？

第二节 阳明病本证

一、阳明病热证
（一）白虎汤证

原文

傷寒脉浮滑，此以表有熱，裹有寒，白虎湯主之。（176）

白虎湯方

知母六兩 石膏一斤（碎） 甘草二兩（炙） 粳米六合

上四味，以水一斗，煮米熟湯成，去滓，温服一升，日三服。

臣億等謹按：前篇云，熱結在里，表裹俱熱者，白虎湯主之。又云，其表不解，不可與白虎湯。此云脉浮滑，表有熱，裹有寒者，必表裹字差矣。又陽明一証云，脉浮遲，表熱裹寒，四逆湯主之。又少陰一証云，裹寒外热，通脉四逆湯主之。以此表裏自差，明矣。《千金翼》云白通湯，非也。

释义

伤寒脉来浮滑，这是因为表里都有热，应当用白虎汤治疗。

白虎汤方

知母六两　石膏一斤（捣碎）　甘草二两（炙）　粳米六合

上四味药，用水一斗，煮到米熟，汤药就成了，去除药渣，温服一升，一日服三次。

林亿等作按语说：太阳病篇说：热邪结在里，表里都有热的病人，可用白虎汤治疗。又说：病人表证未解，不可服用白虎汤。本条说脉浮滑，表有热，里有寒，想必是表里两字颠倒了。又有阳明病篇中条文说：脉浮而迟，表热里寒，用四逆汤治疗。又有少阴病篇中条文说：里寒外热，用通脉四逆汤治疗。据此，这里表里两字弄颠倒了是明确的。《千金翼方》说本条用白通汤是错误的。

提要

论述阳明病白虎汤证的辨证论治。

解析

本条举脉略症，论阳明病邪热炽盛，表里俱热的证治。脉浮滑者，浮主热盛于外，滑主热壅于里。其证当为阳明气分大热弥漫，邪热充斥表里内外。以方测症，当有壮热、汗出、不恶寒、反恶热、小便黄赤、口渴、舌红苔黄等症。里热壅盛，充斥内外，故治以白虎汤清透热邪。"表有热，里有寒"句，是论中存疑的问题之一，根据林亿的按语，当是里有热，表有寒，此说里有热无疑，表有寒是指里热壅盛时，气机阻滞而症见四肢逆冷的表象，即如厥阴病篇中说脉滑

而厥的病人，用白虎汤治疗。

原文

三陽合病，腹滿身重，難以轉側，口不仁，面垢，讝語遺尿。發汗則讝語。下之則額上生汗，手足逆冷。若自汗出者，白虎湯主之。（219）

释义

三阳合病，腹部胀满而身体沉重，难以转动，口不知味，面色污浊如蒙有尘垢，谵语，遗尿。用发汗法就会使谵语更加严重。攻下就会引起头额部出汗，手足逆冷。如果有自汗，应当用白虎汤治疗。

提要

进一步论述阳明病白虎汤证的证治。

解析

本条论三阳合病，邪热偏重于阳明的证治及治禁。本条属倒装句法，"若自汗出者，白虎汤主之"，应接在"遗尿"之后。三阳合病，言太阳、阳明、少阳三经同时发病。然从症状表现看，实以阳明热盛为主。阳明热盛气壅，故见腹满；邪热弥漫，经气不利，故见身重，难以转侧；口为胃之外窍，阳明胃热炽盛，浊热上攻，则口不仁；足阳明经脉布于面，热浊之气熏蒸于上，故面垢；热扰神明则谵语；热盛神昏，膀胱失约，则遗尿。"若自汗出者"是运用白虎汤的辨证关键，从185、188条分析，"若自汗出"，正说明太阳、少阳之邪已转属阳明。因而此证初始是"三阳合病"，而至"若自汗出"时，已经为阳明一经之病。阳明无形之邪热充斥，治宜白虎汤辛寒清热。若误用辛温发汗，必更伤津液，而使胃家燥热益甚，谵语加重。若误用苦寒泻下，因其里未成实，必伤伐正气，使阴液竭于下，阳气无

所依附而脱于上，故见额上汗出、手足厥冷之症。

<u>方义</u>

白虎汤由石膏、知母、炙甘草、粳米四药组成。方中石膏辛甘大寒，功擅清热；知母苦寒而润，长于泄火滋燥；石膏、知母相伍，以清阳明亢盛之热而保胃津。炙甘草、粳米，益气和中，一则气足则津生，再则可免寒凉伤胃之弊。四药相合，共成辛寒清热之峻剂。方名白虎，取金气清肃之意。

<u>辨治要点</u>

主症：发热，汗出，口渴，脉浮滑。
病机：阳明无形邪热炽盛，充斥内外。
治法：辛寒清热。方用白虎汤。

白虎汤现代临床可用于急性传染性和感染性疾病，证属里热亢盛者，如乙型脑炎、流行性出血热、大叶性肺炎、钩端螺旋体病、流行性脑脊髓膜炎、流行性感冒、麻疹、败血症等。白虎汤也可治疗内分泌紊乱、代谢性疾病和结缔组织疾病，如风湿热、糖尿病等所致的内热。另有临床报道，白虎汤可辨证用于五官科、皮肤科疾病，如急性口腔炎、牙龈炎、结膜炎、巩膜炎、角膜炎、虹膜炎、交感性眼炎、视神经乳头炎、皮肤瘙痒症、过敏性皮炎、药疹、夏季皮炎、过敏性紫癜等，证属胃热上攻者。

<u>医案选录</u>

孙某，女，3岁。出麻疹后，高热不退，周身汗出，即一身未了，又出一身，随拭随出，可以目见。因思仲景所说"濈然汗出"，证何其似也！患儿口渴唇焦，饮水不辍，切其脉滑数，视其舌则见薄黄。辨证属阳明气分热证，因热迫津液外渗所致。治当清热生津，以防痉厥之变。处方：生石膏30g，知

母6g，甘草6g，粳米一大撮。服1剂，即热退身凉，汗止而愈。［刘渡舟.伤寒论十四讲.天津科学技术出版社，1981］

（二）白虎加人参汤证

<u>原文</u>

伤寒若吐若下后，七八日不解，热结在里，表里俱热，时时恶风，大渴，舌上乾燥而烦，欲飲水數升者，白虎加人参汤主之。（168）

白虎加人参汤方

知母六两 石膏一斤（碎） 甘草二两（炙） 粳米六合 人参二两

上五味，以水一斗，煮米熟汤成，去滓，温服一升，日三服。此方立夏后、立秋前乃可服。立秋後不可服。正月、二月、三月尚凛冷，亦不可與服之，與之則嘔利而腹痛。諸亡血虚家亦不可與，得之則腹痛、利者，但可温之，當愈。

<u>释义</u>

患伤寒或经过涌吐，或经过攻下以后，七八天病还不愈，使热邪结在里，形成表里皆热，出现时时怕风，口渴得很厉害，舌上干燥而心烦，想大量饮水数升，应当用白虎加人参汤治疗。

白虎加人参汤方

知母六两 石膏一斤（捣碎） 甘草二两（炙） 粳米六合 人参二两

上五味药，用水一斗，煮到米熟，汤药就成了，去除药渣，温服一升，一日服三次。本方在立夏后、立秋前才可以服。立秋后不可服。正月、二月、三月天气尚寒冷，也不可服用，如服用了，会出现呕吐、下利

而腹痛。凡失血体虚的人也不可服用，误服会腹痛、下利，如出现这些症状，用温法治疗，可愈。

提要

论述白虎加人参汤证的证治。

解析

本条属伤寒误治，迁延不解，表邪入里化热，阳明胃热炽盛，故曰"热结在里"。里热外蒸，邪热弥漫周身，充斥内外，因而就形成了"表里俱热"的阳明证。热盛津伤，胃中干燥，故口大渴；欲饮水数升，是言渴饮之甚；舌上干燥而烦，是言津伤之甚。其中"烦"字指心烦，既是热扰心神之象，也是津伤渴甚所致。热盛汗出多，津气两伤，且汗出腠理开泄，不胜风袭，故见时时恶风。本证属阳明胃热弥漫，津气两伤，故治以白虎加人参汤清热益气生津。

方义

白虎加人参汤是由白虎汤加人参而成。方中以白虎汤辛寒清热，加人参以益气生津。方后所说"此方立夏后……但可温之，当愈"，这段话在《伤寒论》中其他有关白虎加人参汤条文后及《金匮要略》中白虎加人参汤后均无此 62 字，疑是后人所加。

辨治要点

主症：发热，汗出，口渴甚，伴见时时恶风或背微恶寒，脉洪大。

病机：邪热炽盛，津气两伤。

治法：辛寒清热，益气生津。方用白虎加人参汤。

现代临床中，各种病原微生物（如细菌、病毒、原虫）感染引起的发热；物理因子引起的发热，如暑热；免疫性疾病，如风湿热、红斑狼疮等；代谢紊乱的糖尿病等疾病，可辨证运用白虎加人参汤。

医案选录

林某，女，38 岁。夏月午睡后，昏不知人，身热肢厥，汗多，气粗如喘，不声不语，牙关微紧。舌苔黄燥，脉象洪大而芤。症属暑厥。……治以清暑泄热，益气生津，投白虎加人参汤：朝鲜白参、知母、粳米各 15g，石膏 30g，甘草 9g。服 1 剂后，脉静汗止，手足转温，神识清爽，频呼口渴，且欲冷饮，再投 1 剂而愈。[苏伯鳌.白虎加人参汤治疗中暑作厥.浙江中医杂志，1965；（8）：7]

二、阳明病实证

（一）承气汤证

1. 调胃承气汤证

原文

陽明病，不吐不下，心煩者，可與調胃承氣湯。（207）

調胃承氣湯方

甘草二兩（炙）　芒消半升　大黄四兩（清酒洗）

上三味，切，以水三升，煮二物至一升，去滓，内芒消，更上微火一二沸，温頓服之，以調胃氣。

释义

阳明病，出现大便不通，心烦不安，而未见呕吐，可用调胃承气汤治疗。

调胃承气汤方

甘草二两（炙）　芒硝半升　大黄四两（清酒洗）

以上三味，切碎，取三升水，煮甘草、大黄二药，留取一升，去掉药渣，加入芒硝，再放小火上煮一二开，趁温一次服下，用来调和胃气。

提要

论阳明内实，燥热致烦的证治。

解析

阳明病大便不通，又见心烦，可知心烦为实烦，乃因燥热与糟粕相结于胃肠，浊热上扰心神所致，当用攻下之法。然此证仅见心烦而并无谵语，又不见腹满痛、潮热、手足汗出等症，故只用调胃承气汤泻热润燥通便即可。不吐一症颇具辨证意义，倘若呕吐频繁，反映病机偏上，燥热未结于腹，尚不可用攻下之法。

阳明病心烦有虚实之分，本条之心烦为实烦，需与栀子汤证之虚烦相鉴别。后者是由吐下之后余热留扰胸膈所致。从这个角度来看，本条的"不吐不下"又可理解为治疗的经过，指未经吐下，似有与栀子豉汤证鉴别之意。

原文

太陽病三日，發汗不解，蒸蒸發熱者，屬胃也，調胃承氣湯主之。(248)

释义

太阳病已经三天，用过发汗方法，病证非但没有解除，反而发热如热气蒸腾，这就属于阳明胃腑的病证了，应当用调胃承气汤治疗。

提要

论太阳病汗后转属阳明的证治。

解析

太阳病发汗，本是正确的治法，用之得当，往往一汗而愈。此证发汗后，太阳病不仅未愈，反而见蒸蒸发热，据证而思，可能是发汗不当，又或是病重药轻，以致表邪入里，化燥成实。本条叙证简略，但病归阳明，腑实已成，除发热以外，尚可见腹胀满、大便不通、烦躁等症。蒸蒸发热是阳明腑实证的热型之一，形容发热从内达外，如蒸笼中热气蒸腾之状，反映了阳明燥热尚能蒸腾于外，未完全与糟粕结于肠道，属阳明腑实之初结，病机偏重于燥热内盛，故用调胃承气汤泻热和胃即可。

本条突出蒸蒸发热一症，207条突出心烦一症，皆是从不同角度描述调胃承气汤证的发病特点，并非仅凭一症即可辨证，当与其他症状相互参考，方可辨证准确，学者当自知。

方义

调胃承气汤由大黄、芒硝、甘草三味药组成。方中大黄苦寒泻下，荡涤肠腑；芒硝咸寒泻热，润燥软坚，在方中用量最大，重在泻下肠胃中之燥热；妙在甘草一味，味甘而缓，使硝、黄泻热和胃之力缓缓而行，以使体内蒸蒸之热得以尽泄。其煎法是方中甘草、大黄先煎，芒硝后入烊化。《伤寒论》中调胃承气汤的服法有两种：一为本条的"温顿服之"，意在集中药力，速泻阳明之燥热；一为29条的"少少与服之"，冀缓缓泻热，以除阳复太过之燥热。此因病证不同，而一方二服之法，充分体现了仲景灵活用方的思路。

辨治要点

主症：腹胀满，大便不通，蒸蒸发热，心烦。

病机：腑实初结，燥热内盛，气滞不甚。

治法：泻热和胃，润燥软坚。方用调胃承气汤。

临床应用中，凡急性肠梗阻、急性胰腺炎、急性阑尾炎、胆道感染、乙脑、败血症、流行性出血热、习惯性便秘、结膜炎、咽喉炎、牙周炎、化脓性扁桃体炎、口腔溃疡等，辨证属于阳明腑实，燥热偏盛者，可以用调胃承气汤加减治疗。

医案选录

张某，男，18 岁，1995 年 10 月 4 日初诊。自述 3 天前和同学外出郊游，食大量冷食、瓜果，致腹部胀满而痛，拒按，大便 3 日未行。刻诊：患者面红目赤，脘腹胀痛拒按，舌质红，苔黄腻，脉弦滑。X 线腹部透视可见多个液平面。证属饮食积滞，腑气不通（肠梗阻）。方处调胃承气汤：大黄、芒硝、甘草各 30g。加水 500mL，急煎取汁 150mL 口服，200mL 保留灌肠。药后 1 小时，即解出大量臭秽便，腹胀亦减，X 线腹透（－），胃脘舒畅，矢气频转，梗阻告愈。

[崔素芝，李付强 . 调胃承气汤治验 3 则 . 国医论坛，1999；14（2）：12]

2. 小承气汤证

原文

陽明病，其人多汗，以津液外出，胃中燥，大便必鞕，鞕則讝語，小承氣湯主之；若一服讝語止者，更莫復服。（213）

小承氣湯方

大黃四兩　厚朴二兩（炙，去皮）枳實三枚（大者，炙）

上三味，以水四升，煮取一升二合，去滓，分溫二服。初服湯當更衣，不爾者盡飲之，若更衣者，勿服之。

释义

阳明病，病人出汗较多，由于津液外泄，胃肠中干燥，大便硬结，出现谵语，应

当用小承气汤治疗。如果一次服药谵语就停止，就不要再服了。

小承气汤方

大黄四两　厚朴二两（炙，去皮）　枳实三枚（大的，炙）

以上三味，用四升水煮，留取一升二合，去掉药渣，趁温分两次服。服完第一次药应当排便，如果大便仍然不通，再把剩下的药都喝完。如果喝完第一服药，大便就通了，剩下的药就不要再喝了。

提要

论阳明病便硬谵语的成因与治疗。

解析

阳明病热炽于内，本就容易耗伤津液，再加上汗出较多，津液外泄，津伤更加严重，导致肠中干燥，因而化燥成实，大便多硬结不通。阳明热实内结，腑气不通，浊热上扰心神，轻则烦躁不安，甚则出现谵语。腑实已成，自当攻下，然未见腹满痛、潮热等症，其证势尚不急重，故只用小承气汤泻热行气通便。如果服完小承气汤，大便得通而谵语止者，即当停服，因小承气汤毕竟为攻下之剂，应当中病即止，以防过剂伤正。

原文

陽明病，讝語，發潮熱，脉滑而疾者，小承氣湯主之。因與承氣湯一升，腹中轉氣者，更服一升，若不轉氣者，勿更與之。明日又不大便，脉反微濇者，裏虛也，爲難治，不可更與承氣湯也。（214）

释义

阳明病，梦中说胡话，午后发热，体温升高，脉象滑而数，应当用小承气汤治疗。若服小承气汤一升，腹中有气转动，可再服

一升。如果腹中没有气转动，不可再服。次日又不大便，脉象反见微涩，这是里气已虚，是难治之证，不可再服小承气汤。

提要

论阳明腑实轻证的辨治与注意事项。

解析

阳明病谵语、潮热并见，多为大承气汤证，脉多沉迟有力。而此证脉滑而疾，滑为流利不定，疾为脉搏快速，反映阳明之热尚有散漫之势，并未完全敛结于肠道，恐燥热结实不甚，不敢贸然使用大承气汤，故试投以小承气汤，以观其药效反应，再做进退。小承气汤作为大承气汤的试探剂，其用量也自与常规用量不同，由每次六合增至一升。若服药后，腹中矢气转动，应是腹中有燥屎，得药力推动，郁滞之浊气转动而出。但毕竟小承气汤泻下之力相较大承气汤为弱，故大便不得出，可乘势再服一升，欲合二升小承气汤之力攻下燥屎。倘若服药后腹中无矢气转动，则燥热结实不甚，多为大便初硬后溏，不可再用小承气汤。

第二天大便又秘结不通，脉反见微涩，微为阳气虚衰，涩主阴血不足，属正虚而邪实，邪实当下而正虚又不能下，攻补两难，故为难治。然难治并非不治，仲景虽未明言，后世黄龙汤、增液汤等攻补兼施之剂可随证选用。

方义

小承气汤由大黄、厚朴、枳实三味药组成。方中大黄苦寒攻下，荡涤肠腑；厚朴苦辛而温，行气除满；枳实苦而微寒，理气消痞。合为通腑导滞之剂。与调胃承气汤相较，不用芒硝而用枳、朴，其泻热之力较弱，而通腑之力较强。方中枳、朴之量较大承气汤为小，又无芒硝，其通腑与泻热之力，皆较大承气汤为弱，故名曰小承气。本方三味同煎，不分先后，"初服汤当更衣"，而不言泻下，均体现了该方泻热通腑之力较缓。然小承气汤毕竟为攻下之剂，"若更衣者，勿服之"，提示中病即止，不可过剂伤正。

辨治要点

主症：大便硬结不通，腹满，心烦，潮热，谵语，脉滑而疾。

病机：热实内结，腑气不通。

治法：通腑泻热，消滞除满。方用小承气汤。

临床应用中，凡肠梗阻、急性腹膜炎、急性胰腺炎、急性胆囊炎、胆道蛔虫、术后胃肠功能紊乱、胃柿石症、流脑、乙脑、急性脑血管病、小儿高热惊风、积滞、支气管哮喘、肺心病、荨麻疹、带状疱疹等，辨证属于阳明热实内结，腑气不通者，可以用小承气汤化裁治疗。

医案选录

邹某，女，11岁，1986年12月12日初诊。昨日中午突然感到腹部不适，午后二时许腹痛剧烈，呈阵发性，痛时辗转不安，呕吐胃内容物5次，大便二日未行，无矢气，遂去当地医院急诊。体温37.6℃，血压126/74mmHg，急性痛苦面容，心肺正常，腹部轻度膨胀，无局限性压痛，肠鸣音亢进。X线腹部透视：膈下无游离气体，右下腹部小肠积气并有液平。拟诊为不完全性肠梗阻。予肥皂水灌肠二次，未能排便，痛势不减，劝其手术，患儿家长畏惧不肯，要求转我院用中药治疗，以观后效。

患者症如前述，舌苔厚腻，脉弦细。乃由气机阻滞，通降失司所致。予小承气汤理气通腑，使其"通则不痛"。处方：厚朴6g，

枳实 12g，生大黄 12g（后下）。当日服药 2
帖，矢气连作，下秽臭稀便 3 次，诸症均除。
再投健脾和中之品 2 帖而收全功。［秦亮. 小承
气汤儿科临床运用一得. 国医论坛，1989；（1）：38］

3. 大承气汤证

原文

陽明病，譫語有潮熱，反不能食
者，胃中必有燥屎五六枚也；若能食
者，但鞕耳。宜大承氣湯下之。(215)

大承氣湯方

大黃四兩（酒洗）　厚朴半斤（炙，
去皮）　枳實五枚（炙）　芒消三合

上四味，以水一斗，先煮二物，
取五升，去滓，內大黃，更煮取二升，
去滓，內芒消，更上微火一兩沸，分
溫再服。得下，餘勿服。

释义

阳明病，梦中说胡话，午后发热，体温
升高，反而不能进食，肠中必定有燥屎五六
枚，可用大承气汤攻下；如果能进食，只是
大便硬而已。

大承气汤方

大黄四两（清酒洗）　厚朴半斤（炙，
去皮）　枳实五枚（炙）　芒硝三合

以上四味药，用一斗水先煮厚朴、枳
实，留取五升药液，去掉药渣，放入大黄，
再将药液煮至二升，去掉药渣，放入芒硝，
置小火上煮一两开，分两次趁温服下。若服
药后大便得通，余下的药就不要服了。

提要

以能食与否辨阳明腑实的微甚。

解析

阳明病，谵语、潮热并见，是腑实已

成。一般而言，胃热则消谷善饥，应当能
食，今"反不能食"，必是肠道内有燥屎结
滞，腑气不通程度较重使然，即"胃中必有
燥屎五六枚也"之意，应当用大承气汤荡涤
肠腑，攻下积滞。"宜大承气汤下之"应接
在"胃中必有燥屎五六枚也"之后，是倒装
文法。"胃中"是部位概念，实指肠中。如
果尚能进食，说明燥热结实的程度相对较
轻，燥屎并未真正形成，故不可用大承气
汤，可仿 214 条之法，以小承气汤轻下为宜。

此条以"能食"与否作为辨别阳明腑实
轻重的依据，是在阳明腑实证存在的前提下
才有意义。需知"不能食"也有虚证寒证，
190 条、191 条中的"不能食"是胃中虚冷，
不能化谷所致，与本条的病机绝不相同，当
用温补之法，若误用攻下，则脾胃衰败，会
出现 194 条所云"攻其热必哕"的局面。

原文

病人不大便五六日，繞臍痛，煩
躁，發作有時者，此有燥屎，故使不
大便也。(239)

释义

病人五六日未大便，绕脐疼痛，烦躁不
安，阵阵发作，这是因为肠中有燥屎，所以
才不大便。

提要

论阳明腑实燥屎内结的外候。

解析

大承气汤应用的一个重要依据就是燥屎
的有无，本条接 238 条"胃中有燥屎者，可
攻"而来，进一步探讨了燥屎的辨别方法。
燥屎阻结于肠，腑气不通，故发腹痛。浊热
上扰，故而烦躁。由于大肠绕于脐之四周，
故其腹痛有绕脐疼痛的特点。大肠有自发传

导大便之功能，有一定的时间节律，由于燥屎内结，大肠欲导大便外出而不得，故阵阵攻冲作痛，烦躁发作有时。本条未言治法，但据238条所云，当用大承气汤攻下燥屎。

本条论述了绕脐痛、烦躁发作有时可作为辨别燥屎的依据，对临床颇具指导意义。但临证病情非常复杂，证候变化多端，《伤寒论》中举例论及多种辨别燥屎的方法，有据腹满不减、减不足言而辨者，有据能食与否而辨者，有据小便利与不利而辨者，要根据病情，综合分析，方可做出准确判断。

方义

大承气汤由大黄、芒硝、枳实、厚朴四味药组成。方中大黄苦寒，荡涤肠腑，泻下通便；芒硝咸寒泻热，软坚润燥；枳实苦而微寒，理气消痞；厚朴辛苦而温，行气除满。四药相合，共奏荡涤燥结、攻下实热之功。

方中枳实、厚朴先煎。大黄酒洗后下，气锐先行，斩关夺门，又得芒硝之助，相须为用，攻下之力尤强。大承气汤适用于阳明腑实之重证，为峻下之剂，服药后得大便通即停服，切不可过服而伤正。

辨治要点

主症：大便硬结难解，或热结旁流，腹胀痛，绕脐痛，腹满不减，减不足言，潮热，谵语，手足濈然汗出，脉沉实有力。

病机：阳明热实，燥屎内结。

治法：峻下燥结，荡涤热实。方用大承气汤。

临床中，凡各类肠梗阻、急性胰腺炎、急性胆囊炎、急性阑尾炎、急性腹膜炎、急性黄疸性肝炎、胆石症、胆道蛔虫症、肝硬化腹水、肺炎喘咳、急性脑血管病、精神病、乙脑、肝性脑病、流行性出血热、急慢性肾炎、急性结膜炎、急性咽喉炎、扁桃体炎等，辨证属于阳明热实，燥结较甚者，可以用大承气汤化裁治疗。

医案选录

董某，女，80岁。因脑梗死入院治疗。住院期间出现腹泻，泻下黄水，顺着肛周外流，臭秽不堪，有时稀水中夹有硬粪块。曾用黄连素、思密达等药治疗，无明显效果，邀我科会诊。刻诊：神志模糊，烦躁不安，触及腹部即面显痛苦貌，舌红，苔黄燥，脉沉滑。证属热结旁流，治当急下存阴。方选大承气汤加味，药用生大黄（后下）、芒硝（冲服）、枳实、厚朴、党参、当归各10g。方用1剂，服后泻下燥屎数十枚，腹泻之症，霍然而愈，神志转清，腹痛亦除。[赵文斌.经方治疗疑难病四则.辽宁中医药大学学报，2006；8（6）：52]

表3-1 三承气汤证鉴别表

证型	病机	主症	治法	特征
调胃承气汤证	腑实初结，燥热内盛	腹胀满，蒸蒸发热，心烦，甚则谵语，舌红，苔黄燥，脉滑数或沉实	泻热和胃，润燥软坚	腑实初结，燥热偏亢，痞满不甚
小承气汤证	热实内结，腑气不通	大便硬或热结旁流，腹满，潮热，心烦，甚则谵语，舌红，苔黄，脉沉实	通腑泻热，消滞除满	腑气壅滞较甚，痞满较重，燥热结聚较轻
大承气汤证	燥屎内结，阳明热实	大便闭，或硬结难解，或热结旁流，腹胀满痛（绕脐痛，腹满不减），潮热，谵语，手足汗出，或喘冒直视，目中不了了，舌红，苔老黄焦燥起刺，脉沉实有力	荡涤燥结，通腑泻热	燥热结聚，腑气不通均较甚，痞、满、燥、实、坚俱重

表 3 - 2   三承气汤鉴别表

	调胃承气汤	小承气汤	大承气汤
组成	大黄四两，芒硝半升，甘草二两	大黄四两，厚朴二两，枳实三枚	大黄四两，厚朴半斤，枳实五枚，芒硝三合
煎服	大黄与甘草同煮，芒硝烊化，温顿服之	三物同煮，不分先后，分温二服	大黄后下，芒硝烊化，分温再服
功效	泻热和胃，润燥通便，重在泻热	通腑泻热，消滞除满，重在通腑	荡涤燥结，泻下热实，泻热与通腑之力俱重
应用	阳明腑实，燥热偏盛者用之	阳明腑实，腑气不通者用之	阳明腑实，燥热内结，腑气不通皆重者用之

（二）润导法（麻子仁丸证）

趺阳脉浮而濇，浮则胃氣强，濇则小便數，浮濇相搏，大便則鞕，其脾爲约，麻子仁丸主之。（247）

麻子仁丸方

麻子仁二升　芍藥半斤　枳實半斤（炙）　大黄一斤（去皮）　厚朴一尺（炙，去皮）　杏仁一升（去皮尖，熬，别作脂）

上六味，蜜和丸如梧桐子大，飲服十丸，日三服，渐加，以知爲度。

释义

趺阳脉浮而涩，胃热盛故脉浮，小便数故脉涩，浮脉与涩脉同见，大便就会硬结不通，这是脾津为胃热约束，不能输布的缘故，应当用麻子仁丸治疗。

麻子仁丸方

麻子仁二升　芍药半斤　枳实半斤（炙）　大黄一斤（去皮）　厚朴一尺（炙，去皮）　杏仁一升（去掉皮、尖，炒，另捣如脂膏的样子）

以上六味，捣碎后加蜜制成丸，如梧桐子那么大。每次服十丸，一天服三次，逐渐增加服药量，以大便得通为准。

提要

论脾约便秘的脉症与治法。

解析

趺阳即冲阳穴，位于足背第二、第三跖骨间，属足阳明胃经，诊之可候脾胃之气的盛衰。趺阳脉浮，主胃热盛，涩主脾阴虚，浮涩并见，反映了胃强脾弱的状态。脾输布津液的功能为胃热所约束，津液不能还入肠道，而偏渗于膀胱，故大便硬而小便数。脾约之便秘与承气汤证不同，其临床特点是大便干结，甚则干如羊屎，但不更衣十余日无所苦，同时无潮热、谵语、腹满痛等症，治疗当以泻热润肠，缓通大便为法，选用麻子仁丸。

方义

麻子仁丸由小承气汤加麻子仁、芍药、杏仁、蜜组成。方中重用麻子仁，甘平润肠通便，为君；芍药补益脾阴，杏仁降气润肠，为臣；小承气汤泄下热实，行气导滞，为佐；蜂蜜味甘，润肠通便，为使。诸药合而为丸，具润肠滋燥、缓通大便之功。

麻子仁丸虽为缓通大便之剂，然毕竟含有小承气汤中药物，故虚人不宜久服，孕妇亦当慎用。至于麻子仁丸的服用量，由于病证有轻重，体质有不同，故应从十丸起渐加，以大便通畅为准，即"以知为度"之意。

辨治要点

主症：大便硬，甚则干如羊屎，无潮热、谵语、腹满痛等症，小便数。

病机：胃热肠燥津亏。

治法：泻热润肠通便。方用麻子仁丸。

临床中，凡习惯性便秘、产后便秘、术后便秘、痔疮、支气管炎、支气管哮喘、鼻衄、中风、肾炎等，辨证属于胃热肠燥津亏者，可以用麻子仁丸加减治疗。

医案选录

刘某，女，29岁，陕西神木县人。产后小便失禁两月。患者自述产后出现小便频数，且站立行走时即有小便流出，无其他明显不适。在本地经中西药治疗无效，于1991年3月5日来第四军医大学西京医院就诊。泌尿外科诊断为压力性尿失禁，建议保守治疗3个月，若无效则进行手术治疗，遂来中医科求治。患者体质中等，面色略显苍白虚肿，自汗，舌质偏红，苔微黄，脉细弱。又诉大便二三日一行，质地干硬。思此证尿失禁、频数、大便秘结、自汗，与脾约证相似，尿失禁乃系小便频数之甚者，乃投麻子仁丸加味：麻子仁15g，杏仁12g，大黄8g，枳实10g，芍药12g，厚朴12g，金樱子12g，4剂。3月12复诊，谓服药后大便通畅，小便即恢复正常。停药后大便又干结难下，小便也不能自控。药证相符，嘱常服麻子仁丸，保持大便通畅，携药回家。后托人来告，病愈两月，未再复发。[王三虎. 麻子仁丸治疗尿失禁. 实用中医内科杂志，1992；6（2）：30]

（三）下法辨证

原文

陽明病，脉遲，雖汗出不惡寒者，其身必重，短氣腹滿而喘，有潮熱者，此外欲解，可攻裏也。手足濈然汗出者，此大便已鞕也，大承氣湯主之；若汗多，微發熱惡寒者，外未解也，其熱不潮，未可與承氣湯；若腹大滿不通者，可與小承氣湯，微和胃氣，勿令至大泄下。（208）

释义

阳明病，脉迟，虽然汗出却不怕冷，病人多会感到身体沉重，同时腹部胀满，呼吸短促而喘，如有潮热，提示表证已经解除，可攻下其里实。如果出现手足汗出连绵不断，这是大便已经结硬的确据，应当用大承气汤治疗。如果汗出较多，并有轻微发热恶寒，说明表证未解，病人不发潮热，就不可以用承气汤攻下。假如腹部十分胀满而大便不通，可用小承气汤轻下通便，轻微调和一下胃气，切不可令大便泄下太过。

提要

论表里证的辨别及大、小承气汤的辨治要点。

解析

本条当分三段来理解，从"阳明病，脉迟"至"大承气汤主之"为第一段，论述大承气汤证的主脉主症。一般来讲，脉迟主寒，必迟而无力。此证之脉迟为脉象不流利，有结难开之象，乃因实热结滞于内，腑气壅塞，脉道不利所致，故必沉迟而有力。阳明里热迫津外泄，故汗出。不恶寒者，意在与表证之汗出、恶寒鉴别。阳明热实内结，经腑不通，外则经气不利而身重，内则腑气不通而腹满，肺气不降而气喘。午后申酉之时为阳明气旺之时，此时发潮热，说明阳明腑实已成，可用承气之辈攻下里实。手足濈然汗出，是手足汗出连绵不断之意。四肢禀气于脾胃，燥热内结于肠腑，不得蒸汗于周身，只能逼迫津液外泄于手足，故手足汗出。上述情况说明燥热已完全敛结于肠腑，燥屎已成，当用大承气汤峻下热实。

从"若汗多"至"未可与承气汤"为第二段，论述表证未解，里实尚轻，不可攻下。发热恶寒并见，又见汗多，多是表证未解；又不见潮热，知腑实未成，自不可用承气汤攻下。

从"若腹大满而不通者"至"勿令致大泄下"为第三段，论述小承气汤的应用要点。腹大满不通，说明阳明腑气壅滞，气滞不通较甚。未见潮热、谵语，说明燥热不甚。故只可用小承气汤轻下以微和胃气，不可用大承气汤峻攻，以防泄下太过而伤及正气。

本条论述了承气汤的攻下时机，强调阳明腑实兼有表证者，不可攻下，当先解表后攻里。至于大、小承气汤的运用，关键在于燥屎是否形成，本条提出了手足濈然汗出作为应用大承气汤的依据，以腹大满不通作为应用小承气汤的辨证要点，均具有重要的临床指导意义。

原文

陽明病，潮熱，大便微鞕者，可與大承氣湯。不鞕者不可與之。若不大便六七日，恐有燥屎，欲知之法，少與小承氣湯，湯入腹中，轉失氣者，此有燥屎也，乃可攻之。若不轉失氣者，此但初頭鞕，後必溏，不可攻之，攻之必脹滿不能食也，欲飲水者，與水則噦。其後發熱者，必大便復鞕而少也，以小承氣湯和之。不轉失氣者，慎不可攻也。（209）

释义

阳明病，出现潮热，大便干硬，可用大承气汤治疗。大便不硬，就不可以用。如果

六七日未解大便，怀疑有燥屎内结，想知道肠中是否有燥屎，可让病人服用少量的小承气汤，汤药服下后，腹中有矢气转动的，说明肠中燥屎已结，方可以用大承气汤攻下。如果没有矢气转动，这只是大便初头干硬，后段多为稀溏，就不可以攻下。如用攻下之法，就会导致病人腹胀满而不能进食，想要喝水的，喝水下去后还会发生呃逆。假如后来又重见发热，可能是大便又转干硬而量少，用小承气汤轻下大便，调和一下胃气即可。总之，腹中没有矢气转动，千万不可以攻下。

提要

论燥屎的测知方法及大小承气汤的应用。

解析

本条可分四段来理解。从"阳明病"至"不可与之"为第一段，论述大承气汤的宜忌。阳明病，发潮热，虽多见于阳明腑实证，但尚须结合大便等其他情况，才能做出准确的判断。潮热与大便硬并见，可能伴有腹满痛拒按、手足濈然汗出等症，才是燥屎内结的确据，方可用大承气汤攻下。若仅见潮热而大便不硬，则阳明里实证尚未真正形成，自不可用承气汤攻下。即使微硬者，也说明阳明燥结不甚，尚不足以用大承气汤峻攻。由此观之，本条"大便微硬"的"微"应是衍文。

从"若不大便六七日"至"乃可攻之"为第二段，论述以小承气汤测知燥屎的方法。病人不大便六七日，但腹满痛、潮热、谵语等症不显著，其燥热结实的程度不明，不可贸然用大承气汤攻下。如果怀疑有燥屎内结，可以用小承气汤试探。小承气汤服下后，如果腹中有矢气转动，此为燥屎为药力

推动而浊气下趋的表现，只是小承气汤药力较轻，尚不能泻下燥屎，如此，便可以放心用大承气汤攻下。

从"若不转失气者"至"与水则哕"为第三段，论述误攻后的变证。如果服用小承气汤，腹中并无矢气转动，说明燥屎未成。由于燥结不甚，只是大便初头硬而后段尚未结实，即"初头硬，后必溏"之意，自不可用大承气汤攻下。若妄用大承气汤，必伤中气，则脾胃衰败，不能运化，出现腹部胀满、不能食等症状，严重的由于胃气上逆，甚至出现饮水而呃逆的局面。

从"其后发热者"至"慎不可攻也"为第四段，论述下后大便复硬的治法。阳明腑实证经攻下后，不久大便又硬，且出现发热，可能是邪热复聚，再次化燥成实。但毕竟是在下后，其大便虽硬，而数量必然不多，因此以小承气汤轻下大便，调和肠胃即可。大承气汤毕竟为峻攻之剂，妄用会损伤正气，故仲景反复告诫"不转失气者，慎不可攻也"。

大承气汤为承气汤中攻下力最强的方剂，用之得当，则便通而病愈，用之不当，易伤正气。对于一些病情复杂，难以明确辨证的阳明腑实证，往往先用小承气汤轻下里实，或先用小承气汤试探燥屎是否形成，然后再酌情用大承气汤攻下。但是当遇到阳明里实急证时，则又必须当机立断，用大承气汤釜底抽薪，急下存阴，体现了仲景应用大承气汤"审慎"与"果断"的两个原则。

三、阳明病寒证、虚证

原文

食穀欲嘔，屬陽明也，吳茱萸湯

主之。得湯反劇者，屬上焦也。（243）

吳茱萸湯方

吳茱萸一升（洗） 人參三兩 生薑六兩（切） 大棗十二枚（擘）

上四味，以水七升，煮取二升，去滓，温服七合，日三服。

释义

进食就想呕吐，病属阳明，应当用吴茱萸汤治疗。服汤药后呕吐反而加重的，是病在上焦。

吳茱萸湯方

吳茱萸一升（洗） 人參三兩 生姜六兩（切） 大棗十二枚（擘）

以上四味药，用水七升，煮取二升，去掉药渣，温服七合，一天服用三次。

提要

论阳明中寒欲呕及与上焦有热的鉴别。

解析

食谷欲呕，病位有中焦、上焦之分，证有寒热之别。据190条"阳明病不能食名中寒"之说，如胃阳亏虚，水饮内停，或浊阴上逆，不仅食不下，而且可有食谷欲呕之症，此皆可用吴茱萸汤温中暖胃，降逆止呕。如上焦有热，胃气上逆致食谷欲呕者，此时若用吴茱萸汤之辛温，以热助热，必拒而不纳，反使呕逆加剧。此条提示医者，呕吐一证的原因不同，病位有别，临证当参合四诊，细心分析辨证。

方义

吴茱萸汤由吴茱萸、人参、生姜、大枣组成。方中吴茱萸为主药，温胃暖肝，降逆止呕；配以大剂量生姜，散寒止呕；再配以人参、大枣补虚和中。全方具有温胃补虚、散寒降逆的功效，脾胃虚寒，或肝胃虚寒，浊阴上逆等证，皆可用之。

辨治要点

主症：不能食，食即呕吐，呕吐物无酸腐之气味，或呕吐痰涎清水，或伴有胃脘疼痛不适，喜温喜按。

病机：胃阳不足，浊阴上逆。

治法：温胃散寒，和胃降逆。方用吴茱萸汤。

吴茱萸汤主要用于呕吐，如慢性胃炎、胃窦炎、眩晕症、偏头痛、慢性胆囊炎、痛经等辨证属肝胃虚寒者，可以考虑使用。

医案选录

杨某，男，42 岁。偶尔食不适即呕吐，吐出未经消化之食物及夹杂不少黏沫，吐出量不多，为此未引起足够的重视，如此延续了将近 10 年。近 1 年多以来病情加重，发展为每日饭后隔 1～2 小时，即频频呕吐不休，天气寒冷时尤其严重。曾用过不少止呕和胃健胃等药品，未曾获效。现手足厥逆，消化迟滞，脉沉而迟。治以吴茱萸汤。吴茱萸 12g，人参 6g，生姜 30g，大枣 5 枚。服 3 剂后呕吐减十分之五六，继服 7 剂呕吐又复发到原来的程度，经询问情况才知道因当时未能找到生姜而以腌姜代替，不仅无效反而又使病情反复。后配以生姜再进 4 剂，呕吐减十分之七八，饮食增加，手足厥逆好转。宗此方化裁，共服二十余剂，呕吐消失，观察 1 年来，未见复发。[赵明锐. 经方发挥. 山西人民出版社. 1982]

复习思考题

1. 白虎汤证与白虎加人参汤证的主症、病机、治法有何异同？

2. 试从主症、病机、治法、方药等方面论述大承气汤证、小承气汤证、调胃承气汤证的异同点。

3. 吴茱萸汤的适应证是什么？

第三节　阳明病变证

一、发黄证

（一）湿热发黄证

1. 茵陈蒿汤证

原文

陽明病，發熱汗出者，此爲熱越，不能發黄也。但頭汗出，身無汗，劑頸而還，小便不利，渴飲水漿者，此爲瘀熱在裏，身必發黄，茵陳蒿湯主之。（236）

茵陳蒿湯方

茵陳蒿六兩　栀子十四枚（擘）大黄二兩（去皮）

上三味，以水一斗二升，先煮茵陳，減六升，内二味，煮取三升，去滓，分三服。小便當利，尿如皂莢汁狀，色正赤，一宿腹減，黄従小便去也。

释义

阳明病，症见发热汗出，这是邪热还可以向外泄越，因此也就不可能发黄。如果只是头部出汗，身上没有汗，汗出齐颈部而止，又见小便不利，口渴大喝汤水，这是邪热瘀滞在里，周身就会发黄，应当用茵陈蒿汤治疗。

茵陈蒿汤方

茵陈蒿六两　栀子十四枚（掰开）　大黄二两（去皮）

以上三味，用一斗二升水，先煮茵陈，至消耗掉六升水时，加入其他二味，煮取三升，去掉药渣，分作三次服。药后小便应当通利，尿像皂荚水那样，颜色正赤，过一夜腹胀便会减轻，这是黄从小便排出体外的表现。

原文

伤寒七八日，身黄如橘子色，小便不利，腹微满者，茵蔯蒿汤主之。（260）

释义

伤寒病已七八天，症见周身发黄像橘子一样的颜色，小便不利，腹中轻微胀满的，应当用茵陈蒿汤治疗。

提要

此二条论述茵陈蒿汤证的病机、临床表现与治法。

解析

236条所言阳明病发热汗出，是热邪向外发泄，同时水湿亦得到去除，湿热不能相结，故不能发黄。若发热仅伴有头汗出，而颈部以下周身无汗，又见小便不利，则热和湿邪均不能宣泄外达而蕴结于里。湿热熏蒸，故见头汗出。湿热郁滞于里，致三焦气化失司，使无汗或汗出不畅、小便不利等症更为加剧，两者互为因果，最终导致发黄。湿热交阻，气化不利，津液不布，且热伤津液，可见渴引水浆。湿热蕴结中焦，气机阻滞可见腹满，如260条所述证候。中焦湿热蕴结，熏蒸肝胆，胆热液泄，故致发黄，症见目黄、身黄、小便黄，黄色鲜明如橘子色。

茵陈蒿汤证是阳明湿热发黄的代表方证，湿热蕴结，并兼有腑气壅滞，治当清利湿热，通腑退黄。

方义

茵陈蒿汤由茵陈蒿、栀子、大黄组成。方中茵陈蒿为主药，苦寒清热利湿，并有疏利肝胆、退黄的作用。栀子苦寒，清泄三焦而利小便。大黄苦寒，泻热行瘀，兼有利胆退黄的作用。三药合用，使大小便通利，湿热尽去，且取效甚捷，如方后所云。

辨治要点

主症：身黄如橘子色，目黄，小便深黄而不利，发热，无汗，或头汗出，齐颈而还，口渴，腹微满。舌红，苔黄腻，脉弦数或滑数。

病机：湿热蕴结，熏蒸肝胆，兼腑气壅滞。

治法：清热利湿退黄。方用茵陈蒿汤。

茵陈蒿汤临床可用于黄疸性肝炎、胆囊炎、新生儿溶血症、皮肤瘙痒症等属湿热者。

医案选录

陈某，男，34岁。患者5天前自觉四肢酸软，不思饮食，继之全身发黄，小便如茶，并伴恶心、呕吐、厌油和右胁胀痛而入院治疗。查其精神欠佳，皮肤巩膜黄染，肝区压痛，肝大2.5cm，脾未触及。肝功能报告：碘试验32U，VDB（＋），GTP＞200U，尿胆红素（＋）。诊断为黄疸（阳黄）。用栀子、大黄各10g，郁金、茯苓各15g，虎杖、败酱草各20g，茵陈50g，丹参30g，赤芍15g，黄连5g，川楝子10g，水煎服。用药10剂，诸症均消失，肝功能恢复正常，痊愈出院。[吴恒中.加味茵陈汤治疗急性黄疸型肝炎105例.陕西中医，1991；（3）：128]

2. 栀子柏皮汤证

原文

伤寒，身黄，發熱，栀子檗皮湯主之。（261）

栀子檗皮湯方

肥栀子十五箇（擘）　甘草一兩（炙）　黄檗二兩

上三味，以水四升，煮取一升半，去滓，分温再服。

释义

伤寒病，症见周身发黄和发热，应当用栀子柏皮汤治疗。

栀子柏皮汤方

肥栀子十五个（掰开）　甘草一兩（炙）　黄柏二兩

以上三味，用四升水，煮取一升半，去掉药渣，分两次温服。

提要

本条论栀子柏皮汤证的证治。

解析

外感病发热不退，又见身黄鲜明如橘子色，或伴无汗，或汗出不畅，小便短赤等症，必是湿热互结之阳黄。本证未言渴引水浆，腹满，可见病邪不盛，腑气阻滞亦较轻。根据病证的基本性质，治法当清利湿热退黄，方用栀子柏皮汤。以方测证，从其方药配伍和剂量来看，均提示本证属湿热发黄，热重湿轻之证。

方义

栀子柏皮汤由栀子、甘草、黄柏组成。方中栀子为主药，性味苦寒，能清泄三焦之热，通利水道，又因其性滑利而有通腑功能，然剂量较小，且不配大黄，故泻下力不

强。黄柏苦寒，善清下焦湿热。甘草甘温和中。三药相配，清热利湿，轻剂去实。

辨治要点

主症：身黄、目黄如橘子色，发热，无汗或汗出不畅，小便不利而色黄，口渴，心烦，舌红苔黄。

病机：湿热相合，熏蒸肝胆，为湿热发黄之轻证。

治法：清泄湿热退黄。方用栀子柏皮汤。

本方临床主要用于治疗传染性肝炎、胆囊炎、尿路感染、急性结膜炎等，辨证属湿热，证情较轻者。

医案选录

盛某，男，28岁。初起发热恶寒，体温38.2℃，浑身骨节酸痛，汗出不畅，诊为感冒而投发散之剂，发热缠绵周余不退，继则出现胸脘痞满，不思饮食，食入加胀，身面渐黄，尿也如浓茶样，经肝功能检查，黄疸指数20U，谷丙转氨酶600U，诊断为急性黄疸性肝炎。舌苔黄腻，脉滑数。中医辨证为湿热黄疸，属阳黄之证，方用栀子柏皮汤合茵陈五苓散加减。茵陈18g，栀子12g，黄柏9g，当归9g，猪茯苓各12g，生麦芽15g，甘草4.5g。上方随证出入服十余剂，黄疸消退，肝功能正常，后以原法更小其制，并配入运脾和胃之品，调理月余，身体康复。［陈明，张印生.伤寒名医验案精选.学苑出版社，1998］

3. 麻黄连轺赤小豆汤证

原文

伤寒瘀熱在裏，身必黄，麻黄連軺赤小豆湯主之。（262）

麻黄連軺赤小豆湯方

麻黄二兩（去節）　連軺二兩（連

翘根是） 杏仁四十箇（去皮尖） 赤小豆一升 大棗十二枚（擘） 生梓白皮一升（切） 生薑二兩（切） 甘草二兩（炙）

上八味，以潦水一斗，先煮麻黄再沸，去上沫，内諸藥，煮取三升，去滓，分温三服，半日服盡。

释义

伤寒病，邪热瘀郁在里，周身发黄，应当用麻黄连轺赤小豆汤治疗。

麻黄连轺赤小豆汤方

麻黄二两（去节） 连轺二两（连翘根是） 杏仁四十个（去皮尖） 赤小豆一升 大枣十二枚（掰开） 生梓白皮一升（切） 生姜二两（切） 甘草二两（炙）

以上八味，用一斗雨水，先煮麻黄两个开，去掉药液上的浮沫，加入其他药物，煮取三升，去掉药渣，分三次温服，半天内服完。

提要

本条论麻黄连轺赤小豆汤证治。

解析

伤寒，指外感风寒表邪未尽，当见发热、恶寒、无汗等症。瘀热，指热邪郁阻于里。症见发黄，提示热与湿合，互结于里，当见目黄、身黄、小便黄而短少等症。本证多见于湿热发黄的早期，一方面病邪郁表，腠理闭塞而无汗；另一方面，部分病邪化热入里，影响三焦气化，水道不通，则小便不利。湿无出路，与热相合，熏蒸肝胆而导致发黄。治疗当以祛邪为要，解表发汗，以散在表之寒，清利小便，以泄在里之热，而发汗、利小便均是除湿祛水之途径，即开鬼

门、洁净府之意。湿热既除，身黄得退。

茵陈蒿汤证、栀子柏皮汤证及麻黄连轺赤小豆汤证，均为湿热发黄，以身目黄如橘子色、无汗、小便不利为共同证候特征。然茵陈蒿汤证湿热较重，兼腑气壅滞，症见发热甚而腹满、便秘；栀子柏皮汤证热重湿轻；麻黄连轺赤小豆汤证是湿热内蕴，兼表证未解，故兼有恶寒无汗，或身痒，多见于发黄证早期。三方均取清利湿热以退黄，然茵陈蒿汤清利之功较强，并兼通腑泄热；栀子柏皮汤清利之功较弱，以单纯清泄湿热见长；麻黄连轺赤小豆汤则清利之功最弱，但兼有解表发汗散邪之功。

方义

麻黄连轺赤小豆汤由麻黄、连轺、杏仁、赤小豆、大枣、生梓白皮、生姜、甘草组成。方中麻黄、杏仁、生姜散表邪，三味相配，既能发汗又能开提肺气以利水湿。连轺、赤小豆、生梓白皮辛凉而苦，清热利湿。生梓白皮为梓树的韧皮部，药房多不备，可代以桑白皮。甘草、大枣调和脾胃。方用潦水煎药，盖雨水味薄，不助湿热之邪。诸药协同，表里宣通，湿热泄越，则黄退身和。本方取雨水煎药，现多用普通水代之。

辨治要点

主症：发热，恶寒，无汗，身黄、目黄如橘子色，小便不利、色黄。

病机：湿热内蕴，熏蒸肝胆，兼风寒束表。

治法：清热利湿，解表散邪。方用麻黄连轺赤小豆汤。

本方临床主要用于急性黄疸性肝炎、急性肾小球肾炎、急性支气管炎、支气管哮

喘、荨麻疹等，辨证属湿热偏表者。

医案选录

张姓女，年甫十六，初起全身乏力，右胁胀闷或痛，继而出现目黄，小溲黄赤。诊见：额及胸部皮疹色红，高出皮肤，压之褪色，舌红苔腻，两脉俱弦。肝功：黄疸指数15U，谷丙转氨酶＞300U，麝浊4U，锌浊10.5U，麝絮（－）。脉症合参，证系湿热蕴阻肝胆，胆汁排泄不畅，内迫血分，外发肌肤所致。黄疸初期，病邪偏表，议用麻黄连轺赤小豆汤加大黄、赤芍、丹皮以活血退黄，龙胆草、土茯苓以泻肝解毒。连进十余剂，目黄尽退，苔腻化薄，皮疹若失，遂改用泻肝调脾兼清余邪之品，药如丹参、鸡血藤、黄精、当归、白芍、石斛、郁金、胆草、苡仁、焦楂等，前后调理四十余日，肝功恢复正常。[魏千里. 麻黄连轺赤小豆汤应用举隅. 辽宁中医杂志，1987；(5)：30]

（二）寒湿发黄证

原文

傷寒發汗已，身目爲黄，所以然者，以寒濕在裏不解故也。以爲不可下也，於寒濕中求之。（259）

释义

伤寒发汗后，周身及面目发黄，所以这样，是因为寒湿在里不解的缘故。这不可以攻下，应当在治寒湿的方法中寻求治法。

提要

本条论述寒湿发黄证治及治禁。

解析

寒湿发黄，亦即阴黄。多因平素脾阳不足，中气本虚，内有寒湿。发汗后脾阳更虚，寒湿更盛，以致寒湿中阻，影响肝胆的疏泄功能，胆汁不循常道，外溢皮肤，故身

目、小便俱黄。寒湿俱为阴邪，其性沉滞，故黄色晦暗而无光泽，与湿热阳黄色泽鲜明者不同。治宜温阳利湿退黄，此即于"寒湿中求之"之意。切不可因寒湿腹满等征象，而误用清下之法。根据病情，阴黄之治，小便畅利者，可与茵陈术附汤；小便不利者，可与茵陈五苓散。

二、血热证

原文

陽明病，下血讝語者，此爲熱入血室，但頭汗出者，刺期門，隨其實而瀉之，濈然汗出則愈。（216）

释义

阳明病，症见下血和谵语，这就是热入血室证，只是头部汗出，用针刺期门穴的方法，根据病人实证的程度来泻邪气，达到通身汗出，病就会痊愈。

提要

本条论述热入血室的一种表现。

解析

"血室"即指胞宫，是近来多数学者所主张的。热入血室属邪热侵犯血分的证候之一。血热乘心，上扰神明则谵语。血热妄行则下血，下血包括便血或阴道出血等症。本证大多伴有月经适来或适断，或伴胸胁满或少腹急结等症。但头汗出，提示气机不通，血热不能外透而熏蒸于上。热入血室证虽病变部位主要在胞宫，但与冲脉和肝脏均有关联，其治可刺期门穴。因期门为肝之募穴，刺之可利肝气，泄肝热，使气机通，血脉和，则汗出邪达而愈。

原文

陽明證，其人喜忘者，必有畜血。

所以然者，本有久瘀血，故令喜忘。屎雖鞕，大便反易，其色必黑者，宜抵當湯下之。（237）

释义

阳明病的证候，病人出现健忘，多有瘀血蓄积。之所以会这样，是因为本来就有陈旧的瘀血，因此才使人健忘。大便虽然硬结，反而容易排出，它的颜色也多是黑色的。适合用抵当汤来泻下。

提要

本条论述阳明蓄血证证治。

解析

"本有瘀血"，是说发病前肠中就素有蓄血。发病之后，阳明之热与瘀血结合，瘀热搏结，新血不生，心神失养，故令喜忘。因血性濡润，部分离经之血与粪便结合，故大便虽硬但排出反易，色黑如胶漆，此为本证的诊断依据。治宜破血逐瘀，用抵当汤下之。

蓄血证有太阳蓄血和阳明蓄血两种。太阳蓄血证，为太阳之邪不解，随经入腑，热与血结于下焦，以致出现少腹急结，或硬满，小便自利，如狂，发狂等症。阳明蓄血证，为阳明邪热与旧有之瘀血相结于肠内，心神失养，故见喜忘，大便虽硬而易出，其色必黑。太阳蓄血多为"新瘀"，而阳明蓄血为"本有久瘀血"，也即内有"宿瘀"。二者成因和证候虽有差异，但其病机均为邪热与瘀血相结，同为蓄血证，故均可用抵当汤。

方义

方用水蛭味咸性平，有毒，功能破血逐瘀，散结消癥；虻虫性味苦寒，有毒，功同水蛭，但作用较猛烈，不如水蛭作用缓和而持久；桃仁苦平甘润攻血；大黄苦寒，可荡血下热。

辨治要点

主症：由阳明热证与蓄血证组成，辨证要点是发热，健忘，黑便。

病机：阳明邪热与宿瘀相结。

治法：泻热逐瘀。方用抵当汤。

本方临床应用见"辨太阳病脉证并治"篇。

复习思考题

1. 试述湿热发黄的病因病机、主要表现以及治疗大法与代表方药。

2. 麻黄连翘赤小豆汤的适应证有哪些？

3. 试述阳明蓄血证与太阳蓄血证的区别与联系。

附录条文

原文

傷寒無大熱，口燥渴，心煩，背微惡寒者，白虎加人參湯主之。（169）

释义

患伤寒表热不甚，口中干燥而渴，心烦不安，背部微觉怕冷，应当用白虎加人参汤治疗。

原文

傷寒脉浮，發熱惡汗，其表不解，不可與白虎湯。渴欲飲水，無表證者，白虎加人參湯主之。（170）

释义

伤寒脉见浮，发热不出汗，表证没有解

除，不可给服白虎汤。口渴欲饮水，又没有表证，才可以用白虎加人参汤治疗。

原文

問曰：病有太陽陽明，有正陽陽明，有少陽陽明，何謂也？答曰：太陽陽明者，脾約是也；正陽陽明者，胃家實是也；少陽陽明者，發汗、利小便已，胃中燥煩實，大便難是也。（179）

释义

问：病有太阳阳明，有正阳阳明，有少阳阳明，说的是什么意思？答：太阳阳明，就是脾约；正阳阳明，就是胃家实；少阳阳明，是发汗利小便后，胃肠干燥，里热结实，而出现的大便困难。

原文

問曰：何緣得陽明病？答曰：太陽病，若發汗，若下，若利小便，此亡津液，胃中乾燥，因轉屬陽明。不更衣，內實，大便難者，此名陽明也。（181）

释义

问：什么缘故得阳明病？答：太阳病，或者发汗，或者攻下，或者利小便，这就大伤津液，而致胃肠干燥，邪热就转入阳明。不大便，胃中里热结实，大便困难，这就叫做阳明病。

原文

問曰：病有得之一日，不發熱而惡寒者，何也？答曰：雖得之一日，惡寒將自罷，即自汗出而惡熱也。（183）

释义

问：阳明病初得的时候，不发热反而怕冷，这是为什么？答：虽然是初得的第一天，怕冷也将自行停止，随即就会出现自汗出而怕热。

原文

問曰：惡寒何故自罷？答曰：陽明居中，主土也，萬物所歸，無所復傳，始雖惡寒，二日自止，此爲陽明病也。（184）

释义

问：怕冷为什么能自止呢？答：阳明居中央，主土，为万物之所归，而无所再传，开始虽然怕冷，第二天就自止，这是阳明病。

原文

本太陽初得病時，發其汗，汗先出不徹，因轉屬陽明也。傷寒發熱無汗，嘔不能食，而反汗出濈濈然者，是轉屬陽明也。（185）

释义

本来是太阳病，初得病时，发汗，汗出不透，因而转属阳明，伤寒发热而无汗，呕吐不能进食，反见连绵不断汗出，这是病已转入阳明。

原文

傷寒轉繫陽明者，其人濈然微汗出也。（188）

释义

伤寒病转系阳明时，病人就会不断地微微出汗。

原文

陽明中風，口苦咽乾，腹滿微喘，發熱惡寒，脉浮而緊，若下之，則腹滿小便難也。（189）

释义

阳明中风证，见到口苦，咽喉干燥，腹

部胀满，微微气喘，发热恶寒，脉象浮而紧，如果用泻下的方法，就会造成腹部更加胀满，并且小便困难。

原文

陽明病，若能食，名中風；不能食，名中寒。（190）

释义

阳明病，如果能够进食，就叫做中风：不能进食，就叫做中寒。

原文

陽明病，若中寒者，不能食，小便不利，手足濈然汗出，此欲作固瘕，必大便初鞕後溏。所以然者，以胃中冷，水穀不別故也。（191）

释义

阳明病，如果属中寒的，就会出现不能进食、小便不利、手足连绵汗出等症，这也是将要形成固瘕证的表现，大便多是初头干硬，后段稀溏。之所以出现这种情况，是因为胃肠虚寒，不能消化泌别水谷的缘故。

原文

陽明病，初欲食，小便反不利，大便自調，其人骨節疼，翕翕如有熱狀，奄然發狂，濈然汗出而解者，此水不勝穀氣，與汗共并，脉緊則愈。（192）

释义

阳明病，起初想进食，小便反而不利，大便通调，病人骨节疼痛，有如轻浅发热的样子，突然发狂，连绵不断汗出而病愈，这是水湿邪气不能战胜水谷精气，湿邪随汗排出体外，邪解脉和，故脉紧自去。

原文

陽明病欲解時，從申至戌上。（193）

释义

阳明病，将要解除的时间是，从下午三时至下午九时之间。

原文

陽明病，不能食，攻其熱必噦，所以然者，胃中虛冷故也。以其人本虛，攻其熱必噦。（194）

释义

阳明病，病人不能进食，如果用攻下里热的方法治疗，会导致呃逆。之所以会这样，是因为胃中虚寒的缘故。因为病人胃气本来就虚弱，所以攻下里热，就会出现呃逆。

原文

陽明病，脉遲，食難用飽，飽則微煩頭眩，必小便難，此欲作穀癉。雖下之，腹滿如故，所以然者，脉遲故也。（195）

释义

阳明病，脉见迟象，进食不能过饱，过饱就会出现轻度心烦，头晕目眩，并多见小便困难等症，这也是将要形成谷瘅的表现。即使用泻下的方法，腹部胀满也会依然如旧。之所以这样，是因为脉迟中寒湿滞的缘故。

原文

陽明病，法多汗，反無汗，其身如虫行皮中狀者，此以久虛故也。（196）

释义

阳明病，按理应当多汗，反而没有汗，病人有像小虫在皮肤上爬行一样的感觉，这是因为阳明之阴津阳气已长久虚衰的缘故。

原文

陽明病，反無汗而小便利，二三

日嘔而欬，手足厥者，必苦頭痛。若不欬不嘔，手足不厥者，頭不痛。（197）

释义

阳明病，反而没有汗，小便通利，到第二三天时，如果出现呕吐和咳，手足厥冷，多会苦于头痛。如果不咳和不呕，手足也没有出现厥冷，即无饮邪内扰头就不会疼痛。

原文

陽明病，但頭眩，不惡寒，故能食而欬，其人咽必痛。若不欬者，咽不痛。（198）

释义

阳明病，只是头目眩晕而不怕冷，所以能进食而咳嗽，病人咽喉会痛。如果不咳嗽，热邪无犯肺气，咽喉也不会痛。

原文

陽明病，無汗，小便不利，心中懊憹者，身必發黃。（199）

释义

阳明病，没有汗，又见小便不利，心中懊恼，多会见到全身发黄。

原文

陽明病，被火，額上微汗出，而小便不利者，必發黃。（200）

释义

阳明病，如果被用火疗，从而出现额头部微微汗出，并见小便不利，多会出现发黄。

原文

陽明病，脉浮而緊者，必潮熱發作有時。但浮者，必盜汗出。（201）

释义

阳明病，脉浮而紧，会定时发潮热，只

是脉浮，会盗汗，即睡眠中汗出。

原文

陽明病，口燥，但欲漱水不欲嚥者，此必衄。（202）

释义

阳明病，口中干燥，只是想用水漱口而并不愿意咽下，多会出现衄血。

原文

陽明病，本自汗出，醫更重發汗，病已差，尚微煩不了了者，此必大便鞕故也。以亡津液，胃中乾燥，故令大便鞕。當問其小便日幾行，若本小便日三四行，今日再行，故知大便不久出。今爲小便數少，以津液當還入胃中，故知不久必大便也。（203）

释义

阳明病，本来就自汗出，医生又用发汗方法，病证大体已痊愈，但病人还有轻微烦躁不适的感觉，这多是因为大便干硬的缘故。因为津液被伤，胃肠干燥，所以才使大便干硬。应当询问病人在一天内的小便次数，如果原来一天小便有三四次，现在一天只有两次，就可知道不久大便就可以解出来。因为现在小便次数减少，说明津液回到胃肠，所以推测用不了多久就能排大便了。

原文

傷寒嘔多，雖有陽明證，不可攻之。（204）

释义

伤寒，呕吐频繁的，即使有阳明里实证，也不可以用攻下的方法。

原文

陽明病，心下鞕滿者，不可攻之。

攻之，利遂不止者死，利止者愈。
(205)

释义

阳明病，胃脘胀满而硬，不可以用攻下
的方法。如果攻下后出现腹泻不止，可能会
死亡；腹泻停止，还能痊愈。

原文

陽明病，面合色赤，不可攻之，
必發熱色黃者，小便不利也。(206)

释义

阳明病，满面通红，不可以用攻下的方
法。如果误用攻下，多会导致发热，周身发
黄，这是因为湿热蕴结，小便不通畅的缘故。

原文

夫實則讝語，虛則鄭聲。鄭聲者，
重語也。直視讝語，喘滿者死，下利
者亦死。(210)

释义

实证可见谵语，虚证可见郑声。所谓郑
声，就是言语重复。两目直视而谵语，喘息
胸闷，属死证，见下利也是死证。

原文

發汗多，若重發汗者，亡其陽，讝
語。脈短者死，脈自和者不死。(211)

释义

发汗过多，如果再大发汗，就会伤阳，
而出现谵语，如见脉短就会死亡，如果脉不
短并逐渐恢复正常，就不会死。

原文

傷寒若吐若下後不解，不大便五
六日，上至十餘日，日晡所發潮熱，
不惡寒，獨語如見鬼狀。若劇者，發
則不識人，循衣摸牀，惕而不安，微

喘直視，脈弦者生，濇者死。微者，
但發熱讝語者，大承氣湯主之。若一
服利，則止後服。(212)

释义

伤寒经过吐法或下法治疗后，病证没有
解除，出现五六日不大便，甚至十余日不大
便，午后到傍晚这段时间发潮热，不恶寒，
自言自语，好像见到鬼一样。如果病情严
重，发病时就会神志昏糊，不知人事，两手
顺着衣角或床边乱摸，惊惕不安，气促微喘，
两眼直视。此时出现脉弦，还有治愈的希望；
如出现脉涩，多属于死证。病情较轻，只有发
热谵语，就应当用大承气汤来治疗。如服一次
药大便就通了，应当停止后面的药。

原文

汗出讝語者，以有燥屎在胃中，
此爲風也。須下者，過經乃可下之。
下之若早，語言必亂，以表虛裏實故
也。下之愈，宜大承氣湯。(217)

释义

病汗出而言语谵妄，这是因为肠中有燥
屎内结，又有风邪在表的缘故。燥屎必须攻
下，但要等到邪气离开太阳并全部传入阳明
后，才可攻下。如果攻下太早，多会导致语
言错乱，这是因为太阳中风表虚证与阳明里
实证同时存在的缘故。单纯里实证，用下法
就可痊愈，可用大承气汤。

原文

傷寒四五日，脈沉而喘滿，沉爲
在裏，而反發其汗，津液越出，大便
爲難，表虛裏實，久則讝語。(218)

释义

伤寒四五日，脉沉而气喘胸闷，脉沉主

病在里，而反用发汗法，使津液外泄，大便因而困难，形成表虚而里实，时间一长就产生梦中说胡话的症状。

原文

二陽併病，太陽證罷，但發潮熱，手足漐漐汗出，大便難而讝語者，下之則愈，宜大承氣湯。（220）

释义

太阳和阳明并病，太阳病证已经解除，只是发潮热，手足不断小量出汗，大便困难而梦中说胡话，用下法就可痊愈，可用大承气汤。

原文

陽明病，脉浮而緊，咽燥口苦，腹滿而喘，發熱汗出，不惡寒反惡熱，身重。若發汗則躁，心憒憒反讝語。若加溫針，必怵惕煩躁不得眠。若下之，則胃中空虛，客氣動膈，心中懊憹，舌上胎者，栀子豉湯主之。（221）

释义

阳明病，脉浮而紧，咽喉干燥而口苦，腹部胀满而气喘，发热出汗，不怕冷反而怕热，身体沉重。如果发汗就会烦躁，心乱不安，又有谵语。如果加用温针治疗，就会出现恐惧惊慌和烦躁而不能眠。如果攻下，就使胃中空虚，邪气扰动胸膈，引起心中懊憹，舌上有黄白腻苔，应当用栀子豉汤治疗。

原文

若渴欲飲水，口乾舌燥者，白虎加人參湯主之。（222）

释义

如果口渴想喝水，口干舌燥，应当用白虎加人参汤治疗。

原文

若脉浮發熱，渴欲飲水，小便不利者，豬苓湯主之。（223）

释义

如果脉浮而发热，口渴想喝水，小便不利，应当用猪苓汤治疗。

原文

陽明病，汗出多而渴者，不可與豬苓湯，以汗多胃中燥，豬苓湯復利其小便故也。（224）

释义

阳明病，出汗多而口渴，不可服用猪苓汤，因为出汗多而使胃中干燥，如再用猪苓汤利小便就更伤阴液了。

原文

脉浮而遲，表熱裏寒，下利清穀者，四逆湯主之。（225）

释义

脉浮而迟，表有热而里有寒，下利，完谷不化，应当用四逆汤治疗。

原文

若胃中虛冷，不能食者，飲水則噦。（226）

释义

如果是因为胃肠虚寒，而不能进食，饮水后就会出现哕逆。

原文

脉浮發熱，口乾鼻燥，能食者則衄。（227）

释义

脉见浮象，症见发热，口干鼻燥，食欲旺盛，就可能会发生衄血。

原文

陽明病，下之，其外有熱，手足溫，不結胸，心中懊憹，飢不能食，但頭汗出者，梔子豉湯主之。（228）

释义

阳明病，攻下后，外表有热，手足温暖，没有结胸证，胸脘却懊恼闷乱，饥饿而又不能进食，只是头部出汗，应当用栀子豉汤治疗。

原文

陽明中風，脉弦浮大而短氣，腹都滿，脇下及心痛，久按之氣不通，鼻乾不得汗，嗜臥，一身及目悉黃，小便難，有潮熱，時時噦，耳前後腫，刺之小差，外不解，病過十日，脉續浮者，與小柴胡湯。（231）

释义

阳明中风，脉弦浮大，而有气短，全腹胀满，两胁及胸脘疼痛，久按觉闷胀不通，鼻干不得汗，喜卧，全身及面目皆发黄，小便不利，发潮热，时时呃逆，耳部前后都肿，针刺后病势稍减，外证不解，待病证超过十日，脉象仍然浮弦，给用小柴胡汤治疗。

原文

脉但浮，無餘證者，與麻黃湯。若不尿，腹滿加噦者，不治。（232）

释义

如果只见脉浮，没有其他经证候的患者，给用麻黄汤治疗。如果不解小便，腹部胀满而又呃逆，是不治之证。

原文

陽明病，自汗出，若發汗，小便自利者，此爲津液內竭，雖鞭不可攻之，當須自欲大便，宜蜜煎導而通之。若土瓜根及大豬膽汁，皆可爲導。（233）

蜜煎方

食蜜七合

上一味，於銅器內，微火煎，當須凝如飴狀，攪之勿令焦著，欲可丸，併手捻作挺，令頭銳，大如指，長二寸許。當熱時急作，冷則鞕。以內穀道中，以手急抱，欲大便時乃去之。疑非仲景意，已試甚良。

又大豬膽一枚，瀉汁，和少許法醋，以灌穀道內，如一食頃，當大便出宿食惡物，甚效。

释义

阳明病，本来就自汗出，如果再发汗，而且小便又畅利，这就会造成津液内耗，即使大便干硬，也不可攻下，应当等到病人想解大便而难以排出的时候，用蜜煎来导便和通便。另外如土瓜根和猪胆汁，都可以用来导便。

食蜜七合

以上一味，放入铜器中，用小火加热煎熬，至浓缩到如饴糖的状态。制作过程中不停搅动，防止它焦煳。等到食蜜浓缩至可以制成丸药时，两手相并将它搓成长条状，使它一头尖锐，粗细如手指，长二寸左右。应当趁热的时候迅速制作，冷后就会发硬而不便制作了。用时把它塞入肛门中，并用手迅速按住，等到要大便时就去掉它。怀疑这不是仲景的方法，但经过试用，效果很好。

也可以用大个的猪胆一枚，挤出其中的胆汁，与少量食用醋混合，然后灌入肠道内。大约吃一顿饭的功夫，就会排出积存已久的粪便污垢，效果很好。

原文

陽明病，脉遲，汗出多，微惡寒者，表未解也，可發汗，宜桂枝湯。（234）

释义

阳明病，脉迟，出汗很多，微恶风寒，这是表邪未除，可以发汗，宜用桂枝汤。

原文

陽明病，脉浮，無汗而喘者，發汗則愈，宜麻黃湯。（235）

释义

阳明病，脉浮，无汗而气喘，发汗就可治愈，宜用麻黄汤治疗。

原文

陽明病，下之，心中懊憹而煩，胃中有燥屎者，可攻。腹微滿，初頭鞕，後必溏，不可攻之。若有燥屎者，宜大承氣湯。（238）

释义

阳明病，用下法之后，心中懊恼心烦，肠中有燥屎，可以攻下。如果腹部轻微胀满，大便初头干硬，后段稀溏，就不可以攻下。如果有燥屎内结，可用大承气汤。

原文

病人煩熱，汗出則解，又如瘧狀，日晡所發熱者，屬陽明也。脉實者宜下之；脉浮虛者，宜發汗。下之與大承氣湯，發汗宜桂枝湯。（240）

释义

病人烦热，如为表证，出汗就会缓解，现在又出现像疟疾发有定时一样，每到申时

左右发热，这是病邪已归入阳明。脉实的，宜用攻下法；脉浮虚的，宜用发汗法。攻下给予大承气汤，发汗宜用桂枝汤。

原文

大下後，六七日不大便，煩不解，腹滿痛者，此有燥屎也。所以然者，本有宿食故也，宜大承氣湯。（241）

释义

经过大剂泻下后，病人六七天又不大便，烦躁仍然未解，腹部胀满疼痛，这是肠中有燥屎的缘故。之所以会这样，是因为本来就有宿食在内的缘故，仍当治以攻下，可用大承气汤。

原文

病人小便不利，大便乍難乍易，時有微熱，喘冒不能臥者，有燥屎也，宜大承氣湯。（242）

释义

病人小便不利，大便时而困难，时而容易，时而轻微发热，喘息头昏，不能安卧，这是有燥屎的表现，可用大承气汤。

原文

太陽病，寸緩關浮尺弱，其人發熱汗出，復惡寒，不嘔，但心下痞者，此以醫下之也。如其不下者，病人不惡寒而渴者，此轉屬陽明也。小便數者，大便必鞕，不更衣十日，無所苦也。渴欲飲水，少少與之，但以法救之。渴者，宜五苓散。（244）

释义

太阳病，寸脉缓，关脉浮，尺脉弱，病人发热出汗，又恶寒，不呕吐，只是心下痞闷，这是因为医生用了攻下法。如果没有进

行攻下，病人不恶寒而口渴，这是病已转归
阳明。小便频数，就会大便结硬，不大便十
余日，也无所痛苦。口渴想喝水，可稍微给
一点，再辨证救治。如果是属于蓄水引起的
口渴，宜用五苓散治疗。

原文

脉陽微而汗出少者，爲自和也，
汗出多者，爲太過。陽脉實，因發其
汗，出多者，亦爲太過。太過者，爲陽
絕於裏，亡津液，大便因鞕也。（245）

释义

脉轻取浮而和缓，而微有汗出，是邪去
表和，疾病即将痊愈。如果汗出多，就是太
过。脉浮取充实有力，因而就用发汗的方
法，导致出汗太多，也属于太过。太过则阴
液耗伤，阳气独盛于里，肠道缺乏津液，大
便因而坚硬。

原文

脉浮而芤，浮爲陽，芤爲陰，浮
芤相摶，胃氣生熱，其陽則絕。（246）

释义

脉象浮而芤，浮主阳热亢盛，芤主阴液
亏虚，浮脉与芤脉同见，则肠燥化热，而独
盛于里。

原文

傷寒吐後，腹脹滿者，與調胃承
氣湯。（249）

释义

伤寒，用过吐法后，腹部胀满，可用调
胃承气汤治疗。

原文

太陽病，若吐若下若發汗後，微
煩，小便數，大便因鞕者，與小承氣

湯和之愈。（250）

释义

太阳病，或用过吐法，或用过下法，或
用过汗法，出现轻微心烦，小便频数，因而
大便干硬，可用小承气汤轻下大便，调和胃
肠就可痊愈。

原文

得病二三日，脉弱，無太陽、柴
胡證，煩躁，心下鞕。至四五日，雖
能食，以小承氣湯，少少與，微和之，
令小安，至六日，與承氣湯一升。若
不大便六七日，小便少者，雖不受食，
但初頭鞕，後必溏，未定成鞕，攻之
必溏；須小便利，屎定鞕，乃可攻之，
宜大承氣湯。（251）

释义

得病二三天，脉弱，没有出现太阳证和
柴胡汤证，而见烦躁和胃脘部硬满。到四五
天时，虽然尚能进食，也只能用少量的小承
气汤微微和下，使病证稍微得到缓解。到第
六天，再给小承气汤一升。如果六七天不大
便，小便少，即使不能进食，也只是大便初
头坚硬，后段稀溏，没有完全燥结坚硬，用
攻下的方法会使大便溏泄。必须小便畅利，
大便才能坚硬，这时才可以攻下，可用大承
气汤。

原文

傷寒六七日，目中不了了，睛不
和，無表裏證，大便難，身微熱者，此
爲實也，急下之，宜大承氣湯。（252）

释义

伤寒病六七日，病人视物不清，眼球转
动不灵活，无表证，虽邪结肠胃，但只是大

便困难，身上有微热，这是里热实证，灼伤阴液，治当迅速泻下，用大承气汤。

原文

陽明病，發熱汗多者，急下之，宜大承氣湯。（253）

释义

阳明里实证，发热，汗出很多，应迅速泻下，用大承气汤。

原文

發汗不解，腹滿痛者，急下之，宜大承氣湯。（254）

释义

发汗以后，病证没有解除，又出现腹部胀满疼痛，应当迅速泻下，用大承气汤。

原文

腹滿不減，減不足言，當下之，宜大承氣湯。（255）

释义

腹部胀满持续不减，即使偶有缓解，也微不足道，应当泻下，用大承气汤。

原文

陽明少陽合病，必下利，其脉不負者，爲順也。負者，失也，互相剋賊，名爲負也。脉滑而數者，有宿食也，當下之，宜大承氣湯。（256）

释义

阳明与少阳合病，多会出现下利。如果病人的脉不出现被克脉象，就是顺证。所谓负，就是遭到克贼而受损失，互相受到克贼，这就叫做负，其实就是指少阳胆木与阳明胃土相克相害。如果脉象滑而数，这是胃肠有食积停滞，应当泻下，可用大承气汤。

原文

病人無表裏证，發熱七八日，雖脉浮數者，可下之。假令已下，脉數不解，合熱則消穀喜飢，至六七日不大便者，有瘀血，宜抵當湯。（257）

释义

病人没有表证，发热七八天，纵使脉见浮数，为里热亢盛，也可泻下。假使泻下以后数脉仍不见缓解，阳热内合，于是就出现了消谷善饥、食欲亢进的症状，到第六七天后仍不见大便，这是内有瘀血的表现，适合用抵当汤。

原文

若脉數不解，而下不止，必協熱便膿血也。（258）

释义

如果数脉不见缓解，又伴见下利不止的，多会形成协热下利、大便脓血的证候。

原文

三陽合病，脉浮大，上關上，但欲眠睡，目合則汗。（268）

释义

三阳合病，脉浮而大，见于关脉上，只想要睡眠，闭目就出汗。

第四章

辨少阳病脉证并治

少阳病是邪气侵犯少阳，枢机不利，胆火内郁所致的疾病，是外感热病发展过程中病邪由表入里的中间阶段。少阳病病性属热，其病位既不在太阳之表，又不在阳明之里，而在半表半里之位，因而少阳病的性质为半表半里热证。

少阳包括手少阳三焦、足少阳胆两经及其所属的三焦与胆二腑，它们并分别与手厥阴心包、足厥阴肝相表里。足少阳胆经之脉，起于目锐眦，上抵头角，下耳后，入耳中，至肩入缺盆，下胸贯膈，循胁里，络肝属胆，行人身之侧；手少阳三焦经之脉，起于无名指末端，行上臂外侧，至肩入缺盆，布于胸中，散络心包，下贯膈属三焦。

胆附于肝，外应右胁下，内藏精汁，故胆又名"中精之腑"，寄相火，性疏泄，主决断。三焦为"决渎之官"，主通调水道，为原气之别使，水谷之道路，总司人体气化，与心包经互有经络相连。胆与三焦，经络相连，功能相关，相互协调。胆腑疏泄正常，则三焦通利，枢机运转；三焦通畅，则胆腑疏泄畅达无阻，水火气机升降自如，津液得以上布下达。

少阳病的成因主要有两个方面：一因素体较弱，抗邪无力，外邪侵袭，少阳本经自病。二因失治误治，由他经传来。由他经传入者，主要由太阳病传入者居多，而三阴病正气来复，邪气也可转出少阳。

少阳病以"口苦、咽干、目眩"为辨证提纲，反映了少阳胆经郁热、火邪上炎的病理特点。而邪入少阳，枢机不利，木郁克土，经气不畅，又可见往来寒热、胸胁苦满、默默不欲饮食、心烦喜呕、脉弦细等症。热是少阳病的病性，而半表半里正是少阳病的病变部位。

少阳在表里之间，邪气侵袭，变化多端，证也多有兼夹。若外兼太阳表证，可见发热微恶寒，支节烦疼，微呕，心下支结等；若邪郁少阳，化燥成实，与阳明合病，可见呕不止，心下急，郁郁微烦，或有大便硬，潮热等；若邪郁少阳，三焦气化不利，水饮内停，可见胸胁满微结，小便不利，渴而不呕，但头汗出，往来寒热，心烦等；若失治误治，导致邪气弥漫，阳热内郁，虚实互见，可见胸满烦惊，小便不利，谵语，一身尽重，不可转侧等。

少阳病因为邪居半表半里之间，邪不在表，故不可发汗，邪不在里，亦不可吐下，故少阳病禁用汗、吐、下三法，治疗应以和解枢机为主，小柴胡汤为其主方。若兼太阳表证，则宜和解解表兼施，方用柴胡桂枝汤；若兼阳明里实证，则宜和解兼通下之法，方用大柴胡汤或柴胡加芒硝汤；若兼三焦壅滞，水饮内停，则宜和解与化饮并行，方用柴胡桂枝干姜汤；若邪气弥漫，阳热内郁，虚实互见者，则宜和解安神，方用柴胡加龙骨牡蛎汤。

少阳病转归有三种情况：一是痊愈。少阳病虽然正气相对不足，抗邪力弱，但邪气不甚，若治疗得法，常能表解里和而向愈。二是传经。少阳病若失治误治，常有传变，或伤津化燥，邪入阳明；或误下伤阳，传入太阴；或表里相传，进入厥阴。三是变证。少阳病治疗失当，热与痰水相结可成结胸；误治伤正，气机壅滞不畅，可成痞证；误用吐下，耗伤气血，心失所养，心神无主，可见心悸、烦惊等变证。

第一节　少阳病辨证纲要

一、少阳病提纲

原文

少陽之爲病，口苦，咽乾，目眩也。（263）

释义

少阳病所表现的主要症状是口苦、咽喉干燥和目眩。

提要

论述少阳病脉症提纲。

解析

少阳胆腑，内藏胆汁，主枢机而寓相火。邪传少阳，枢机不利，气郁化火，胆火上炎，则口苦。口苦是胆病的重要特征，故仲景将其置于提纲三症之首。胆火上炎，灼伤津液则咽干。咽干一症，与太阳表证之口不渴、阳明里热的口大渴相比较，说明少阳病邪已化热，但有热势不甚、津伤不重的特点。肝开窍于目，肝胆互为表里，胆火循

经，上扰目窍，则有头目昏眩。因口苦、咽干、目眩三症反映了少阳病胆火上炎，灼伤津液，火气为病的特点，故可以作为少阳病的辨证提纲。

少阳病除胆火上炎，损伤津液之外，尚有枢机不利，疏泄失职，木郁犯土的一面，故本条又应与下文96条所述之往来寒热、胸胁苦满、默默不欲饮食、心烦喜呕等症相参，临床辨证方能全面。

二、少阳病治禁

原文

少陽中風，兩耳無所聞，目赤，胸中滿而煩者，不可吐下，吐下則悸而驚。（264）

释义

少阳病中风证，两耳听不见声音，两目发红，胸中满闷而心烦不安的，不可用催吐法和攻下法，如果催吐和攻下就会引起心悸和惊恐。

提要

论述少阳中风证症状、禁忌及误治后变证。

解析

足少阳经脉起于目锐眦，走于耳中，下胸中，贯膈；手少阳之脉上耳后，入耳中，出耳前，止于目锐眦，其支者布胸中，络心包，下膈。少阳中风，为风邪侵袭少阳之经。少阳主相火，又为风邪所犯，风火相扇，循经上扰，清窍不利，故耳聋、目赤；邪滞少阳经脉，枢机不利，胆火内郁，则胸中满而烦。本证是无形之风火上扰少阳经脉所致，应治以和解枢机，清降胆火之法。若误认胸满而烦为实邪阻滞，而用吐下之法，

势必耗伤气血，导致胆气内虚，心失所养，而出现心悸、惊惕等变证，故少阳病禁用吐下之法。

原文

伤寒，脉弦细，頭痛發熱者，屬少陽。少陽不可發汗，發汗則讝語，此屬胃。胃和則愈，胃不和，煩而悸。（265）

释义

伤寒病，若见脉象弦细，头痛发热的，属于少阳病。少阳病是不可发汗的，发汗就会出现谵语，这样就属于阳明胃腑的病了。若胃气能调和，病能得愈，胃气不和，便产生心烦和心悸的症状。

提要

承264条继续论述少阳病禁用汗法及误汗后变证、转归。

解析

邪犯少阳，胆热内郁，疏泄不利则脉弦。正气不足，抗邪无力则脉细。脉细乃与阳明病之脉大相对而言，为热势不甚之象。胆火上扰，清窍不利，故头痛发热。脉证合参，断为病属少阳。然若仅凭头痛发热之症，难断病在何经，因三阳病皆有头痛发热。若头痛连及项背，发热恶寒，脉浮，是病在太阳之表；若头痛多在前额，发热而脉大，是病在阳明之里；头痛位居两侧，发热而脉弦细，为病在少阳。本条原文点明病属少阳，可见此处头痛应以两侧疼痛为主。邪在少阳，胆火上炎，枢机不利，治宜和解，不可发汗。误汗则津液外泄，化燥伤津，胃中干燥，促使邪气内传阳明，邪热上扰心神则谵语。此乃误治变证，其转归与胃气是否调和有关。若胃气调和，可热除津复，谵语

自止；若胃气不和，则热盛津伤，阴血不足，心失所养，故见烦、悸之症。此为少阳误汗所致，故少阳病禁用汗法。

本条与264条合参，互文见义，论证少阳病禁用汗、吐、下三法。另179条"少阳阳明者，发汗利小便已，胃中燥烦实，大便难是也"，可知利小便亦为少阳之禁。

复习思考题

1. 试述少阳病提纲证的意义。

2. 少阳病有何治疗禁忌？误治后有何变化？

第二节　少阳病本证

小柴胡汤证

原文

傷寒五六日中風，往來寒熱，胸脇苦滿，嘿嘿不欲飲食，心煩喜嘔，或胸中煩而不嘔，或渴，或腹中痛，或脇下痞鞕，或心下悸、小便不利，或不渴、身有微熱，或欬者，小柴胡湯主之。（96）

小柴胡湯方

柴胡半斤　黃芩三兩　人參三兩半夏半升（洗）　甘草（炙）　生薑各三兩（切）　大棗十二枚（擘）

上七味，以水一斗二升，煮取六升，去滓，再煎取三升，溫服一升，日三服。若胸中煩而不嘔者，去半夏、

人参，加栝楼实一枚；若渴，去半夏，
加人参合前成四两半，栝楼根四两；
若腹中痛者，去黄芩，加芍药三两；
若胁下痞鞕，去大枣，加牡蛎四两；
若心下悸、小便不利者，去黄芩，加
茯苓四两；若不渴，外有微热者，去
人参，加桂枝三两，温覆微汗愈；若
欬者，去人参、大枣、生姜，加五味
子半升，乾薑二两。

释义

伤寒或中风五六天，症见往来寒热，胸
胁胀闷，心中不爽，神情默默，寡言少语，
不思饮食，心烦多呕等。或者伴见胸中烦
闷，但未见呕吐；或者伴见口渴；或者伴见
腹中疼痛；或者伴见胁下痞塞硬满；或者伴
见心下悸动不宁，小便不利；或者不见口渴
而伴见身体轻度发热；或者伴见咳，均用小
柴胡汤治疗。

柴胡半斤　黄芩三两　人参三两　半夏
半升（洗）　炙甘草　生姜各三两　大枣十
二枚（掰开）

以上七味，用一斗二升水，煮取六升，
去掉药渣，再加热浓缩至三升。每次温服一
升，一天服三次，如果伴见胸中烦闷而不呕
的，去掉半夏、人参，加栝楼实一枚；如果
伴见口渴的，去掉半夏，把人参加到四两
半，再加栝楼根四两；如果伴见腹中疼痛，
去掉黄芩，加芍药三两；如果伴见胁下痞塞
硬满，去掉大枣，加牡蛎四两；如果伴见心
下悸动，小便不利，去掉黄芩，加茯苓四
两；如果口不渴而伴见身体轻度发热的，去
掉人参，加桂枝三两，并盖棉被保暖，发微
汗就会痊愈；如果伴见咳，去掉人参、大

枣、生姜，加五味子半升，干姜二两。

提要

论少阳病本证小柴胡汤证的证治。

解析

本条详论少阳病本证小柴胡汤证的证
治，包括主症、方药及药物加减法。太阳
病，伤寒或中风，经过了五六日之后，出现
往来寒热、胸胁苦满、嘿嘿不欲饮食、心烦
喜呕等症，说明太阳表证已罢，邪入少阳。
少阳位于太阳阳明之间，太阳为表，阳明为
里，故称少阳为半表半里。少阳受邪，枢机
不利，正邪分争于半表半里之间。若正胜则
少阳之气向外抗邪，故发热；邪胜则邪从阳
入阴，故恶寒。正邪交争，消长变化，互有
胜负，因而表现为寒去热来，寒热交替，休
作有时，故称谓往来寒热。往来寒热是少阳
病主要热型，也是少阳病的主症之一，它既
不同于太阳病发热恶寒同时并见，也不同于
阳明病发热，不恶寒，反恶热，更与疟疾发
作时寒热交替，发有定时有别，此种热型为
少阳病所独有。足少阳之脉，下胸中，贯
膈，络肝属胆，循胁里。邪犯少阳，经气不
利，故见胸胁苦满；肝胆气郁，疏泄失职，
故神情默默而寡言少语；胆热内郁，影响脾
胃，脾失健运则不欲饮食；胆火内郁，上扰
心神则心烦；胆热犯胃，胃失和降则喜呕。
以上诸症，再加之口苦、咽干、目眩，称为
小柴胡汤证的"八大主症"，充分反映少阳
病，胆热内郁，枢机不利，脾胃失和的病理
特点，治当和解少阳，畅达气机，使邪去病
解，方用小柴胡汤。

方义

小柴胡汤为和解少阳之主方。方中柴胡
气质轻清，味苦微寒，疏解少阳郁滞，使

少阳气郁得达；黄芩苦寒，气味较重，清泄少阳邪热，使少阳火郁得发。二者合用，外透内泄，疏解少阳半表半里之邪。根据柴胡、黄芩剂量分析，柴胡重于黄芩，其外透之力强于内泄之功。半夏、生姜调和胃气，降逆止呕。人参、炙甘草、大枣益气和中，扶正祛邪，使中土健旺，不受木邪之害。方中既有柴、芩苦寒清降，又有姜、夏辛开散邪，复有参、枣、草之甘补调中。药共七味，相辅相成，寒温并用，升降协调，攻补兼施，有疏利三焦，调达上下，宣通内外，和畅气机之作用，故为和解之良方。

本方用去滓再煎之法，乃因方中药性有寒温之差，味有苦、辛、甘之异，功用又有祛邪扶正之别，去滓再煎可使诸药气味醇和，有利于透邪外达，而无敛邪之弊。

少阳在半表半里之间，邪犯少阳，胆火内郁，枢机不利，内外失和，故其病变可及表里内外，上下三焦。加之邪正交争，互有胜负，故少阳病变化多端，常见多种或然症，故仲景设小柴胡汤加减法，示人临证宜加减化裁，辨证用药。如胸中烦而不呕，是邪热扰心，胃气尚和，故去甘壅之人参以免留邪；不呕则去半夏，加瓜蒌，以清心除烦；如口渴，是邪热伤津，故去温燥之半夏，加重人参用量以益气生津，并加天花粉以清热生津；如腹中痛，是土被木乘，脾络失和，故去黄芩之苦寒，加芍药于土中泻木，和络缓急以止痛；如胁下痞硬，是邪气郁遏少阳较甚，去甘味之大枣，免其壅满，加牡蛎软坚散结，消滞除痞；如心下悸，小便不利，是三焦决渎失职，水饮内停，以水饮得寒则停，得淡则利，故去苦寒之黄芩，

加淡渗之茯苓；如不渴，外有微热，是太阳表邪未除，无里热伤津之象，则去人参壅补，加桂枝以解外，并温覆取微汗；如咳者，属寒饮犯肺，去人参、大枣甘温壅气及生姜辛散之品，加干姜温肺化饮，五味子敛肺止咳。

辨治要点

主症：往来寒热，胸胁苦满，心烦喜呕，默默不欲饮食，口苦，咽干，目眩，脉弦细。

病机：邪犯少阳，胆火内郁，枢机不利。

治法：和解少阳，调达枢机。方用小柴胡汤。

小柴胡汤是和解剂的代表方，适应证非常广泛，可用于治疗多种疾病，如呼吸、消化、心血管、内分泌、生殖等系统疾病以及传染病、心身疾病等，无论外感还是内伤杂病，只要符合少阳枢机不利、胆火内郁之病机者均可用，尤多用于脾胃、肝胆、肺系病变的治疗，如胃炎、肝炎、胆囊炎、胆石症、肝硬化、感冒、鼻炎、扁桃体炎、肺炎、哮喘等。

医案选录

赵某，男，28岁，为住院患者。患病毒性感冒，发高烧持续不退，体温39.6℃，并与恶寒交替出现，类似疟证，特邀刘老会诊。经仔细询问，夜晚发热更甚，身疼痛无汗，头痛，眩晕，口苦，咽干口渴，呕恶不欲食，胸胁满闷，视其舌红而苔黄，切脉则弦数。刘老辨为邪客少阳之半表半里，正拒邪入则发热，邪进正退则恶寒，正邪分争，所以往来寒热而如疟。然口渴、苔黄反映少阳与阳明并病。当和解少阳，兼清阳明之热。柴胡16g，半夏14g，党参6g，炙甘草

6g，黄芩 10g，生姜 8g，大枣 7 枚，桔梗 10g，枳壳 10g，连翘 10g，生石膏 30g，板蓝根 16g，玄参 14g。服药 3 剂，汗出热退，体温降至 38℃，又服 2 剂，寒热不发，脉静身凉而病愈。[陈明，刘燕华，李芳. 刘渡舟验案精选. 学苑出版社，1996]

原文

血弱氣盡，腠理開，邪氣因入，與正氣相搏，結於脇下。正邪分爭，往來寒熱，休作有時，嘿嘿不欲飲食。藏府相連，其痛必下，邪高痛下，故使嘔也。小柴胡湯主之。服柴胡湯已，渴者，屬陽明，以法治之。（97）

释义

气血虚弱，腠理疏松，邪气就可以乘虚而入，与正气相搏击，结聚于胁下。正邪分争，因而出现往来寒热，时发时止，心中不爽，神情默默，寡言少语，不思饮食等症。脏腑相连，木能克土，肝胆有病，往往影响到脾胃功能，因此就出现了呕吐。邪在胁下少阳之位，部位较高，故云"邪高"，腹痛部位偏下，故称"痛下"。邪在少阳，应当用小柴胡汤治疗。服柴胡汤以后，出现口渴的，是病证已转属阳明，应按照治阳明病的方法来治疗。

提要

论病邪直接侵犯少阳的病机及转属阳明之证治。

解析

本条承接 96 条而来，两条相互发挥，上条详述从太阳中风或伤寒传来的小柴胡证证治，本条着重阐述病邪直接侵犯少阳的病因病机及转属阳明之证治。

本条分两段来理解。自"血弱气尽"至"小柴胡汤主之"为第一段，主要阐述邪犯少阳的病因病机及证候表现。自"服柴胡汤已"至"以法治之"为第二段，阐述少阳转属阳明的证治。

第一段："血弱气尽，腠理开，邪气因入，结于胁下"，说明气血虚弱之人，营卫失和，卫气不固，腠理疏松，邪气易乘虚侵入，与正气相搏结于胁下。胁下为少阳经脉循行部位，故"结于胁下"，即结于少阳，提示气血不足，复被邪侵，是少阳发病的病因。邪结胁下，经气不利，故见胸胁苦满；正邪分争于少阳半表半里之位，故见往来寒热，休作有时；胆热内郁，疏泄失常，克犯脾胃，故见神情默默，不欲饮食。"脏腑相连"，是指肝胆相连，脾胃相关，少阳受邪，病变常影响脾胃，邪滞经脉则胁下痛，邪气乘脾则腹痛，胆热犯胃，胃气上逆则呕逆；以部位言，邪在少阳，胆与两胁部位较高，故云"邪高"；腹痛部位偏下，故称"痛下"。综上所述，无论是往来寒热，胸胁苦满，默默不欲饮食，还是呕逆，胁腹疼痛，总以邪结少阳为根本病机，故治当和解，方用小柴胡汤。

第二段：少阳病，若服小柴胡汤后反见渴甚者，说明邪气深入，化燥伤津，邪入阳明。病至阳明，自当用治阳明之法，或清或下。需要说明的是，小柴胡汤证之或然症亦有口渴，但其口渴不重，且与寒热往来、胸胁苦满等少阳病同见。今口渴，而"属阳明"，其渴当多饮，且必有阳明病之证候病机。

原文

傷寒中風，有柴胡證，但見一證

便是，不必悉具。凡柴胡湯病證而下之，若柴胡證不罷者，復與柴胡湯，必蒸蒸而振，却復發熱汗出而解。（101）

释义

伤寒或是中风，出现了柴胡汤的适应证，只要见到一个主症就可以确诊了，不必所有的症状全部具备。凡是柴胡汤证而使用了泻下法，如果柴胡汤证没有消失的，再给柴胡汤，多会出现激烈的寒战，随之会出现发热，而后汗出，病证就得以解除。

提要

论小柴胡汤的运用原则及柴胡证误下后的证治与机转。

解析

此条可分二段理解。

自"伤寒中风"至"不必悉具"为第一段，阐述小柴胡汤的运用原则。"伤寒中风"，即不论伤寒还是中风。"有柴胡证"，是指有口苦、咽干、目眩、往来寒热、胸胁苦满、默默不欲饮食、心烦喜呕诸症。"但见一证便是，不必悉具"，是言临床凡见到柴胡证的一部分主症，只要能反映少阳病胆火上炎、枢机不利的病机特点，确认为少阳病，即可应用和解之法，投以小柴胡汤，而不必要求其主症全部具备再用其方。本条明确指出了灵活运用小柴胡汤的原则与方法。

自"凡柴胡汤病证而下之"至"却复发热汗出而解"为第二段，论误下后复服柴胡汤的机转。凡柴胡证，当用和解之法，不可攻下，若误用之，每易使邪气内陷，产生变证。但亦有误下之后柴胡证仍在者，则知其正气未伤，邪气未陷，仍可再用柴胡汤。但

误下之后正气毕竟受挫，服汤后正气得药力资助与邪抗争，正邪交争较为剧烈，必见周身激烈寒战，蒸蒸发热，而后汗出，正胜邪却而病解。此种病解的机转过程，后世称为战汗。

原文

陽明病，發潮熱，大便溏，小便自可，胸脇滿不去者，與小柴胡湯。（229）

释义

阳明病，症见发潮热，大便稀溏，小便尚正常，胸胁满闷不缓解的，给小柴胡汤。

提要

论少阳阳明并病，治从少阳的证治。

解析

阳明病，发潮热，是阳明腑实证的重要特征之一，常与腹满痛、大便秘结等同时并见。且邪入阳明，化燥成实，伤津耗液，多见小便数，大便硬。今虽见潮热，但无腹满硬痛、烦躁谵语之症，且大便溏泄，小便自调，是病及阳明，燥热未实，阳明腑证并未完全形成。再结合胸胁满不去，则知邪气郁滞少阳仍为主要矛盾。此为少阳与阳明并病，里实未成而以少阳病为主，故从少阳论治，予小柴胡汤。

原文

陽明病，脇下鞕滿，不大便而嘔，舌上白胎者，可與小柴胡湯，上焦得通，津液得下，胃氣因和，身濈然汗出而解。（230）

释义

阳明病，症见胁下硬满，不大便，呕吐，舌上有白苔的，可以给小柴胡汤。服药以后，使上焦得以通达，津液得以下布，胃

气因而就得到了调和，周身便畅然汗出而使病证得到解除。

提要

论阳明病柴胡证未罢，治从少阳及服汤后的机理。

解析

本条与上条同属阳明病，且少阳证未罢。本条可分两段理解。

从"阳明病"至"可与小柴胡汤"为第一段，与上条相同，论少阳与阳明同病治从少阳之法。阳明病，不大便，若伴有腹满硬痛，潮热谵语等，则为阳明腑实证已成。今虽不大便，然硬满不在腹，而在胁下，舌苔不黄不燥，而为白色，知阳明腑实证未成，燥热尚轻。不大便乃邪阻少阳，三焦不利，津液不布，胃肠失润所致；更见胁下硬满而呕等少阳病主症，知邪在半表半里之位，是以少阳病为主。此证虽见不大便，但不可攻下，当从少阳论治，可与小柴胡汤。

自"上焦得通"至"身濈然汗出而解"为第二段，论小柴胡汤的作用机理。小柴胡汤为和解之剂，有疏利三焦、调达上下、宣通内外、和畅气机的作用。如上焦气机宣通，则胁下硬满可去；津液布达，胃肠得以润泽，则大便自调；胃气和降，则呕逆自除；三焦通畅，营卫津液运行无阻，则周身畅然连绵汗出而解。

复习思考题

1. 小柴胡汤证的病机、临床表现、治疗原则是什么？

2. 试述小柴胡汤的药物组成、配伍意义及加减化裁的方法。

3. 如何理解"有柴胡证，但见一证便是，不必悉具"？

第三节　少阳病兼变证

一、柴胡桂枝汤证

原文

傷寒六七日，發熱微惡寒，支節煩疼，微嘔，心下支結，外證未去者，柴胡桂枝湯主之。（146）

柴胡桂枝湯方

桂枝一兩半（去皮）　黃芩一兩半　人參一兩半　甘草一兩（炙）　半夏二合半（洗）　芍藥一兩半　大棗六枚（擘）　生薑一兩半（切）　柴胡四兩

上九味，以水七升，煮取三升，去滓，溫服一升。本云人參湯，作如桂枝法，加半夏、柴胡、黃芩，復如柴胡法。今用人參作半劑。

释义

伤寒病六七天，出现发热，轻微恶寒，四肢关节疼痛较剧，轻微呕吐，心下有支撑满闷感，表证还没有解除的，应当用柴胡桂枝汤治疗。

桂枝一两半（去皮）　黄芩一两半　人参一两半　甘草一两（炙）　半夏二合半（洗）　芍药一两半　大枣六枚（掰开）　生姜一两半（切片）　柴胡四两

以上九味，用七升水，煮取三升，去掉药渣，每次温服一升。

提要

论少阳兼太阳表证的证治。

解析

伤寒六七日，多为太阳病邪解除之期，若不解，则有传变之机。今见发热微恶寒，支节烦疼，知太阳病未罢，即外证未去之意；微呕，心下支结，为少阳枢机不利，胆热犯胃之表现。此乃太阳病邪未解，而又入少阳，形成太阳少阳并病。然恶寒微，仅四肢关节疼痛，而无头身疼痛，说明太阳病较轻；微呕、心下支结，较之心烦喜呕、胸胁苦满而言又轻微，可见少阳病证亦不重。此太阳少阳并病而证候俱轻，治以太少两解之法，以小柴胡汤、桂枝汤各取半量，合为柴胡桂枝汤。用桂枝汤解肌祛风，以散太阳之邪，取小柴胡汤和解枢机，以解少阳之邪，为两解太少之轻剂。

方义

本方取小柴胡汤、桂枝汤各用半量，合剂而成。以桂枝汤调和营卫，辛散解肌，以治太阳之表；以小柴胡汤和解少阳，宣展枢机，以治半表半里。本方为太少表里双解之轻剂。本方后服法下有"本云人参汤，作如桂枝法，加半夏、柴胡、黄芩，复如柴胡法。今用人参作半剂"二十九字，与方义不和，疑为衍文，可存疑不论。

辨治要点

主症：发热，微恶风寒，肢节疼痛，微呕，胸胁心下微满，舌苔薄白，脉浮弦。

病机：邪犯少阳，太阳表证未解。

治法：和解少阳，兼以解表。方用柴胡桂枝汤。

现代临床中，本方常用于感冒、胃炎、胰腺炎、胆囊炎、更年期综合征、失眠、三叉神经痛、偏头痛、胸膜炎、带状疱疹、颈椎病、肩周炎、癫痫、小儿抽动症、肝硬化、过敏性鼻炎、荨麻疹、脂膜炎等，辨证符合本方证病机者。

医案选录

患者，女，44岁。发热5天，体温高达40.1℃。曾注射庆大霉素、安痛定等，并口服APC等退烧药，药后虽汗出但高热不解。查外周血白细胞升高，血沉、尿常规检查、X线胸透均正常，体温40.1℃。诊其脉缓而弦，舌质红，苔薄白。综合病情，发热恶寒，头痛少汗，四肢关节疼而烦扰，恶心欲吐，二便调，证系太少合病，以柴胡桂枝汤主之。药用：柴胡24g，半夏10g，党参10g，黄芩15g，桂枝10g，杭芍10g，甘草6g，生姜3片，大枣5枚。服1剂热退，再进2剂，余症悉除。查血象，白细胞降至正常。[陈明，张印生．伤寒名医验案精选．学苑出版社，1998]

二、大柴胡汤证

原文

太陽病，過經十餘日，反二三下之，後四五日，柴胡證仍在者，先與小柴胡。嘔不止，心下急，鬱鬱微煩者，爲未解也，與大柴胡湯，下之則愈。（103）

大柴胡湯方

柴胡半斤　黃芩三兩　芍藥三兩　半夏半升（洗）　生薑五兩（切）　枳實四枚（炙）　大棗十二枚（擘）

上七味，以水一斗二升，煮取六升，去滓，再煎，溫服一升，日三服。一方加大黃二兩，若不加，恐不爲大柴胡湯。

释义

太阳病，邪离本经，传入他经十余日了，反两三次用下法，后四五日，柴胡证仍在者，先与小柴胡汤。呕不止，胃脘部有拘急不快或疼痛的感觉，郁郁微烦者，为未解也，与大柴胡汤，下之则愈。

柴胡半斤　黄芩三两　芍药三两　半夏半升（洗）　生姜五两（切）　枳实四枚（炙）　大枣十二枚（掰开）

以上七味，用一斗三升水，煮取六升，去掉药渣，再加热浓缩。每次温服一升，一天服三次。有一方加大黄二两，如果不加大黄，恐怕就不能算是大柴胡汤了。

提要

论少阳病兼阳明里实的证治。

解析

本条论述少阳病经误下，形成少阳阳明同病的治法。太阳病已罢，邪传他经，谓之过经。从"柴胡证仍在"来看，知邪气传入少阳。少阳病应治以和解之法，若两三次下之，是为误治，所幸患者正气尚旺，未因误下而造成变证。后四五日，柴胡证仍在，说明正气未伤，邪未内陷，邪仍在少阳。证不变则治亦不变，故以小柴胡汤运转枢机，和解少阳，病即可愈。倘若服小柴胡汤后病证不解，而反加重，由喜呕变为"呕不止"，乃少阳胆热犯胃，加之热壅阳明，胃气上逆所致；由胸胁苦满变为"心下急"，是邪入阳明，胃热结聚，气机阻滞；"郁郁微烦"，是少阳气郁，热扰心神。此少阳热聚成实，兼入阳明之证，当见腹满痛、不大便等阳明里实之证。少阳病不解，则不可下，而阳明里实，又不得不下，遂用大柴胡汤和解与通下并行，两解少阳、阳明之邪。

宋版《伤寒论》载本方内无大黄，而方后注云："一方加大黄二两，若不加，恐不为大柴胡汤。"考《金匮要略》《肘后方》《千金方》《外台秘要》等，所载本方均有大黄，结合103条"下之则愈"来看，当以有大黄为是。

方义

大柴胡汤为小柴胡汤去人参、炙甘草，加芍药、枳实、大黄而成。方以小柴胡汤和解少阳为主；因病兼阳明里实，故去人参、甘草，免其甘壅碍邪；加芍药以和营通络，缓急止痛，且可通泻大便；加枳实、大黄破结下气，通下里实。合之共奏和解少阳、通下里实之功，实为少阳兼阳明里实双解之剂。

辨治要点

主症：寒热往来，胸胁苦满，郁郁微烦，呕不止，心下急或痞硬，大便秘结，可伴见小便色黄，舌红苔黄少津，脉弦数。

病机：少阳郁热兼阳明里实。

治法：和解少阳，通下里实。方用大柴胡汤。

现代临床中，本方常用于胆囊炎、胆石症、急性胰腺炎、脂肪肝、高脂血症、高血压、急性细菌性痢疾、粘连性肠梗阻、带状疱疹、痤疮、糖尿病肾病、急性肾盂肾炎、痛风性关节炎、急性乳腺炎、急性盆腔炎、失眠、阳痿等，辨证属于肝胆胃肠不和，气血凝结不利者。

医案选录

李某，女，54岁。右上腹部剧痛掣及胃脘，满床乱滚，大汗淋漓，此时惟急注度冷丁才能止痛，但不久又发。其人肥胖，两颊发红，口苦多呕，大便4天未下，舌绛苔黄。西医诊为：①急性胆囊炎，②胆结石？辨证：肝胆气郁火结，横逆于胃，腑气不利。

处方：柴胡 18g，大黄 9g，白芍 9g，枳实 9g，黄芩 9g，半夏 9g，郁金 9g，生姜 12g，陈皮 9g。嘱煎 2 次，分 3 次服。一服痛止，安然入睡；二服大便得下，呕吐亦止；三服大便二行，疼痛全去。［高德．伤寒论方医案选编．湖南科学技术出版社，1981］

三、柴胡桂枝干姜汤证

原文

傷寒五六日，已發汗而復下之，胸脇滿微結，小便不利，渴而不嘔，但頭汗出，往來寒熱，心煩者，此爲未解也，柴胡桂枝乾薑湯主之。（147）

柴胡桂枝乾薑湯方

柴胡半斤　桂枝三兩（去皮）　乾薑二兩　栝樓根四兩　黄芩三兩　牡蠣二兩（熬）　甘草二兩（炙）

上七味，以水一斗二升，煮取六升，去滓，再煎取三升，溫服一升，日三服，初服微煩，復服汗出便愈。

释义

伤寒病五六天，已经发过汗并又用过下法，出现胸胁胀满，轻微痞结，小便不利，口渴，不呕吐，只是头部出汗，往来寒热，心烦，这是病证没有解除的表现，应当用柴胡桂枝干姜汤治疗。

柴胡半斤　桂枝三两（去皮）　干姜二两　栝楼根四两　黄芩三两　牡蛎二两（煅）　甘草二两（炙）

以上七味，用一斗二升水，煮取六升，去掉药渣，再加热浓缩至三升，每次温服一升，一天服三次。第一次服药后会感到轻微心烦，再服后出现汗出，病证就会痊愈。

提要

论少阳病兼水饮内结的证治。

解析

伤寒五六日，已用过发汗及下法，病不解而出现胸胁满、往来寒热、心烦等症，知邪已传入少阳。少阳包括手足少阳两经及胆与三焦两腑，邪犯少阳，正邪相争，互有胜负，故往来寒热；胆火内郁，热扰心神，则心烦；三焦决渎失职，水道不调，则小便不利；枢机不利，经气郁滞，加之水饮内停，故胸胁满微结；三焦气化失司，津不上承，加之胆火灼津，则口渴；邪在胸胁而胃气尚和，故不呕；少阳郁热为水饮所遏，不能外达而上蒸，故但头汗出。值得注意的是，胸胁满微结，寓有水饮内结之意，与胸胁苦满不尽相同。本证为少阳胆及三焦俱病，以柴胡桂枝干姜汤和解少阳，疏达三焦，兼以温化水饮。

方义

柴胡桂枝干姜汤即小柴胡汤去半夏、人参、生姜、大枣，加桂枝、干姜、瓜蒌根、牡蛎。柴胡、黄芩合用，清解少阳郁热；因渴而不呕，故去半夏、生姜之温燥；因水饮内结，故去人参、大枣之壅滞；加瓜蒌根、牡蛎逐饮开结；加桂枝、干姜通阳散寒，温化水饮；甘草调和诸药。本方寒温并用，攻补兼施，既可和解枢机，又可温化水饮。初服邪正相争，故微烦；复服气机宣通，表里皆和，则周身汗出而愈。

辨治要点

主症：往来寒热，心烦，胸胁满微结，小便不利，渴而不呕，但头汗出。

病机：少阳枢机不利，水饮内结。

治法：和解少阳，温化水饮。方用柴胡桂枝干姜汤。

现代临床中，柴胡桂枝干姜汤主要用于胃炎、乙肝、肝硬化、慢性胆囊炎、糖尿病、肺心病、乳腺增生症、鼻窦炎、慢性结肠炎、甲状腺功能减退、心律失常、间质性肺炎、室性早搏、前列腺炎、口腔炎、输尿管结石等，病机属少阳枢机不利，三焦失职，水饮内停者。

医案选录

刘某，男，54岁。患"乙型肝炎"，然其身体平稳而无所苦，最近突发腹胀，午后与傍晚必定发作，发时坐卧不安，痛苦万分。刘老会诊经其处，其家小恳请顺路一诊。患者一手指其腹曰：我无病可讲，就是夜晚腹胀，气聚于腹，不噫不出，憋人欲死。问其治疗，则称中西药服之无数，皆无效可言。问其大便则溏薄不成形，每日两三行。凡大便频数，则夜晚腹胀必然加剧。小便短少，右胁作痛，控引肩背酸楚不堪。切其脉弦而缓，视其舌质淡嫩而苔白滑。

刘老曰：仲景谓"太阴之为病，腹满，食不下，自利益甚"。故凡下利腹满不渴者，属太阴也。阴寒盛于夜晚，所以夜晚则发作。脉缓属太阴，而脉弦又属肝胆。胆脉行于两侧，故见胁痛控引肩背也。然太阴病之腹满，临床不鲜见之，而如此证之严重，得非肝胆气机疏泄不利，六腑升降失司所致欤？刘老审证严密，瞻前顾后，肝脾并治，选用《伤寒论》的柴胡桂枝干姜汤。柴胡16g，桂枝10g，干姜12g，牡蛎30g（先煎），天花粉10g，黄芩4g，炙甘草10g。此方仅服1剂，则夜间腹胀减半，3剂后腹胀全消，而下利亦止。[陈明，刘燕华，李芳．刘

渡舟验案精选．学苑出版社，1996]

四、柴胡加龙骨牡蛎汤证

原文

伤寒八九日，下之，胸满烦惊，小便不利，谵语，一身尽重，不可转侧者，柴胡加龍骨牡蠣湯主之。（107）

柴胡加龍骨牡蠣湯方

柴胡四兩　龍骨　黃芩　生薑（切）　鉛丹　人參　桂枝（去皮）　茯苓各一兩半　半夏二合半（洗）　大黄二兩　牡蠣一兩半（熬）　大棗六枚（擘）

上十二味，以水八升，煮取四升，内大黄，切如碁子，更煮一兩沸，去滓，温服一升。

释义

伤寒八九日，用了下法，胸满烦惊，小便不利，谵语，一身尽重，不可转侧者，柴胡加龙骨牡蛎汤主之。

柴胡四两　龙骨　黄芩　生姜（切）　铅丹　人参　桂枝（去皮）　茯苓各一两半　半夏二合半（洗）　大黄二两　牡蛎一两半（熬）　大枣六枚（掰开）

上十二味，以水八升，煮取四升，内大黄，切如棋子大，更煮一两沸，去滓，温服一升。

提要

论少阳胆火内郁弥漫，扰乱肝魂，烦惊谵语的证治。

解析

伤寒八九日，误用下法，正气受损，邪气乘虚内陷，形成邪气弥漫，虚实夹杂，表

里俱病的复杂局面。邪入少阳，枢机不利，故胸满；胆火上炎，胃热上蒸，心神被扰，轻则心烦，重则谵语；误下心气受损，加之邪热内扰，故惊惕不安；三焦不利，决渎失职，故小便不利；阳气内郁，不得通达，经气壅滞，故一身尽重，不可转侧。本证虽病情复杂，但其病机仍以少阳枢机失利，三焦不畅为主，故以柴胡加龙骨牡蛎汤和解少阳，通阳泄热，重镇安神。

方义

柴胡加龙骨牡蛎汤是由小柴胡汤去甘草，加龙骨、牡蛎、桂枝、茯苓、铅丹、大黄而成。方以小柴胡汤和解少阳，转运枢机，畅达三焦为主；加桂枝通阳，茯苓利水安神，苓、桂相伍又能温阳化气利水；加大黄泻热和胃；加龙骨、牡蛎、铅丹重镇安神；去甘草，以免甘缓留邪。本方寒温同用，攻补兼施，安内解外，使表里错杂之邪得以解除。

方中铅丹有毒，用之宜慎，以少量暂服为妥。临证时或可以生铁落、磁石等品代替。

辨治要点

主症：胸胁苦满，心烦，心悸，惊惕不安，谵语，小便不利，一身尽重，不可转侧。

病机：邪犯少阳，弥漫三焦，表里俱病，虚实互见。

治法：和解少阳，通阳泄热，重镇安神。方用柴胡加龙骨牡蛎汤。

柴胡加龙骨牡蛎汤临床应用广泛，对于精神、神经方面的疾病，尤有效验。如抑郁症、焦虑症、精神分裂症、惊恐障碍、植物神经功能紊乱、小儿抽动症、失眠、癫痫、心脏神经官能症、消化性溃疡、甲亢、经断前后诸证、遗精、高血压、偏头痛、慢性疲劳综合征等，具有肝胆热郁病机者，用之多效。

医案选录

尹某，男，34岁。因惊恐而患癫痫病。发作时惊叫，四肢抽搐，口吐白沫，汗出。胸胁发满，夜睡呓语不休，且乱梦纷纭，精神不安，胸胁苦满，大便不爽。视其人神情呆滞，面色发青，舌质红，舌苔黄白相兼，切其脉沉弦。辨为肝胆气郁，兼有阳明腑热，痰火内发而上扰心神，心肝神魂不得潜敛。治宜疏肝泻胃，涤痰清火，镇惊安神。处方：柴胡12g，黄芩9g，半夏9g，党参10g，生姜9g，龙骨15g，牡蛎15g，大黄6g（后下），铅丹3g（布包），茯神9g，桂枝5g，大枣6枚。服1剂则大便通畅，胸胁苦满与呓语皆除，精神安定，惟见欲吐不吐，胃中嘈杂为甚，上方加竹茹16g，陈皮10g，服之而愈。[陈明，刘燕华，李芳. 刘渡舟验案精选. 学苑出版社，1996]

五、黄芩汤证、黄芩加半夏生姜汤证

原文

太陽與少陽合病，自下利者，與黄芩湯；若嘔者，黄芩加半夏生薑湯主之。（172）

黄芩湯方

黄芩三兩　芍藥二兩　甘草二兩（炙）　大棗十二枚（擘）

上四味，以水一斗，煮取三升，去滓，温服一升，日再夜一服。

黄芩加半夏生薑湯方

黄芩三兩　芍藥二兩　甘草二兩（炙）　大棗十二枚（擘）　半夏半升（洗）　生薑一兩半（一方三兩，切）

上六味，以水一斗，煮取三升，

去滓，温服一升，日再夜一服。

释义

太阳与少阳合病，出现自行下利，用黄芩汤；如果出现呕吐，应当用黄芩加半夏生姜汤治疗。

黄芩汤方

黄芩三两　芍药二两　甘草二两（炙）大枣十二枚（掰开）

以上四味，用一斗水，煮取三升，去掉药渣，每次温服一升，白天服两次，夜间服一次。

黄芩加半夏生姜汤方

黄芩三两　芍药二两　甘草二两（炙）大枣十二枚（掰开）　半夏半升（洗）　生姜一两半，另有一方为三两（切片）

以上六味，用一斗水，煮至留取三升，去掉药渣，每次温服一升，白天服两次，夜间服一次。

提要

论少阳郁热内迫阳明下利或呕的证治。

解析

条文冠以"太阳与少阳合病"，但观其症状与方药，却病无太阳之证，方无太阳之药，病机的重点实在少阳。"自下利"，说明是未经泻下而自发的下利，乃为少阳胆火内郁，邪热内迫阳明，下趋大肠所致。其下利多因少阳热郁，疏泄不利而呈现黏腻臭秽不爽、里急后重等特点，可伴有腹痛，肛门灼热，口苦，脉弦数等脉症。治以黄芩汤清泻少阳郁热，坚阴止利。若少阳邪热内迫于胃，胃失和降，则见呕吐，可于黄芩汤中加半夏、生姜以和胃降逆止呕。

《伤寒论》中言合病下利的条文有三条：32条太阳与阳明合病的下利，是太阳表邪内迫大肠所致，病机偏重于太阳，故以葛根汤发汗解表，升阳止利；256条阳明少阳合病之下利，是属热结旁流，病机偏重于阳明，故用大承气汤荡涤燥实而止利，是通因通用之法；而本条太阳与少阳合病之下利，实为少阳邪热内迫阳明所致，当属少阳与阳明合病，病机偏重于少阳，故以黄芩汤清热止利。

清代汪昂在《医方集解》中称黄芩汤方为"万世治痢之祖方"，后世治痢的方剂，多由此方化裁而来。金代张洁古根据"行血则便脓自愈，调气则后重自除"的理论，以本方去大枣，加木香、槟榔、肉桂、当归、黄连、大黄等，命名芍药汤，成为后世治疗痢疾的常用方。

方义

黄芩汤药仅四味，方中黄芩苦寒，清泻少阳郁热，治肠澼下利；芍药酸苦微寒，坚阴止利，而缓急止痛；甘草、大枣益气和中，厚土以御木。《伤寒论》所论下利，包括后世泄泻和痢疾两种病证。本方既可治疗泄泻，尤能治疗痢疾。黄芩加半夏生姜汤，是在黄芩汤的基础上加半夏、生姜而成，于清热止利中，增降逆止呕之功，以治在上证基础上又见呕吐者。

辨治要点

主症：下利，肛门灼热，或下利黏腻而不爽，有热臭气，甚则里急后重，腹痛，或见呕吐，伴发热，口苦，小便短赤，脉弦数。

病机：少阳邪热内迫阳明，胃肠升降功能失职。

治法：清热止利，或兼和胃降逆。方用黄芩汤。

现代临床中，本方主要用治细菌性痢疾、阿米巴痢疾、小儿秋季腹泻、慢性结肠炎、肺炎、传染性单核细胞增多症、妊娠恶阻、带状疱疹、痤疮、鼻窦炎等，以发热、口苦、腹痛、里急后重、泻下黏秽、肛门灼热、舌红少津、脉弦数等为辨证要点。

医案选录

沈某，学生，男，13岁。腹痛下利，日三五行，有红白黏液，脉弦，舌红苔薄。诊为少阳胆热乘于肠胃，迫其阴液下注，为疏黄芩三钱，白芍六钱，甘草二钱，大枣四枚，服两剂而下利与腹痛俱除。[刘渡舟，聂惠民，傅世垣. 伤寒挈要. 人民卫生出版社，1983]

六、太阳少阳并病刺法

原文

太陽與少陽併病，頭項強痛，或眩冒，時如結胸，心下痞鞕者，當刺大椎第一間、肺俞、肝俞，慎不可發汗。發汗則讝語，脉弦。五日讝語不止，當刺期門。（142）

释义

太阳病证未愈而又见少阳病证，出现头痛项强，或头目眩冒，有时像结胸证，见有心下痞塞硬满的，应当针刺大椎、肺俞、肝俞等穴位，不可以发汗。发汗就会出现谵语，脉弦。到第五天谵语还不止的，就当针刺期门穴。

提要

论太阳少阳并病偏重于经脉的证治及禁忌。

解析

太阳与少阳并病，是太阳经邪不解，又并入少阳之证。邪在太阳，经气不利，故头项强痛；邪犯少阳，循经上扰，则头目眩晕；邪郁少阳，经气壅滞，则心下痞硬，因经气郁结较甚，故时如结胸之状，但不同于结胸证硬满疼痛之甚，无休止之时。证属太少并病而病机偏重于经脉，故治疗以针刺为主，因其势而利导之，随其实而宣泄之。从选穴来看，大椎隶属于督脉，为诸阳之会，刺之能发越邪热；肺外合皮毛，刺肺俞可解太阳之邪；肝胆互为表里，刺肝俞则可泄少阳之邪。诸穴合用，则太少邪气得宣，经气畅达而愈。治法选穴与证候悉相合拍。因证属太少并病，自不可随意发汗，误汗则木火愈炽，扰及心神而发谵语。谵语与脉弦并见，提示此谵语乃少阳之火热所致，故刺期门穴以泄热安神。

原文

太陽少陽併病，心下鞕，頸項強而眩者，當刺大椎、肺俞、肝俞，慎勿下之。（171）

释义

太阳病证未解而又出现少阳病证，心下部坚硬，颈项强而头目眩晕的，应当针刺大椎、肺俞、肝俞等穴，切不可用攻下药。

提要

论太阳少阳并病偏重于经脉的证治及禁忌。

解析

太阳少阳并病，病机的重点在于经气不利，故治疗采取了针刺之法。"慎勿下之"，说明太阳少阳并病，下法不宜。

复习思考题

1. 少阳病的兼证有哪些？试述各兼证的病机、主症、治法及方药。

2. 为什么少阳病会有兼表、兼里、兼三焦气化不利等变证？

附录条文

原文

得病六七日，脉迟浮弱，恶風寒，手足温。醫二三下之，不能食，而脇下滿痛，面目及身黄，頸項强，小便難者，與柴胡湯，後必下重。本渴飲水而嘔者，柴胡湯不中與也，食穀者噦。（98）

释义

患病六七日，脉象迟而浮弱，恶风寒，手足温暖。医生两三次用泻下药，病人出现了不能饮食，胁下胀满疼痛，面部、眼睛和全身皮肤发黄，颈项强直，小便困难，如果使用柴胡汤治疗，一定会出现肛门重坠。本来口渴，饮水就呕的不能使用柴胡汤治疗，进食就会出现呃逆。

原文

傷寒四五日，身熱恶風，頸項强，脇下滿，手足温而渴者，小柴胡湯主之。（99）

释义

伤寒四五日，身体发热恶风，颈项强急，胁下胀满，手足温暖而口渴的，用小柴胡汤治疗。

原文

傷寒，陽脉濇，陰脉弦，法當腹中急痛，先與小建中湯，不差者，小柴胡湯主之。（100）

释义

伤寒证，脉搏浮取涩，沉取弦，按理应该腹中拘急疼痛，先用小建中汤进行治疗。腹痛不消失的，再用小柴胡汤主治。

原文

傷寒十三日不解，胸脇滿而嘔，日晡所發潮熱，已而微利，此本柴胡證，下之以不得利，今反利者，知醫以丸藥下之，此非其治也。潮熱者，實也，先宜服小柴胡湯以解外，後以柴胡加芒消湯主之。（104）

柴胡加芒消湯方

柴胡二兩十六銖　黄芩一兩　人參一兩　甘草一兩（炙）　生薑一兩（切）　半夏二十銖，本云五枚（洗）大棗四枚（擘）　芒消二兩

上八味，以水四升，煮取二升，去滓，内芒消，更煮微沸。分温再服，不解更作。

臣億等謹按：《金匱玉函》方中無芒消。别一方云：以水七升，下芒消二合，大黄四兩，桑螵蛸五枚，煮取一升半，服五合，微下即愈。本云，柴胡再服，以解其外，餘二升加芒消、大黄、桑螵蛸也。

释义

伤寒证十三日没有痊愈，胸胁满闷而呕吐，午后三点到五点这段时间出现潮热，随后又发生轻微下利。这本来是大柴胡汤证，因兼有便秘而用大柴胡汤下之，不应该出现下利，现在反见下利，可见是医生使用了峻

下的丸药攻下，这种治疗是不恰当的。潮热是里实的表现，应当先用小柴胡汤以解除外邪，然后再用柴胡加芒硝汤主治。

原文

妇人中風，發熱惡寒，經水適來，得之七八日，熱除而脉遲身涼。胸脇下滿，如結胸狀，讝語者，此爲熱入血室也，當刺期門，隨其實而取之。（143）

释义

妇人患太阳中风证，发热恶寒，正值月经期，七八天后，发热消退而脉迟身凉，胸胁下满闷，好像结胸的症状，语言错乱，这是热邪进入血室所致，应当针刺期门穴，以去除实邪。

原文

妇人中風，七八日續得寒熱，發作有時，經水適斷者，此爲熱入血室，其血必結，故使如瘧狀，發作有時，小柴胡湯主之。（144）

释义

妇人患太阳中风证七八天以后，出现寒热间歇发作，月经也在这个时候停止的，这是热邪进入血室所致，邪热会与血相互结滞，所以寒热好像疟疾一样一阵阵发作，用小柴胡汤主治。

原文

妇人傷寒，發熱，經水適來，晝日明了，暮則讝語，如見鬼狀者，此爲熱入血室，無犯胃氣，及上二焦，必自愈。（145）

释义

妇人患太阳伤寒证，发热，正值月经到来，白天神志清楚，晚上像见到鬼神一样胡言乱语，这是热邪进入血室。不可使用损伤胃气及上焦和中焦的药物，疾病可能不经治疗而自行痊愈。

原文

傷寒五六日，頭汗出，微惡寒，手足冷，心下滿，口不欲食，大便鞕，脉細者，此爲陽微結，必有表，復有裏也。脉沉，亦在裏也。汗出爲陽微，假令純陰結，不得復有外證，悉入在裏，此爲半在裏半在外也。脉雖沉緊，不得爲少陰病，所以然者，陰不得有汗，今頭汗出，故知非少陰也，可與小柴胡湯。設不了了者，得屎而解。（148）

释义

伤寒五六日，头部出汗，轻微恶寒，手脚冰冷，胃脘满闷，口中不想吃饭，大便硬，脉细，这是阳热微结，一定有表证，又有里证。脉沉也是里证的表现。汗出是阳热微结，如果是纯粹的阴寒凝结，不会出现在外的表证，应全部是里证。上述症状是半在于表半在于里，脉象虽然沉紧，不是少阴病。为什么这么说呢？因为阴证不能有汗出，现在病人头部出汗，所以知道不是少阴病。可以使用小柴胡汤。假设服药后身体还有不舒服感觉，只要大便一通，症状就可以完全消除。

原文

太陽少陽併病，而反下之，成結胸，心下鞕，下利不止，水漿不下，其人心煩。（150）

释义

太阳与少阳并病，反而使用攻下治疗，会导致结胸，胃脘部满硬，腹泻不止，汤水不能下咽，病人心烦不安。

原文

伤寒發熱，汗出不解，心中痞鞕，嘔吐而下利者，大柴胡湯主之。（165）

释义

伤寒发热，汗出而热不退，胃脘部痞满硬胀，呕吐腹泻，用大柴胡汤主治。

原文

本太陽病不解，轉入少陽者，脇下鞕滿，乾嘔不能食，往來寒熱，尚未吐下，脉沉緊者，與小柴胡湯。（266）

释义

本来是太阳病，没有痊愈，转入少阳，出现胁下硬满，干呕不能饮食，往来寒热，还没有使用催吐和泻下等治法，脉象沉紧，给予小柴胡汤治疗。

原文

若已吐下發汗溫針，讝語，柴胡湯證罷，此爲壞病，知犯何逆，以法治之。（267）

释义

如果已经使用催吐、泻下、发汗、温针等治疗方法，出现胡言乱语，而柴胡汤证已经不存在，这已经成为坏病。应详细审察误治在哪里及其病变特点，选择适当的治法。

原文

伤寒六七日，無大熱，其人躁煩者，此爲陽去入陰故也。（269）

释义

伤寒六七日，身体发热不高，病人躁扰，心烦不安，这是外邪由表入里的表现。

原文

伤寒三日，三陽爲盡，三陰當受邪，其人反能食而不嘔，此爲三陰不受邪也。（270）

释义

伤寒三日，三阳的病程已经结束，按理三阴应该受邪，但病人如果反而能吃饭而不呕吐，这是三阴没有受邪发病。

原文

伤寒三日，少陽脉小者，欲已也。（271）

释义

伤寒三日，病在少阳，脉象小，这是疾病将要痊愈的表现。

原文

少陽病欲解時，從寅至辰上。（272）

释义

少阳病，将要解除的时间，多在早晨三时至九时之间。

第五章

辨太阴病脉证并治

太阴病是三阴病的初始阶段。病入太阴，以脾阳虚弱、寒湿阻滞为主要病机，其性质为里、虚、寒证。

太阴包括手、足太阴二经和肺、脾二脏。但太阴篇主要论述的是足太阴脾的病变，手太阴肺的病证大多于太阳病篇论及。足太阴脾经起于足大趾内侧端，上行过内踝，沿下肢内侧前缘上行，入腹，属脾络胃。由于经络相互络属，足太阴脾与足阳明胃互为表里。脾胃同居中焦，脾主运化，升清阳，主四肢，胃主受纳，腐熟水谷，二者共同完成饮食水谷的受纳、腐熟、运化、输布过程，而为后天之本。脾胃又为人体气机升降之枢纽，脾主升，以升为健，胃主降，以降为和，脾胃协调，则清阳得升，浊阴得降，水精四布，五脏得荣。若脾胃虚弱，或邪犯太阴，以致中阳不足，运化无力，寒湿内盛，升降失常，则形成太阴病。

任何因素，只要破坏了太阴脾运化升清功能，导致脾阳虚弱，运化失司，寒湿内盛，升降失常，就会发生太阴病。太阴病的成因主要有三个方面：一是先天禀赋不足，脾阳素虚，运化失职而自病；二是感受外邪（主要是寒湿之邪），或过食生冷，或忧思郁怒伤脾，导致脾阳虚弱，运化失常；三是三阳病误治失治，损伤脾阳，邪陷太阴。

太阴病以"腹满而吐，食不下，自利益甚，时腹自痛"等中焦虚寒证为主要临床表现，这也是太阴病的本证。此外太阴病还有兼变证。兼证有太阴兼表证，以太阴病本证基础上兼有发热、恶寒、脉浮等症为特点；太阴兼腹痛证，以腹满时痛或大实痛为主症。若脾阳不振，寒湿中阻，影响了肝胆疏泄，胆汁外溢肌肤，还可见到身目发黄、黄色晦暗、脘腹痞满、小便不利而黄等太阴发黄证。

太阴病属里、虚、寒证，虚则补之，寒则温之，故仲景提出"当温之"的治疗大法，即以温中散寒、健脾燥湿为主，以理中汤、四逆汤之类方剂治疗。若兼太阳表证而里虚不甚者，宜调和营卫，温里和表，用桂枝汤。太阴兼腹痛者宜通阳益脾，活络止痛，大实痛者宜化瘀通络，分别用桂枝加芍药汤和桂枝加大黄汤。若寒湿发黄者，则应该"于寒湿中求之"，以温阳散寒、除湿退黄为法。

太阴病属脾寒证，因此治太阴病，禁用吐下之法。若因寒积停滞需用攻下者，当扶正祛邪兼用，万万不可单独攻下。

太阴病是三阴病的初始阶段，阳虚程度较轻，病变局限，预后较好。其转归主要有三个方面：一是治疗得当，或自身脾阳恢复，疾病痊愈。二是太阴过用温燥，或寒湿郁久化热，阳复太过，转属阳明实证；三是太阴误治失治，阳气衰败，病邪内传少阴厥阴，病情加重。

第一节　太阴病辨证纲要

原文

太陰之爲病，腹滿而吐，食不下，自利益甚，時腹自痛。若下之，必胸下結鞕。（273）

释义

太阴病表现的主要症状是，腹部胀满和呕吐，饮食不下，自行下利且次数增多，腹部时有疼痛。如果误用攻下，就会使胃脘部痞结硬满。

提要

论述太阴病提纲证及治禁。

解析

太阴病为脾阳虚衰，寒湿内盛之患。脾失健运，寒湿内阻，气机不畅，故见腹满。清阳不升，寒湿下注，则见自利益甚；中焦阳虚，寒凝湿聚，脾络不和，故时腹自痛。脾胃升降失职，浊阴上逆，则呕吐。脾胃虚弱，运化失职，故食不下。治疗当以温中散寒、健脾燥湿为主。

若将腹满、呕吐、不欲食、腹痛误认为阳明里实证而妄行攻下，必使中阳更伤，寒凝气滞结于中焦，导致胸下结硬。提示太阴病当禁下。

本条所述诸症，反映了中阳不足，脾胃虚弱，寒湿内盛，升降失常的太阴病本质，为太阴病的典型脉症，故为太阴病提纲。

第二节　太阴病本证

原文

自利不渴者，屬太陰，以其藏有寒故也，當溫之，宜服四逆輩。（277）

释义

自行下利又不见口渴的，属于太阴病，这是因为脾脏有寒的缘故，应当用温法治疗，适合服四逆汤一类方药。

提要

论述太阴病里虚寒证的主症、病机、治法及方药。

解析

自利为太阴里寒证主症，以"自利不渴"为特点。口不渴，体现了太阴病为寒湿中阻，里无邪热的特点。"脏有寒"概括了脾虚寒湿内盛的病机关键。"当温之"为其治疗大法，即温中散寒，健脾燥湿。文中未列具体方药，而曰"宜服四逆辈"，即四逆汤、理中汤一类的方剂。临证可视病情的虚寒程度，单纯脾胃虚寒者证轻，宜理中汤（丸），若由脾及肾则证情转重，是伴肾阳虚候，则宜四逆汤类方剂治疗。

辨治要点

主症：自利不渴，腹满而吐，食不下，自利益甚，时腹自痛。

病机：中阳不足，脾胃虚弱，寒湿内盛，升降失常。

治法：温中散寒，健脾燥湿。轻者用理中汤，重者用四逆汤。

复习思考题

试述太阴病虚寒证的因机证治。

第三节　太阴病兼变证

一、太阴兼表证

原文

太陰病，脉浮者，可發汗，宜桂枝湯。（276）

释义

太阴病，脉见浮象，可以发汗，适合用桂枝汤。

提要

论述太阴病虚寒轻证兼表证的证治。

解析

本条冠以太阴病，当有太阴脾虚之机，脉当缓弱，今脉不缓弱反浮，说明里虚不甚，浮脉亦是肌表有外邪、正邪交争、病势向外之象。因正不甚虚，治可用解肌祛风方法。用桂枝汤不仅可以解散肌表之邪，更可内调脾胃以助营卫之气，扶正祛邪。

本证既用桂枝汤解表发汗，以方测证，除脉浮外，当伴其他表证症状。全面分析，当知本证为素体脾阳不足，复感风寒之邪而患病，为太阴病兼表证。

辨治要点

主症：发热恶寒，四肢疼痛，食少纳差，脘腹胀满，便溏，脉浮。

病机：素体脾阳不足，伴风邪袭表，营卫不和。

治法：调和营卫，温阳和里。方用桂枝汤。

二、太阴腹痛证

原文

本太陽病，醫反下之，因爾腹滿時痛者，屬太陰也，桂枝加芍藥湯主之；大實痛者，桂枝加大黃湯主之。（279）

桂枝加芍藥湯方

桂枝三兩（去皮）　芍藥六兩　甘草二兩（炙）　大棗十二枚（擘）　生薑三兩（切）

上五味，以水七升，煮取三升，去滓，溫分三服。

桂枝加大黃湯方

桂枝三兩（去皮）　大黃二兩　芍藥六兩　生薑三兩（切）　甘草二兩（炙）　大棗十二枚（擘）

上六味，以水七升，煮取三升，去滓，溫服一升，日三服。

释义

原本是太阳病，医生反而用了攻下的方法，因而导致了腹中胀满并时有疼痛，这同属太阴病，应当用桂枝加芍药汤治疗。如果见及腹中大实痛，应当用桂枝加大黄汤治疗。

桂枝加芍药汤方

桂枝三两（去皮）　芍药六两　甘草二两（炙）　大枣十二枚（掰开）　生姜三两（切片）

以上五味，用七升水，煮取三升，去掉

药渣，分三次温服。

桂枝加大黄汤方

桂枝三两（去皮）　大黄二两　芍药六两　生姜三两（切片）　甘草二两（炙）　大枣十二枚（掰开）

以上六味，用七升水，煮取三升，去掉药渣。每次温服一升，一天服三次。

提要

论述太阳病误下后邪陷太阴致太阴腹痛的证治。

解析

279条论述太阳病误下后邪陷太阴致太阴腹痛的证治。太阳病表邪不解，当用汗法解表，今不当下而误下，故曰"反"。误下伤脾，脾失运化，气机壅滞，则腹满；脾主大腹，邪陷脾络，气血不和，络脉瘀阻拘急，则腹痛阵作。因病位在脾，故曰"属太阴也"。然此虽属太阴，却与太阴病里虚证不同，彼为脾阳不足，寒湿内盛所致，故除见腹满时痛外，更见食不下、呕吐、下利等，当以温中散寒、健脾除湿治疗。而本证仅见腹满时痛，余症不显，为邪陷脾络，气滞血瘀，络脉拘急所致，故治以温通脾络、调和气血为法，用桂枝加芍药汤。

"大实痛"为腹痛剧烈，持续不减，痛而拒按，病势较"腹满时痛"为重，然本证腹痛虽剧，却无潮热、谵语等阳明热征，乃属邪陷于脾，血瘀阻滞，经脉闭阻不通所致，故在上方基础上加大黄二两，为桂枝加大黄汤，宣通脾络，活血逐瘀，通络止痛。

方义

桂枝加芍药汤是桂枝汤原方加用芍药而成。本方用桂枝配甘草、生姜、大枣，温阳通络益脾。桂枝、生姜辛温散寒，通络开

结；重用芍药，一者与甘草相配，酸甘化阴，缓急止痛，二是加用芍药以增强活血通络之效。全方具有温阳散寒通络，缓急止痛，补中益气之功。

桂枝加大黄汤是桂枝加芍药汤再加大黄而成，因其脾络郁滞较甚，腹部满痛较重，故加大黄以增强其活血化瘀、通络止痛之力，同时大黄尚有祛实导滞作用。

辨治要点

主症：桂枝加芍药汤证以腹满时痛为主症，无食不下、呕吐、下利等明显脾虚寒湿证。桂枝加大黄汤证在上证基础上腹痛较剧，或伴便秘。

病机：桂枝加芍药汤证为脾虚气滞络瘀；桂枝加大黄汤证属脾虚气滞络瘀，郁滞较甚。

治法：桂枝加芍药汤证治宜通阳益脾，活络止痛；桂枝加大黄汤证治宜通阳益脾，活络止痛，化瘀导滞。

桂枝加芍药汤主要用于治疗消化系统疾病，如慢性胃炎、胃溃疡、胃肠术后疼痛不休、慢性结肠炎、溃疡性结肠炎、肠易激综合征、慢性肝炎、慢性胰腺炎、慢性胆囊炎、消化道肿瘤疼痛等；桂枝加大黄汤可治疗痛经、顽固性便秘、粘连性肠梗阻等。除此之外，只要符合脾虚络脉瘀阻（或兼实滞）之病机，二方用于多系统疾病，皆有较好疗效。

医案选录

某，女，8岁。1996年8月3日患腹痛腹泻，便出物呈脓血样，一日十余次，诊为细菌性痢疾。先后用庆大霉素、氨苄青霉素、先锋霉素等西药治疗近1个月，症状仍未能彻底控制，便出物为不消化食物伴脓

血。处方：桂枝 10g，炒白芍 30g，炙甘草6g，白术 15g，秦皮 15g，生姜 3 片，红糖少许。将上述药物用适量冷水浸泡 15 分钟，然后放火上煎煮，煮沸 20 分钟除渣滤出，趁热饭前服下，1 剂煎两次，分早晚服。上方服用 3 剂，腹痛消除，大便正常，再未复发。

[杨桂梅．桂枝加芍药汤治疗顽固性菌痢．内蒙古中医药，2007；3（6）：6]

复习思考题

1. 太阴兼表证的证治及机理为何？

2. 太阳病，误下之，病属太阴而出现腹痛或大实痛，应如何治疗？

附录条文

原文

傷寒脉浮而緩，手足自溫者，是爲繫在太陰。太陰者，身當發黃，若小便自利者，不能發黃。至七八日大便鞕者，爲陽明病也。（187）

释义

伤寒脉浮而缓，手足温，这是邪气传向太阴。太阴病，身体应当发黄，如果小便通利，就不能发黄。经过七八天而大便硬结，这就是阳明病了。

原文

太陰中風，四肢煩疼，陽微陰澀而長者，爲欲愈。（274）

释义

太阴中风证，四肢剧烈疼痛，脉浮取微沉取涩而又见往来较长的，是疾病将愈的表现。

原文

太陰病，欲解時，從亥至丑上。（275）

释义

太阴病将要解除的时间，是从晚上九时到次日凌晨三时之间。

原文

傷寒脉浮而緩，手足自溫者，繫在太陰；太陰當發身黃，若小便自利者，不能發黃；至七八日，雖暴煩下利日十餘行，必自止，以脾家實，腐穢當去故也。（278）

释义

伤寒病，脉浮而和缓，只见手足温热，这是邪气已涉及太阴。邪气在太阴，应当出现周身发黄，如果小便自行通利，就不会发黄了。到第七八天时，虽突然出现心烦和下利，而且下利在一天内有十多次，也会自行停止，这是因为脾家正气充实，脾阳恢复，宿积腐秽之物得以排出去的缘故。

原文

太陰爲病，脉弱，其人續自便利，設當行大黃芍藥者，宜減之，以其人胃氣弱，易動故也。（280）

释义

太阴为病，脉弱，病人不断下利，假如应当用大黄和芍药，也应当减少用量，这是因为病人胃气虚弱而容易受伤的缘故。

第六章

辨少阴病脉证并治

少阴病是疾病发展过程中的危重阶段。病至少阴，不但阳气虚弱，阴血亦虚损，常常呈现出全身机能衰减的状态。故凡属心肾虚衰，以脉微细、但欲寐为主要特征的病证，称为少阴病。

少阴包括足少阴肾经和手少阴心经。足少阴肾经，起于小趾下，斜行足心，循内踝之后，沿下肢内侧后缘上行，贯脊，属肾，络膀胱；直行者，过腹达胸，贯肝入肺，循喉咙，夹舌根；其分支，从肺出，络心。手少阴心经，起于胸中，属心系，下膈，络小肠；其分支，夹食道，连目系。

肾主藏精，主水，主纳气，主生殖发育，为人体阴阳之本，先天真气所系，元阴元阳之所寓，水火之宅，乃先天之本。心主血脉而藏神明，主火，为君主之官。正常情况下，心火在上，肾水在下，心火下温肾水，以助肾阳共同温暖肾阴，使肾水不寒；肾水上济心火，以资助心阴，则心火不亢，此即心肾相交，水火相济。水升火降，相互制约，相互调济，维持了人体阴阳的动态平衡，保证了人体生命活动的协调。

各种因素破坏了少阴心肾的相对平衡，导致心肾水火不能相互调济，则会发生水火的偏盛偏衰，导致少阴病的发生。其成因主要有二：一是传经。因三阳病或太阴病失治误治，心肾损伤，邪传少阴。二是外邪直中。多因年老体弱，大病久病，或肾阳素虚，导致外邪直中少阴而发病。

少阴病以"脉微细，但欲寐"为提纲，揭示了少阴病以心肾阴阳俱衰，特别是肾阳虚衰为主要病理特征。

少阴病根据病性不同，可分为少阴寒化证、少阴热化证、少阴阳郁证。少阴寒化证因阳气虚衰，阴寒内盛所致，症见无热恶寒，身踡而卧，下利清谷，小便清长，呕吐，脉微细，但欲寐等症。在此基础上，还可出现阴盛格阳、阴盛戴阳、阳虚水泛、寒湿凝滞、下焦滑脱等证。少阴热化证因阴虚火旺，心肾不交所致，症见心烦不得眠，舌红少苔，脉细数。并可出现少阴阴虚、水热互结等证。少阴为三阴之枢，若少阴气机不畅，枢机不利，阳气内郁，可致阳郁厥逆之证。此外，也可见阴阳两虚证和阳亡阴竭证。少阴病兼变证包括太少两感证、少阴阴虚兼阳明里实证、热移膀胱证、伤津动血证等。由于手足少阴经的支脉都上达咽喉，当邪郁少阴经脉时，尚可出现咽痛证。

少阴病治疗原则当分别使用扶阳、育阴之法。其中寒化证治宜回阳救逆，代表方为四逆汤；热化证治宜育阴清热，代表方为黄连阿胶汤；阳郁致厥证治宜调畅气机，透达郁阳，代表方为四逆散。兼变证本着随证治之的原则，分别选用麻黄细辛附子汤、麻黄甘草附子汤、大承气汤等。咽痛证则根据寒热虚实不同，分别使用猪肤汤、甘草汤、桔梗汤、苦酒汤、半夏散及汤等。

少阴既然包含心肾两脏，其病变特点不是阳虚就是虚火上炎，故发汗、攻下均属禁忌。

病至少阴，病情大多危重，但若治疗及时，方法得当，也能转危为安。若失治误治，延误病情，则预后不良。一般而言，少阴预后的好坏，全在阳气与阴津的存亡，凡阳回阴续者生，阳亡阴竭者死。因少阴以阳热为本，故阳气的存亡又为预后之关键。

第一节　少阴病辨证纲要

原文

少陰之爲病，脈微細，但欲寐也。（281）

释义

少阴病所表现的主要脉症是，脉搏微细，精神萎靡，昏昏欲睡。

提要

本条为少阴病提纲证。

解析

少阴包括心肾两脏，心主血，推动血行；肾主水，内潜真阴真阳。邪入少阴，损伤心肾之阴精阳气，致心肾两虚。若阳气虚弱，无力鼓动血行，则脉微弱无力；若精血亏耗，脉道不充，则脉细。无论阳气虚衰，或精血不足，均可导致心神失养，出现"但欲寐"状态。本条从脉象到症状，揭示了少阴病全身性的虚弱本质。

少阴病心肾阳虚的但欲寐，与太阳病和少阳病邪去神安的嗜卧、阳明病高热神昏的

嗜卧，迥然不同。

原文

少陰病，脈細沉數，病爲在裏，不可發汗。（285）

释义

少阴病，脉见细沉而数，这是病在里的表现，不可以发汗。

提要

论少阴病脉细沉数不可发汗。

解析

发汗是治疗表证的大法，少阴为里证虚证，自当禁用。脉沉为在里，里证不能发汗；脉细为阴血虚，阴虚治宜滋阴，亦不能发汗，发汗则更伤阴津；即便是少阴的阴虚火旺，脉数亦为内热，热邪在里，治宜清解，不可发汗，误发其汗，徒伤阴增热。所以说凡少阴病见脉沉、细、数者，不可发汗。

原文

少陰病，脈微，不可發汗，亡陽故也；陽已虛，尺脈弱濇者，復不可下之。（286）

释义

少阴病，脉见微象，不可以发汗，这是因为阳气已有损伤的缘故。阳气既虚，又见尺脉弱涩，更不可以泻下。

提要

论少阴病脉微不可发汗。

解析

脉微为阳气大虚，发汗则虚阳随汗外越，形成亡阳之证。在阳气已虚的情况下，复见尺脉弱涩，属于阴血亦虚，此时不但不可发汗，亦不可攻下，若误用攻下则可导致阴阳两竭。汗、下均为攻邪之法，无论阳

虚、阴虚、阴阳两虚，乃至所有虚证，汗、下之法均不可滥用。

复习思考题

1. 少阴病提纲证的脉症机理是什么？
2. 少阴病有哪些治疗禁忌？其机理为何？

第二节　少阴病本证

一、少阴寒化证

（一）少阴寒化证辨证要点

原文

少陰病，欲吐不吐，心煩，但欲寐。五六日自利而渴者，屬少陰也，虛故引水自救，若小便色白者，少陰病形悉具，小便白者，以下焦虛有寒，不能制水，故令色白也。（282）

释义

少阴病，症见想吐又吐不出来，心烦，精神萎靡、昏昏欲睡。到第五六天出现了自行下利，又伴见口渴的，这都属于少阴病的表现。阳虚津乏，所以才引水自救。如果小便颜色清白，少阴病的特征也就全部具备了。小便清白的原因，是因为下焦阳虚有寒，不能温化制约水液，所以才导致小便清白。

提要

论少阴寒化的病机及辨证要点。

解析

少阴寒化证，总由下焦阳虚、阴寒内盛

所致。肾阳虚衰，浊阴上逆，则欲吐；阴盛于下，浊阴扰神，则心烦；阳虚已甚，神疲不支，则但欲寐。至此少阴阳虚之证已初见，若失治迁延，至五六日，脾肾阳虚，则必自利；少阴阳虚不能蒸化津液，故口渴。在但欲寐的基础上，出现自利而渴，少阴病的特征已显露，故云"属少阴也"。

口渴有虚寒与实热之别，因此需"小便色白"作为少阴阳虚寒盛之辨证依据。至此，少阴阳虚寒盛之象已确诊无疑，故以"少阴病形悉具"一语而总括之。并自注云："小便白者，以下焦虚有寒，不能制水，故令色白也。"本证属典型的少阴寒化证，治宜回阳救逆，当用四逆汤。

本条对少阴虚寒证的辨证价值极高，以但欲寐、自利而渴、小便色白，点出少阴寒化证的辨证要点。同时，自利而渴与自利不渴相较，辨少阴虚寒下利与太阴虚寒下利；以心烦但欲寐与心烦不得卧相较，辨少阴寒化证与少阴热化证；以自利而渴小便白与自利而渴小便赤相较，辨少阴寒利证与厥阴热利证。总之，本条对临床辨证具有极重要的指导意义，故为少阴寒化证之辨证纲领。

（二）四逆汤证

原文

少陰病，脉沉者，急溫之，宜四逆湯。（323）

四逆湯方

甘草二兩（炙）　乾薑一兩半　附子一枚（生用，去皮，破八片）

上三味，以水三升，煮取一升二合，去滓，分溫再服。強人可大附子一枚，乾薑三兩。

释义

少阴病，脉沉的，应当急用温药治疗，宜用四逆汤。

四逆汤方

甘草二两（炙） 干姜一两半 附子一枚（生用，去皮，破八片）

以上三味药，用三升水，煮取一升二合，去掉药渣，分两次温服。身高体胖的人可用一枚大附子，三两干姜。

提要

本条以脉代证，提示病涉少阴当急治。

解析

323 条论四逆汤证的脉象与急温之法，条文以脉代证，提示少阴病施治宜早，切勿拖延。此条以"少阴病"冠首，则当结合提纲证综合分析。故此脉当是在微细之脉的前提下，加之沉而难寻，这标志少阴阳气已衰，阴寒内盛，若不及早救治，则恶寒、身踡吐利、四肢厥逆、但欲寐等症将相继出现，甚则有格阳、亡阳之虞，故治当急温，以四逆汤急救回阳。因此，本条据脉定治，乃见微知著，防微杜渐，具有防患于未然的积极意义，但具体在临床上还需要脉症合参。

方义

大辛大热之药莫过姜、附。附子生用，辛温大热，功以温肾；干姜辛温，功以暖脾。生附子与干姜相伍，一则其温热之性大增，正所谓"附子无干姜不热"之意。二则附子之性走与干姜之性守相互制约，防止药性偏激。炙甘草甘温，既能健运中阳之气，又能助姜附以回阳，尚可缓附子的毒性。《医宗金鉴》指出："甘草得姜、附，鼓肾阳，温中寒，有水中暖土之功，姜、附得甘草，通关节，走四肢，有逐阴回阳之力，肾

阳鼓，寒阴消，则阳气外达，而脉升手足温矣。"

本方有两大特色，一则附子生用祛寒，二则温肾兼以顾脾。仲景用附子，分生、炮两种。一般温阳多炮用，如真武汤、附子汤等；回阳多生用，如四逆汤类方。

辨治要点

主症：四肢厥逆，身踡恶寒，自利而渴，小便色白，脉微细，但欲寐。

病机：肾阳虚衰，阴寒内盛。

治法：温肾回阳救逆。方用四逆汤。

四逆汤临床多用于治疗危重病证，如休克、心力衰竭、高血压、低血压、毒血症、梅尼埃病、急慢性胃肠炎、胃下垂等，辨证属于阳虚阴寒内盛者。

医案选录

唐叟，年逾古稀。冬日感寒，头痛发热，鼻流清涕。自服羚翘解毒丸 6 丸，自觉精神甚疲，而且手足发凉。其子恳余诊，切脉未久，唐即侧头欲睡。握其手，凉而不温。切其脉不浮反沉，视其舌则淡嫩而白。余曰：此少阴伤寒，肾阳已虚，如再进凉药，恐生叵测，法当急温，以回肾阳。与四逆汤，服 1 剂，精神转佳。再剂，手足转温而愈。

[刘渡舟 . 新编伤寒论类方 . 山西人民出版社, 1984]

（三）通脉四逆汤证

原文

少陰病，下利清穀，裏寒外熱，手足厥逆，脈微欲絕，身反不惡寒，其人面色赤，或腹痛，或乾嘔，或咽痛，或利止脈不出者，通脈四逆湯主之。(317)

通脈四逆湯方

甘草二兩（炙） 附子大者一枚（生用，去皮，破八片） 乾薑三兩

（强人可四两）

上三味，以水三升，煮取一升二合，去滓，分温再服，其脉即出者愈。面色赤者，加葱九茎；腹中痛者，去葱，加芍药二两；呕者，加生薑二两；咽痛者，去芍药，加桔梗一两；利止脉不出者，去桔梗，加人参二两。病皆與方相應者，乃服之。

释义

少阴病，腹泻且完谷不化，里有寒而外有热，手足发凉，脉微细几乎摸不到，身体反而不怕冷，病人脸色发红，或有腹痛，或干呕，或咽喉疼痛，或泻利停止而脉搏仍然不出现，应当用通脉四逆汤治疗。

甘草二两（炙）附子大者一枚（生用，去皮，破八片）干姜三两（高大肥胖的人可以用四两）

以上三味，用三升水，煮取一升二合，去掉药渣，分二次温服。药后病人的脉搏能恢复的就可以痊愈。面色红赤的，加葱白九根。腹中疼痛的，去葱白，加芍药二两。呕吐的，加生姜二两。咽中疼痛的，去芍药，加桔梗一两。下利停止后脉搏摸不到的，去桔梗，加人参二两。临床症状与方药全部相对应的，才可服用此方。

提要

论述少阴阳虚，阴寒内盛，格阳于外的辨治。

解析

317条所论之下利清谷、手足厥逆、脉微，为少阴寒化证之典型脉症。在此基础上，若见脉微欲绝，则提示此证非一般性少阴寒化证，而是真阳衰竭之危候。阳气极

虚，阴寒内盛，病生格拒之变，阴盛格阳，虚阳外浮，则身反不恶寒。虚阳上浮则面色赤，其特点为嫩红如妆，且游移不定，与属热属实的阳明病"面合色赤"及二阳并病的"面色缘缘正赤"面赤不游移截然不同。本证为阴盛格阳证，论中所云"里寒外热"实为内真寒外假热，由于阴阳格拒，证势危重，复杂多变，故除主症外，又多有各种或然症：阴寒凝结，脾络不通则腹痛；阴寒犯胃，胃失和降，胃气上逆则干呕；虚阳上浮，扰及咽喉则咽痛；阳气欲绝，下利至甚，阴液将竭，无物可下，则利止脉不出。此证较四逆汤证危重，如进一步发展将致阴阳离决，已非四逆汤所能胜任，需大力回阳，急祛内寒，故选用通脉四逆汤破阴回阳，通达内外。

方义

通脉四逆汤与四逆汤药味相同，而用量有异。加重姜、附用量，祛寒回阳之力更强，寒去则阳回，阳回则脉通，所以方名通脉四逆汤，以区别于四逆汤。

若面色赤，加葱白，取其宣通阳气，以返上越之阳；腹中痛，加芍药，通脾络，止腹痛；干呕，加生姜，和胃降逆以止呕；咽痛，加桔梗，利咽开结而止痛；利止脉不出，加人参，益气而生津，固脱而复脉。方后提出"病皆与方相应者，乃服之"，示人处方选药必须符合病机，兼症不同，又当随症加减，才能收到预期效果。

辨治要点

主症：下利清谷，手足厥逆，脉微欲绝，身反不恶寒，其人面色赤。

病机：阴寒内盛，格阳于外。

治法：破阴回阳，通达内外。方用通脉

四逆汤。

徐某，女，24 岁。平素体质衰弱，又兼贫血，曾患过流产一次。此次妊娠将近三月，忽然阴道出血甚多，即住院治疗。因失血过多，心悸头眩，烦躁不安，脉豁大而空。予养血安神止血之剂，药未煎好，患者已手足厥冷，烦躁欲脱，身发热而汗出，两颊绯红，口舌干燥，脉微细欲绝。测其血压已由入院时之收缩压 94mmHg，下降至 67mmHg。此即阴盛于内，格阳于外之证。因煎药不及，先与人参粉 3g 送服，并予以通脉四逆汤。服药后精神稍静，四肢温暖，热退身凉，面色苍白，而现安静的状态。［邢锡波.伤寒论临证实验录.天津科学技术出版社，1984］

（四）白通汤证

原文

少陰病，下利，白通湯主之。（314）

白通湯方

葱白四莖　乾薑一兩　附子一枚（生，去皮，破八片）

上三味，以水三升，煮取一升，去滓，分温再服。

释义

少阴病，泻利，应当用白通汤治疗。

白通汤方

葱白四茎　干姜一两　附子一枚（生，去皮，破八片）

以上三味药，用三升水，煎取一升，去掉药渣，分作二次温服。

提要

少阴阴盛戴阳证的证治。

解析

314 条叙证简略，当与 315 条、少阴病脉症提纲以及阴盛格阳证合参。既然是少阴阳虚，阴寒内盛，则当见恶寒蜷卧、四肢逆冷、脉微细、但欲寐诸症，在此基础上下利，乃肾阳虚衰较重，阴寒内盛，伤及脾阳，脾肾虚衰，寒湿下注所致。在此省略一关键症状"面赤"。因通脉四逆汤方后加减法有"面色赤者加葱九茎"，白通汤乃四逆汤去甘草加葱白，故当见面赤。面赤为阴寒内盛，虚阳被格于上所致，只有见到该症状方可诊断为阴盛戴阳证。

方义

白通汤方以四逆汤减干姜、附子用量，去甘草之缓，加葱白组成。小量附子、干姜，取其既能温中土之阳以通上下，又不欲过于辛散而发越已虚之阳。关键是葱白，方名"白通"，其"白"字就是指葱白，其"通"字就是指通阳，意在突出葱白善于宣通阳气的特点，启下焦之虚阳上承，下利自然痊愈。

辨治要点

主症：下利，面赤，恶寒蜷卧，四肢厥冷，脉微细，但欲寐。

病机：阴寒内盛，格阳于上。

治法：破阴回阳，宣通上下。方用白通汤。

白通汤可辨证用于治疗阳虚头痛、高血压、过敏性休克、雷诺病等。

医案选录

雷某，男，20 岁，未婚。素常清早入河中捕鱼。一次，偶感风寒，有轻微不适，自认为年轻体健不以为然，仍旧涉水捕鱼，回家后便发寒战，四肢逆冷，腹痛自利，口干舌燥。先请某医治疗。某医认为阴寒证，但又考虑口干舌燥，未敢断定，建议请我会诊。患者恶寒踡卧，但欲寐，偶醒即呼口燥，索引热茶，脉沉微，尺部更弱。我说：此少阴阴盛阳越证，急须人参四逆加葱白救治。……少阴证为何不用四逆汤而用人参四逆加葱白（即白通汤加味）？其关键正是由于口干舌燥。因本证是阴寒内盛，津液大亏（因自利），孤阳无依而上越，所以口虽燥而喜热饮。故用干姜、附子、炙甘草扶阳温中散寒，加人参救津液，并须借葱白之辛烈直通阳气。遂处：炮附子12g，干姜9g，炙甘草6g，横纹潞（注：有横纹的潞党参）30g，葱白3茎。水煎分两次服。服完，利止，手足转温，诸症均愈。[俞长荣．伤寒论汇要分析．福建人民出版社，1964]

（五）白通加猪胆汁汤证

原文

少陰病，下利脉微者，與白通湯。利不止，厥逆無脉，乾嘔煩者，白通加豬膽汁湯主之。服湯脉暴出者死，微續者生。（315）

白通加豬膽汁湯方

葱白四莖　乾薑一兩　附子一枚（生，去皮，破八片）　人尿五合　豬膽汁一合

上五味，以水三升，煮取一升，去滓，內膽汁、人尿，和令相得，分溫再服。若無膽，亦可用。

释义

少阴病，腹泻而脉微，可用白通汤治疗。服药后泻利不止、四肢发凉而无脉、干呕心烦，应当用白通加猪胆汁汤治疗。服汤

药以后脉搏突然出现的是死证，脉搏逐渐恢复的是有生机的征象。

白通加猪胆汁汤方

葱白四茎　干姜一两　附子一枚（生，去皮，破八片）　人尿五合　猪胆汁一合

以上五味，用三升水，煮取一升，去掉药渣，加入胆汁和人尿，搅和均匀，分二次温服。如果没有猪胆汁，也可以服用。

提要

少阴病阴盛戴阳证服热药发生格拒的证治与预后。

解析

本条可分三段来理解。第一段自"少阴病"至"与白通汤"，论少阴病阴盛戴阳证的证治，与314条基本相同。但本条补述了脉微，使白通汤证更加完整。

第二段从"利不止"至"白通加猪胆汁汤主之"，论述服白通汤后发生格拒的证治。阴盛戴阳之证，给予白通汤，理应证情有减，今不但下利不止，反而出现四肢厥逆、无脉、干呕心烦等病情加重之征象。利下不止，自然比下利为甚，此乃真阳衰微，无力固摄所致，不仅有亡阳之虑，且有液竭之忧；厥逆无脉，自甚于厥逆脉微，此乃阳亡阴竭，心肾俱衰，血脉既不能充盈，亦无力鼓动之征；至于干呕、心烦，乃阴寒极盛格拒热药，反逆于上则呕，阴不系阳，虚阳扰心则烦。纵观上证，是阴阳格拒之势渐趋加重，而导致加剧的原因，并非药不对证，而是由于阴寒太盛，对大热之药拒而不受，反而更激发寒邪之势，以致服药后证情不减反增。此时，应遵《内经》"甚者从之"之法，于白通汤中加入咸寒苦降的人尿、猪胆汁作为反佐，使之引阳入阴，庶可避免再致格

拒，从而达到破阴回阳的目的。

第三段自"服汤"至"微续者生"，论服白通加猪胆汁汤后的两种转归。服汤后，如果脉象突然出现浮大躁动，提示阴液枯竭，孤阳外脱，预后不良；若脉由沉伏不至，而缓慢出现，渐趋明显，此乃阴液未竭，阳气渐复，预后较好。总之，本证为寒盛格拒热药，治宜破阴回阳，反佐寒药以解格拒。

方义

白通加猪胆汁汤是在白通汤的基础上加人尿、猪胆汁而成。方用白通汤破阴回阳，宣通上下；加人尿、猪胆汁之咸苦性寒，引阳入阴，使热药不被寒邪所格拒，以利于发挥回阳救逆作用。此外，人尿、猪胆汁皆属血肉有情之品，于此下利阴伤之时，尚有补津血、增阴液之效。

辨治要点

主症：服白通汤后出现寒盛格拒热药之症，包括下利不止，厥逆无脉，面赤，干呕，心烦。

病机：阳脱阴竭，寒热格拒。

治法：破阴回阳，宣通上下，兼咸苦反佐。方用白通加猪胆汁汤。

现代临床中，白通加猪胆汁汤可辨证应用于虚寒性腹泻、烦躁症、顽固性心力衰竭、咽颊炎及皮肤结节性红斑等疾病。

医案选录

杨某，男，48岁。患虚寒下利，初起由于饮食不节，发生滞泻，后则由泻转痢，前医用苦寒化滞之品，服多剂，不见效果。后病势转剧，烦满腹痛，饮食不思，目赤唇焦而面色反清白，昼夜下痢五十余次。神识昏沉，嘿嘿不语，病延二十余日。病势垂危，时有烦躁不安。诊其脉寸关豁大无力，两尺沉微。脉证合参，是阴盛格阳之证。……今之治疗应采取回阳正治之法，用白通汤回阳纳火为主，佐人尿、猪胆汁清上焦之浮热以育阴止烦。处方：干姜15g，黑附子10g，炙甘草12g，葱白15g，人尿半茶杯，猪胆汁3g。水煎凉服。1剂后，夜间便次顿减，只泻四五次。连服3剂，则下痢已减至三四次，略思饮食。脉搏已变成沉缓无力，是气血虚损之候。因与健脾补气、利尿化滞之法，调理二十余日而愈。[邢锡波. 伤寒论临证实验录. 天津科学技术出版社，1984]

（六）真武汤证

原文

少陰病，二三日不已，至四五日，腹痛，小便不利，四肢沉重疼痛，自下利者，此爲有水氣。其人或欬，或小便利，或下利，或嘔者，真武湯主之。（316）

真武湯方

茯苓三兩　芍藥三兩　白朮二兩　生薑三兩（切）　附子一枚（炮，去皮，破八片）

上五味，以水八升，煮取三升，去滓，温服七合，日三服。若欬者，加五味子半升，細辛一兩，乾薑一兩；若小便利者，去茯苓；若下利者，去芍藥，加乾薑二兩；若嘔者，去附子，加生薑，足前爲半斤。

释义

少阴病，二三日不愈，到第四五日，腹痛，小便不利，四肢沉重疼痛，自发腹泻，这是有水气，病人可能或有咳嗽，或小便通利，或腹泻，或呕吐，应当用真武汤治疗。

真武汤方

茯苓三两　芍药三两　白术二两　生姜三两（切）　附子一枚（炮，去皮，破八片）

以上五味，用八升水，煮取三升，去掉药渣，每次温服七合，一天服三次。如果见咳，加五味子半升，细辛一两，干姜一两。如果见小便清利，去茯苓。如果见下利，去芍药，加干姜二两。如果见呕吐，去附子，把生姜的用量增加到半斤。

提要

少阴阳虚水泛的证治。

解析

少阴病二三日不已，至四五日，邪气渐深，肾阳日衰，阳虚寒盛，制水无权，可致水气不化，泛溢为患。水泛上焦，寒水射肺，肺气上逆，则见咳嗽；水泛中焦，寒水渍胃，胃气上逆，则见呕吐；水饮内渍于肠，可见腹痛下利；水停下焦，阳虚气化不行，则见小便不利；水泛肌表，浸淫机体，则见四肢沉重、疼痛。水饮内停，变动不居，内至脏腑，外达四肢，上中下三焦，无处不及，见症虽多，但均属肾阳虚衰兼水气为患，故用真武汤主治。

316 条应与太阳病篇 82 条的真武汤证相互为参，前者是太阳病过汗损伤少阴之阳所致，本条是少阴病邪气渐深，肾阳日衰所致，病史虽异，然病机相同，皆为阳虚水泛，故均主以真武汤。

表 6 – 1　真武汤证与五苓散证之鉴别

	真武汤证	五苓散证
表现	下利，腹痛，四肢沉重疼痛，小便不利为主	以小便不利，口渴欲饮，少腹里急为主
病机	肾阳虚弱，不能制水，水邪泛溢	太阳表邪不解，随经入腑，邪与水结，膀胱气化失职，水蓄膀胱
治法	温阳化气行水	化气行水，兼以解表

表 6 – 2　真武汤证与苓桂术甘汤证之鉴别

	真武汤证	苓桂术甘汤证
表现	心下悸，头眩，身瞤动，振振欲擗地，腹痛，小便不利，四肢沉重疼痛，下利，或下利，或呕等。其病较重	心下逆满，气上冲胸，起则头眩，脉沉弦，其病较轻
病机	肾阳虚弱，不能制水，水邪泛溢	脾阳虚为主，水饮停聚中焦
治法	温肾阳化气行水	温脾化饮

方义

真武汤用炮附子温阳化气，功在下焦，使水有所主；白术燥湿健脾，功在中焦，使水有所制；生姜宣发肺气，功在上焦，使水有所散；茯苓淡渗利水，佐白术健脾，是于制水中有利水之用；芍药活血络而利小便，于利水之中有活血之法。全方从三脏二腑着眼，俾三焦脏腑之水，肌腠表里之水，皆可毕一役而去之，故真武汤为治水名方。

或然症加减：若咳者，是水寒犯肺，加干姜、细辛以散水寒，加五味子以敛肺气；水寒上泛，故去茯苓之淡渗；下利甚者，是阴盛阳衰，水走肠间，不需芍药泄络搜水，前文有"设当行大黄、芍药者，宜减之"，故去芍药，加干姜以温里；水寒犯胃而呕者，可加重生姜，以和胃降逆散饮。原方去附子，附子为本方主药，似不宜去。

辨治要点

主症：腹痛，小便不利，四肢沉重疼痛，下利。其他辨证要点参照82条。

病机：肾阳虚衰，水邪泛溢。

治法：温补肾阳，化气行水。方用真武汤。

真武汤可广泛用于现代医学中的呼吸系统、心血管系统、泌尿系统等多系统疾病，如慢性支气管炎、哮喘、肺心病、风心病、心力衰竭、慢性胃肠炎、肝炎、肝硬化、各种贫血、慢性肾炎、慢性肾盂肾炎、肾病综合征、癫痫、脑震荡后遗症等，凡属脾肾阳虚、水气泛滥的，多可奏效。

医案选录

李某，男，32岁。患头痛病，每在夜间发作，疼痛剧烈，必以拳击头始能缓解。血压正常，心肺正常。西医检查未明确诊断，头痛不耐烦时，只好服止痛药片。问如何得病？答：夏天开车苦热，休息时先痛饮冰冻汽水或啤酒，每日无间，至秋即觉头痛。问头痛外尚有何症？答：两目视物有时黑花缭乱。望面色黧黑，舌淡质嫩，苔水滑，脉沉弦而缓。此证乃阳虚水泛，上蔽清阳所致，以其色脉之诊可以确定。为疏附子12g，生姜12g，桂枝6g，茯苓24g，白术9g，炙甘草6g，白芍9g。其服6剂获安，又服苓桂术甘汤4剂巩固疗效而痊愈。〔刘渡舟.伤寒挈要.人民卫生出版社，1983〕

（七）附子汤证

原文

少陰病，得之一二日，口中和，其背惡寒者，當灸之，附子湯主之。（304）

附子湯方

附子二枚（炮，去皮，破八片）茯苓三兩　人參二兩　白朮四兩　芍藥三兩

上五味，以水八升，煮取三升，去滓，温服一升，日三服。

释义

少阴病，得病一两天，口中无燥渴等特殊感觉，病人背部怕冷，当用灸法，并应当用附子汤治疗。

附子汤方

附子二枚（炮，去皮，破八片）　茯苓三兩　人參二兩　白术四兩　芍藥三兩

以上五味，用八升水，煮取三升，去掉药渣，一次温服一升汤药，一日三次。

原文

少陰病，身體痛，手足寒，骨節痛，脉沉者，附子湯主之。（305）

释义

少阴病，身体疼痛，手足寒冷，关节疼痛，脉沉，应当用附子汤治疗。

提要

以上两条论少阴阳虚寒湿身痛的证治。

解析

304条指出了少阴病阳虚寒湿证的审证要点，305条又具体补充阳虚寒湿的症状。"口中和"意指口中不苦、不燥、不渴，是表明里无邪热。背为督脉循行部位，阳虚则寒湿凝滞，督脉先受影响，故背恶寒。本证主以灸药并用，内服附子汤以温阳除湿，外用灸法以温通经脉。可选大椎、关元、气海等穴施灸。

附子汤证与白虎加人参证均可见背恶寒，但此为阳虚寒湿阻碍所致，彼乃里热炽盛，汗出肌疏，不耐风袭所致。

表6-3　真武汤证与附子汤证比较表

	病机	主症	治法	方药		
				同	异	特点
真武汤证	肾阳虚衰，不能制水，水邪泛溢（重在水气泛溢）	少阴病，四肢沉重疼痛，腹痛下利，小便不利；或头眩、身瞤动、心下悸，振振欲擗地	温阳化气行水	附子、白术、茯苓、芍药	生姜	术、附半量，更佐生姜，重在温阳化气，以散水邪
附子汤证	肾阳虚衰，寒湿留凝滞关节（重在寒湿留滞）	少阴病，口中和，背恶寒，手足寒，身体痛，骨节痛，脉沉	温经扶阳，散寒除湿		人参	术、附倍用，并伍人参，重在温补元阳，除寒湿而止痛

方义

附子汤重用炮附子，温经胜湿，祛寒镇痛；与人参相伍，温补以壮元阳，与白术、茯苓相伍，健脾以除寒湿；芍药"除血痹""利小便"，能够泄孙络之水湿，通经脉之血痹，从而加强止痛的效果。

辨治要点

主症：背恶寒，口中和，身体痛，骨节痛，手足寒，脉沉。

病机：肾阳虚衰，寒湿内盛。

治法：温阳散寒，除湿镇痛。方用附子汤。

附子汤可辨证用于寒湿凝滞之风湿、类风湿关节炎，肾阳虚的尿闭、多尿、遗尿，心阳不振的心悸，心功能不全的怔忡，冠心病的背恶寒，脾肾阳虚的水肿、胃下垂、内耳眩晕症、血管神经性水肿，阳虚寒盛的子宫下垂、妊娠腹部冷痛、滑精等证。

医案选录

患者，男，41岁。胃痛已两年，近半年来加剧，发作转频，每餐食少。恶性贫血，羸瘦，弱于步行。经治稍愈，常便秘，三四日一行。近日来每夜感左半身麻痹，骨节疼痛，彻夜难眠，头晕心悸，面㿠唇淡，手足寒冷，舌苔淡薄，脉沉细弱。方用：炮附子

15g，白芍10g，茯苓10g，白术12g，党参12g。服药1剂，痹除痛减，头晕心悸亦减，大便畅行。续服3剂而痛止。[张志明.伤寒论方运用法.浙江科学技术出版社，1984]

（八）吴茱萸汤证

原文

少陰病，吐利，手足逆冷，煩躁欲死者，吳茱萸湯主之。（309）

释义

少阴病，呕吐泻利，手足发凉，烦躁特别严重，应当用吴茱萸汤治疗。

提要

论少阴阳虚阴盛，浊阴犯胃的证治。

解析

309条首冠少阴病，加之有吐利、厥逆，颇似四逆汤证，但从用吴茱萸汤治疗来看，本证应属少阴寒邪上干中焦，而致胃阳不足，寒浊中阻。中焦升降失司，清浊混淆，气机逆乱，故见吐利交作，阳气被阴寒所郁而不达于四末，故见手足逆冷。文中虽是吐利并称，但是以吐为主。此"烦躁欲死"一症不是阴盛阳亡，而是气机逆乱，吐泻交作所致，其特点是虽烦躁特甚，但精神及一般状态尚佳，亦无脉微欲绝等象。治以吴茱萸汤复中阳，降寒浊。

方义

参见阳明病篇。

辨治要点

主症：呕吐，下利，手足逆冷，烦躁欲死。

病机：肾阳虚衰，寒邪上干于胃，浊阴上逆。

治法：温胃散寒，暖肾降浊。方用吴茱萸汤。

（九）桃花汤证

原文

少陰病，下利便膿血者，桃花湯主之。（306）

桃花湯方

赤石脂一斤（一半全用，一半篩末）　乾薑一兩　粳米一升

上三味，以水七升，煮米令熟，去滓，温服七合，内赤石脂末方寸匕，日三服。若一服愈，餘勿服。

释义

少阴病，下利不止而大便有脓血，应当用桃花汤治疗。

桃花汤方

赤石脂一斤（一半全用，一半篩末）
干姜一两（切片）　粳米一升

以上三味药，用七升水，煮至粳米熟的时候，去掉药渣。每次温服七合，并在药液中加入赤石脂末一方寸匕，一天服三次。如果服一次药后病证痊愈，剩余的药就不要服了。

原文

少陰病，二三日至四五日，腹痛，小便不利，下利不止，便膿血者，桃花湯主之。（307）

释义

少阴病，从二三日至四五日，腹部疼痛，小便不利，大便下利不止，而有脓血，应当用桃花汤治疗。

原文

少陰病，下利便膿血者，可刺。（308）

释义

少阴病，下利不止而大便有脓血，可以用针刺法来治疗。

提要

306、307、308 三条论少阴虚寒下利便脓血、滑脱不禁的证治。

解析

306 条首先论述了少阴虚寒性下利便脓血的主要表现及用方。但仅从"下利，便脓血"很难辨别其寒热虚实。以方测证，知此证当属寒，为少阴虚寒性下利，便脓血。少阴的下利便脓血，多为脾肾阳衰，络脉不固而统摄无权，大肠滑脱所致。临床所见应是脓血杂下，其色晦暗不鲜，无里急后重之感，且无臭秽之气，兼见腹痛绵绵，喜温喜按，口淡口渴，舌淡苔滑。此与热性下利便脓血之脓血色鲜，里急后重，肛门灼热，腹痛如绞，口渴喜冷，舌红苔黄之证迥别。治宜桃花汤温涩固脱。

307 条是对 306 条的补充。少阴病二三日至四五日，寒邪入侵，阳虚寒滞，故腹痛。脾肾阳衰，统摄无权，滑脱不禁，故下利不止，便脓血。而阳气虚衰，气化失司，故小便不利，仍用桃花汤温涩固脱。

方义

桃花汤以赤石脂涩肠固脱为主药，辅以

干姜温中阳，佐以粳米益脾胃。三药合用，可提高涩肠固脱的功效。本方最大的特色是，赤石脂一半生药入煎，一半为末冲服。关键在于研末冲服，直接留着肠壁，取其温涩之性，在局部发挥收敛止血、修复肠膜的作用，可谓用药之巧。

辨治要点

主症：下利不止，便脓血，色赤暗，白多红少，腹痛绵绵，小便不利。舌淡，苔白，脉沉弱。

病机：脾肾阳虚，大肠滑脱。

治法：温涩固脱。方用桃花汤。

桃花汤现代临床辨证用于治疗以下病证：虚寒滑脱之久泻、久痢，虚寒性吐血、便血，伤寒肠出血，妇女崩漏、带下、功能性子宫出血等。

医案选录

胡某，男，68 岁。患下痢脓血，已 1 年有余。时好时坏，起初不甚介意。最近以来，每日利七八次，肛门似无约束，入厕稍迟，即便裤里，不得已，只好在痰盂里大便。其脉沉迟无力，舌质淡嫩。辨为脾肾虚寒，下焦滑脱之利。为疏赤石脂 60g（30g 研末冲服，30g 煎服），炮姜 9g，粳米一大撮，煨肉蔻 9g，服 3 剂而效，5 剂而下利止。又嘱服用四神丸，治疗月余而病愈。［刘渡舟.伤寒挈要. 人民卫生出版社，1983］

（十）正虚气陷证

原文

少陰病，下利，脉微濇，嘔而汗出，必數更衣，反少者，當溫其上，灸之。（325）

释义

少阴病，腹泻，脉微涩，呕吐而出汗，就会大便次数多，大便反而量不多，应当温其上部的穴位，用灸法。

提要

少阴阳虚血少下利的特征和治法。

解析

少阴下利，脉见微涩，微为阳虚，涩为血少。阳虚而阴寒上逆则呕，卫外不固则汗出；阳虚而气下陷，统摄无权，故大便频数而数更衣；下利伤津，无物可下，故量反少。"数更衣，反少者"，为少阴阳虚血少下利的特征。本证不仅阳气、阴血两虚，且有阳虚气陷及阴盛气逆，用温阳有碍于血少，用降逆有碍于下利，用升阳又有碍于呕逆，所以难施汤药，然而毕竟以阳虚气陷为主，故宜用灸法以温其上，以升提阳气而止利。

二、少阴热化证

（一）黄连阿胶汤证

原文

少陰病，得之二三日以上，心中煩，不得臥，黃連阿膠湯主之。（303）

黃連阿膠湯方

黃連四兩　黃芩二兩　芍藥二兩
雞子黃二枚　阿膠三兩（一云三挺）

上五味，以水六升，先煮三物，取二升，去滓，内膠烊盡，小冷，内雞子黃，攪令相得。溫服七合，日三服。

释义

少阴病，得病二三天以上，症见心中烦，不能安卧，应当用黄连阿胶汤治疗。

黄连阿胶汤方

黄连四两　黄芩二两　芍药二两　鸡子

黄二枚　阿胶三两（一云三挺）

以上五味，用六升水，先煮三味药物，煮取二升，去掉药渣，加入阿胶烊化至全部溶解，稍稍冷却后加入鸡子黄，搅拌均匀。每次温服七合，一天服三次。

提要

论少阴病阴虚阳亢的证治。

解析

少阴心肾素体阴虚，复感外邪，容易热化，形成热化证。心属火，肾属水。肾水不足，不能上济心阴，而致心火独亢于上，即所谓心肾不交，水火不济。临床表现是"心中烦，不得卧"。除了心烦、失眠外，当伴有咽干口渴、舌红少苔、脉细数等脉症。治宜泻心火，滋肾阴，交通心肾。

方义

黄连阿胶汤方中分别以黄连与阿胶代表本方功效的两个方面。黄连为主，配伍黄芩，清心火，除烦热；阿胶为主，配伍芍药、鸡子黄，滋肾阴，降心火。方中鸡子黄为血肉有情之品，擅长养心滋肾，宜生用，当在药液稍凉时加入。诸药合用，共成泻心火、滋肾水、交通心肾之剂。

辨治要点

主症：心中烦，不得卧，口干咽燥，舌红苔少，脉细数。

病机：阴虚火旺，心肾不交。

治法：滋阴清热，交通心肾。方用黄连阿胶汤。

黄连阿胶汤临床可治疗精神方面病变及血证以阴虚火旺、心肾不交为基本病机者，如失眠、甲状腺功能亢进、心律失常、神经衰弱、梦遗、早泄、阳痿、萎缩性胃炎、慢性溃疡性口腔炎、顽固性失声、支气管扩张出血、肺结核大咯血、肠伤寒出血、尿血、子宫功能性出血等。

医案选录

张某，男，40岁。自述于2001年10月无明显诱因自觉下肢发凉，曾服金匮肾气丸、大补酒等温补之药，病情未能控制，仍逐渐发展，冷感向上至腰部，向下至脚心，寒冷彻骨，同时伴有下肢麻木，痒如虫行，小便余沥与阳痿等。曾先后在多家医院全面检查，均未见异常，建议中医治疗，遂于2003年10月到我院治疗。患者素体健康，面部丰腴，两目有神，舌质色绛，少苔，脉弦而略数。问其饮食如故，大便不爽，小便短少而赤，睡眠不佳，且多乱梦，而心时烦，容易汗出。视其舌尖红如杨梅，脉来又数。脉证合参，当属阴虚于下而心火独旺于上之心肾水火不交证。处方：黄连6g，阿胶10g（烊化），黄芩10g，白芍6g，鸡子黄2枚（自加）。服药3剂后，患者自觉下肢寒冷麻木之感逐渐消退，心烦、汗出、失眠、多梦等症均有明显好转，小便亦有所改善。察其舌，仍红赤而少苔，脉弦而微数，继宗原法治之。处方：黄连10g，阿胶10g（烊化），黄芩6g，白芍10g，鸡子黄2枚（自加），牡丹皮6g。6剂。2004年1月30日，适值降雪，寒风冷冽，但患者并无异常寒冷之感，腰以下厥冷证基本痊愈，后未复发。

［刘卫. 黄连阿胶汤治疗下肢厥冷验案. 广西中医药，2007；30（5）：50］

（二）猪苓汤证

原文

少陰病，下利六七日，欬而嘔渴，心煩不得眠者，猪苓湯主之。（319）

猪苓湯方

猪苓（去皮）　茯苓　阿膠　澤瀉

滑石各一兩

上五味，以水四升，先煮四物，取二升，去滓，内阿膠烊盡，溫服七合，日三服。

释义

少阴病，下利已六七天，又见咳和呕吐、口渴，以及心烦不得闭目静息等症，应当用猪苓汤治疗。

猪苓汤方

猪苓（去皮）　茯苓　阿胶　泽泻　滑石各一兩

以上五味，用四升水，先煮四味药物，煮取二升，去掉药渣，加入阿胶烊化至全部溶解，每次温服七合，一天服三次。

提要

少阴水热互结的病理及证治。

解析

少阴病下利，有寒热之分，本条下利，伴有心烦，不得眠，则当属少阴热化之证。水气为患，流动不居，偏渗于大肠，则下利；水气上逆射肺，则咳；水气上逆犯胃，则呕；水气内停而津不能上布，则渴；阴虚有热，上扰神明，则心烦不得眠。结合223条"脉浮发热，渴欲饮水，小便不利者，猪苓汤主之"，知本条必具有小便不利症。本条叙证与阳明病猪苓汤证虽有不同，但其病机相同，故都可以用猪苓汤清热滋阴利水。

表6-4　猪苓汤证与黄连阿胶汤证的异同比较

		猪苓汤证	黄连阿胶汤证
相同点		心烦，不得眠	
不同点	病机	阴虚阳亢，以水气不利为主	肾水不足，心火独亢为主
	治法	温阳化气行水	化气行水，兼以解表

方义

猪苓汤由猪苓、茯苓、泽泻、阿胶、滑石组成。猪苓、茯苓、泽泻甘淡渗泄以利水；滑石甘寒，清热利窍，既能清热，又能利水；阿胶甘平，滋阴润燥。诸药合用，有清热利水、育阴润燥之功。

辨治要点

主症：发热，口渴，小便不利，脉浮，或见下利，咳而呕，心烦，不得眠。

病机：热盛阴伤，水热互结于下焦。

治法：清热利水滋阴。方用猪苓汤。

本方适用于阴虚水热互结所致小便不利、排尿涩痛、尿血、淋证、下利、咳呕、心烦、失眠等，以及慢性肾炎、泌尿道感染、肾结核、肾盂积水、肾结石、乳糜尿、血尿等疾病，以小便不利、微热或低热、舌红少苔或少津、脉细数为辨证要点。

医案选录

赵某，女，64岁。3年前曾患慢性肾盂肾炎。5天前，出现腰部酸痛，小便混浊如米泔水，有时夹有小血块，服西药不见好转。现仍腰酸腿软，尿频不疼，尿液混浊乳白，易沉淀，夹有小血块，头昏耳鸣，五心烦热，口干欲饮，饮不解渴，舌质晦淡而红，苔薄黄而腻，脉沉细而数。综上脉证，诊为肾阴亏虚、阴虚有热、水气内停之证，拟滋阴、清热、利水法，宗猪苓汤。处方：猪苓30g，茯苓30g，泽泻30g，滑石30g，阿胶 30g（烊化，冲），3 剂。药后诸症大见好转，复诊 3 次，共服上方 18 剂而愈。追访 1 年未见复发。［张长恩．猪苓汤证探究．北京中医，1990；(5)：41]

三、少阴阳郁证

原文

少陰病，四逆，其人或欬，或悸，或小便不利，或腹中痛，或泄利下重者，四逆散主之。（318）

四逆散方

甘草（炙）　枳實（破，水漬，炙乾）　柴胡　芍藥

上四味，各十分，搗篩，白飲和服方寸匕，日三服。欬者，加五味子、乾薑各五分，并主下利；悸者，加桂枝五分；小便不利者，加茯苓五分；腹中痛者，加附子一枚，炮令坼；泄利下重者，先以水五升，煮薤白三升，煮取三升，去滓，以散三方寸匕內湯中，煮取一升半，分溫再服。

释义

少阴病，四肢发凉，病人或有咳嗽，或心下悸动，或小便不利，或腹中疼痛，或泄泻里急后重，应当用四逆散治疗。

四逆散方

甘草（炙）　枳实（破开，用水浸泡后，再炙干）　柴胡　芍药

以上四味，各十份，搗细过筛。每次用白米汤调和一方寸匕服下，一天服三次。咳者，加五味子、干姜各五份，并主治下利。心悸者，加桂枝五份。小便不利者，加茯苓五份。腹中疼痛者，加附子一枚，并炮至使

它裂开。大便时有里急后重感者，先用五升水煮薤白三升，煮取三升，去掉药渣，再加入三方寸匕的药散，煮至留取一升半，分二次温服。

提要

本条论阳郁致厥的证治。

解析

本条虽以少阴病冠首，但不属于少阴病，少阴病属于阴阳俱虚证，其表现形式非阳虚即阴虚，非虚火上炎即阴寒内盛。以少阴病冠首的目的意在辨证，阳衰阴盛则手足逆冷，而手足逆冷并非皆属于阳衰阴盛。少阴寒化之四逆，因阳衰阴盛所致，常伴有恶寒蜷卧、下利清谷、脉微等虚寒脉症，当用四逆汤治疗。本条之四逆，因肝气郁结，气机不利，阳气内郁，不能外达四肢所致，不会伴有虚寒症状。治疗当以四逆散调畅气机，透达郁阳，则四逆痊愈。

"其人或咳，或悸，或小便不利，或腹中痛，或泄利下重"，皆为或然症。其出现原因，主要是阳气郁遏、气机不畅所致。若兼肺寒气逆，则为咳；兼心阳不足，则为悸；兼气化失职，则小便不利；兼阳虚中寒，则腹中痛；兼中寒气滞，则泄利下重。

方义

四逆散用柴胡疏肝理气，透达郁阳；枳实行气破滞；芍药苦泄通络；甘草和中缓急。四味相合，使气机调畅，郁阳得伸，而四逆得除。方名"四逆"，显然有与四逆汤相对比的意味。

或然症加减：若咳者，加五味子、干姜，温肺敛气止咳；若悸者，加桂枝，温心阳、益心神而定悸；若小便不利者，加茯苓，淡渗利水；若腹中痛者，加炮附子，温

肾散寒止痛；若泄利下重者，加薤白，行气滞而下重泄利并除。

辨治要点

主症：四肢厥逆，或见腹痛、泄利下重、咳嗽、心下悸、小便不利。

病机：少阴阳气内郁，不达四末。

治法：疏畅气机，透达郁阳。方用四逆散。

四逆散多用于治疗以肝气犯胃、肝脾不调为基本病机的病证，消化系疾病，如各种肝炎、胆囊炎、胰腺炎、胃炎、胃溃疡等；还可治疗妇科疾病，如月经不调、痛经、经前乳房胀痛、输卵管阻塞、慢性附件炎、慢性盆腔炎等；还可用于治疗杂证，如不射精症、阳痿、阳缩、膈肌痉挛、冠心病、癔症性失语、血管神经性头痛等。凡属肝郁气滞或阳气郁闭所致者，用之多获佳效。

医案选录

陈某，女，47 岁。2014 年 3 月 6 日初诊。述近 1 个月夜间鼻咽部奇痒伴口干，23 点左右准时发作，历经两三个小时方止，用舌用力舔鼻咽部痒方稍减轻，难以入睡，耳鼻喉科及口腔科检查无任何异常发现。舌淡，边尖稍红，脉弦而细。初次遇到此类症状，惟有从发作时间入手辨治。发作时间乃胆经当令之时，病属少阳，一阳生发，若郁而不达，则火郁作痒。拟四逆散加味：柴胡、白芍、枳壳、僵蚕各 10g，清甘草 3g，蝉衣 6g，天花粉 12g，黄草石斛 15g。7 剂。水煎，早晚分服。二诊：药后，痒竟大减，口干亦大为减轻，睡眠仍稍差，大喜过望，舌淡，苔白，脉弦细，左关尤甚。既得效验，前方去天花粉，加夜交藤 30g，再进 7

剂。三诊：症状几近消失，口干已除，夜寐改善。［王斌. 四逆散治少阳病验案三则. 浙江中医杂志，2015；50（5）：354］

四、少阴病兼表证

（一）麻黄细辛附子汤证

原文

少陰病，始得之，反發熱，脈沉者，麻黃細辛附子湯主之。(301)

麻黃附子細辛湯方

麻黃二兩（去節）　細辛二兩　附子一枚（炮，去皮，破八片）

上三味，以水一斗，先煮麻黃減二升，去上沫，內諸藥，煮取三升，去滓，溫服一升，日三服。

释义

少阴病，初得病时反而出现了发热，脉见沉象，应当用麻黄细辛附子汤治疗。

麻黄细辛附子汤方

麻黄二两（去节）　细辛二两　附子一枚（炮后去皮，破成八片）

以上三味，用一斗水，先煮麻黄，至消耗掉二升水时，去掉药液上的浮沫，加入其他药物，煮取三升，去掉药渣。每次温服一升，一天服三次。

提要

论少阴病兼表的证治。

解析

少阴病多为里虚寒证，本不当有发热，故称反发热。病始得之而见发热者，则为外邪束表，卫阳郁遏。然病在表，脉必见浮，今见脉沉，可知兼有少阴里虚，当属少阴表证。证属少阴里虚兼表，治宜温经解表，方用麻黄细辛附子汤。

方义

本方麻黄辛温，解表散寒；炮附子大热，温阳祛寒；细辛气味辛温雄烈，既能走表，又能入里，走表助麻黄以解表，走里助附子以温经。三药相伍，散寒解表以退热，温经助阳以祛寒；温阳更助解表，表散不伤阳气。

辨治要点

主症：发热，恶寒，身痛，脉沉。

病机：少阴阳虚，兼风寒外感。

治法：温经解表。方用麻黄细辛附子汤。

麻黄细辛附子汤能散寒通阳，可应用治疗疾病证属虚寒者：大寒犯肾，暴哑咽痛；阳虚火衰的癃闭；心阳不振的嗜睡；病态窦房结综合征、肺心病心衰、肾病综合征、慢性肾炎急性发作属阳虚夹表者。

（二）麻黄附子甘草汤证

原文

少陰病，得之二三日，麻黄附子甘草湯微發汗。以二三日無证，故微發汗也。（302）

麻黄附子甘草湯方

麻黄二兩（去節）　甘草二兩（炙）　附子一枚（炮，去皮，破八片）

上三味，以水七升，先煮麻黄一兩沸，去上沫，内諸藥，煮取三升，去滓，温服一升，日三服。

释义

少阴病，得病二三天时，应当用麻黄附子甘草汤轻微发汗。这是因为在二三天时还没有出现更严重的少阴里证，所以可以用轻微发汗的方法。

麻黄附子甘草汤方

麻黄二两（去节）　甘草二两（炙）　附子一枚（炮后去皮，破成八片）

以上三味，用七升水，先煮麻黄一两开，去掉药液上的浮沫，加入其他药物，煮取三升，去掉药渣。每次温服一升，一天服三次。

提要

少阴兼表轻证的证治。

解析

本条承 301 条而来，继续补述少阴表证轻证的证治。与"始得之"相较，本证"得之二三日"，病情相对较久，但病势已经缓和，故不似 301 条症重。病至二三日，仍无恶寒蜷卧、四肢逆冷、下利清谷、脉微欲绝等里证出现，表明寒邪仍在肤表，少阴之阳虚也未再发展，邪减证轻，故其治疗以微发汗为法。无里证，既是本条的辨证要点，也同样是 301 条的辨证要点，如果有里证出现，表里同病，则应依照表里先后虚实的治疗原则，先行温里，而不可表里同治。

由于本条的证势稍缓，所以用麻黄附子甘草汤。

方义

本方即麻黄细辛附子汤去细辛加炙甘草而成。较 301 条证，本证表邪更轻，病情较久，病势较缓，故去掉辛温走窜的细辛，代之以平和甘缓的甘草，以温里解表而微汗。

辨治要点

主症：发热不甚，无汗恶寒，头身痛，神疲乏力，脉沉。

病机：少阴阳虚兼表，证轻势缓。

治法：温里阳而微汗解表。方用麻黄附子甘草汤。

麻黄附子甘草汤现代临床用于治疗支气管哮喘、肺源性心脏病、冠心病心律失常、病态窦房结综合征、慢性心功能不全、急慢性肾炎、遗尿、关节疼痛、低热、偏瘫等辨证属肾阳素虚，感受外邪，且正虚不甚者。

复习思考题

1. 少阴病为什么会产生寒化证和热化证的不同变化？

2. 少阴寒化证有哪些不同的证型？各证型的病机、临床表现、治法与方药是什么？

3. 试述四逆汤证、通脉四逆通证、白通汤证、白通加猪胆汁汤证的异同。

4. 附子汤与真武汤在药味组成、配伍意义、主治病证等方面有何不同？

5. 黄连阿胶汤证与猪苓汤证的病机、临床表现、治法与方药是什么？

第三节　少阴病预后

> 原文

少陰病，吐利，手足不逆冷，反發熱者，不死。脈不至者，灸少陰七壯。（292）

> 释义

少阴病，症见吐利，如果手足不见逆冷，反而见发热，一般不会死亡。如果脉搏摸不到，可以在少阴经的腧穴上灸七壮。

> 提要

论阳复可治证及吐利后脉不止的治法。

> 解析

少阴病吐利，属阴盛阳衰之证，多伴见手足逆冷、脉微弱等。判断其预后，以阳气的存亡为依据。今见"手足不逆冷，反发热者"，则表明阳气损伤不甚，所以断为"不死"。若"脉不至者"，用艾灸少阴穴位七壮，温通阳气，使阳气通则脉自至。

> 原文

少陰病，四逆惡寒而身踡，脈不至，不煩而躁者死。（298）

> 释义

少阴病，症见四肢逆冷，恶寒，身体踡曲躺卧，脉搏摸不到，不心烦但却躁动而不宁，是死证。

> 提要

少阴病阴盛于内，阳扰于外，阴阳离决的死证。

> 解析

少阴病四肢厥逆，恶寒，身踡，乃少阴阴寒极盛，阳气极衰之证。其脉不至，此为中气不续，生气已绝。不烦而躁，即患者神识昏沉，而手足无意识地躁动，是阴盛阳绝，残阳浮越，神气将亡，此为死证。由此可见，阴证若见躁动，为病重现象。

复习思考题

判断少阴病预后的原则是什么？

附录条文

> 原文

病人脈陰陽俱緊，反汗出者，亡

陽也，此屬少陰，法當咽痛而復吐利。（283）

释义

病人寸关尺三部脉都见紧象，反而症见汗出，是阳气衰亡的表现，同属于少阴病，按理应当出现咽喉疼痛并伴见呕吐和下利等症。

原文

少陰病，欬而下利讝語者，被火氣劫故也，小便必難，以强責少陰汗也。（284）

释义

少阴病，出现咳和下利以及谵语等证，是曾经被用过火疗的缘故。病人大多会出现小便困难，这是因强发少阴之汗所造成的结果。

原文

少陰病，脉緊，至七八日，自下利，脉暴微，手足反温，脉緊反去者，爲欲解也，雖煩下利，必自愈。（287）

释义

少阴病，脉见紧象，至第七八天，出现自发的下利，脉象也由紧而突然转微，手足反而温暖，紧脉反而消失，这是病证将要解除的表现，纵使还有心烦和下利，也多会自行痊愈。

原文

少陰病，下利，若利自止，惡寒而踡臥，手足温者，可治。（288）

释义

少阴病，症见下利，恶寒和踡卧，如果下利自行停止，手足转为温暖，可以治愈。

原文

少陰病，惡寒而踡，時自煩，欲去衣被者，可治。（289）

释义

少阴病，症见恶寒和踡卧，如果时时感到烦热，并想去掉衣服和被子，可以治愈。

原文

少陰中風，脉陽微陰浮者，爲欲愈。（290）

释义

少阴中风证，寸脉转微，尺脉见浮，是将要痊愈的表现。

原文

少陰病，欲解時，從子至寅上。（291）

释义

少阴病将要解除的时间，是从夜间十一时到第二天凌晨五时之间。

原文

少陰病，八九日，一身手足盡熱者，以熱在膀胱，必便血也。（293）

释义

少阴病在第八九天时，出现了周身和手足都热，是因为邪热已在膀胱，多会发生尿血。

原文

少陰病，但厥無汗，而强發之，必動其血，未知從何道出，或從口鼻，或從目出者，是名下厥上竭，爲難治。（294）

释义

少阴病，只见四肢厥冷和无汗，如果强行发汗，多会伤动阴血。不知会造成什么部位的出血，有从口鼻而出的，有从眼中而出的，这叫做下厥上竭，是难治的病证。

原文

少陰病，惡寒身踡而利，手足逆冷者，不治。（295）

释义

少阴病，症见恶寒、身体踡曲、下利和手足逆冷，不容易治疗。

原文

少陰病，吐利躁煩，四逆者死。（296）

释义

少阴病，症见呕吐、下利、躁烦不宁、四肢逆冷，是死证。

原文

少陰病，下利止而頭眩，時時自冒者死。（297）

释义

少阴病，下利停止后出现了头目眩晕，并感到一阵阵昏蒙眼黑，是死证。

原文

少陰病，六七日，息高者死。（299）

释义

少阴病到第六七天时，出现呼吸表浅而急促，是死证。

原文

少陰病，脉微細沉，但欲臥，汗出不煩，自欲吐，至五六日自利，復煩躁不得臥寐者死。（300）

释义

少阴病，脉见微细而沉，症见只愿意躺卧，汗出，不知心烦，自觉想呕吐，到第五六天时，自行出现了下利，并出现了烦躁不安，不能躺卧和入睡，是死证。

原文

少陰病，下利咽痛，胸滿心煩，豬膚湯主之。（310）

豬膚湯方

豬膚一斤

上一味，以水一斗，煮取五升，去滓，加白蜜一升，白粉五合，熬香，和令相得，溫分六服。

释义

少阴病，症见下利，咽中疼痛，胸闷心烦，应当用猪肤汤治疗。

猪肤汤方

猪肤一斤

以上一味，用一斗水，煮取五升，去掉药渣，加入白蜜一升，炒香的白米粉五合，搅和均匀，分作六次温服。

原文

少陰病，二三日，咽痛者，可與甘草湯，不差，與桔梗湯。（311）

甘草湯方

甘草二兩

上一味，以水三升，煮取一升半，去滓，溫服七合，日二服。

桔梗湯方

桔梗一兩　甘草二兩

上二味，以水三升，煮取一升，去滓，溫分再服。

释义

少阴病已二三天，出现咽中疼痛，可给甘草汤。药后不愈的，给桔梗汤。

甘草汤方

甘草二兩

以上一味，用三升水，煮取一升半，去掉药渣，每次温服七合，一天服二次。

桔梗汤方

桔梗一两　甘草二两

以上二味，用三升水，煮取一升，去掉药渣，分作两次温服。

原文

少陰病，咽中傷，生瘡，不能語言，聲不出者，苦酒湯主之。（312）

苦酒湯方

半夏（洗，破如棗核）十四枚

雞子一枚（去黃，內上苦酒，着雞子殼中）

上二味，內半夏着苦酒中，以雞子殼置刀環中，安火上，令三沸，去滓，少少含嚥之，不差，更作三劑。

释义

少阴病，症见咽中有损伤和疮疡，不能讲话，发不出声音，应当用苦酒汤治疗。

半夏洗，破成枣核大小，取十四枚　鸡子一枚，去掉蛋黄，并把苦酒加入鸡蛋壳中

以上二味，把半夏加入苦酒中，再把鸡蛋壳放在刀柄部的铁环上，架在火上煮，去掉药渣，渐渐含咽。如果病证不愈，再作三剂服用。

原文

少陰病，咽中痛，半夏散及湯主之。（313）

半夏散及湯方

半夏（洗）　桂枝（去皮）　甘草（炙）

上三味，等分。各別擣篩已，合治之，白飲和服方寸匕，日三服。若不能散服者，以水一升，煎七沸，內

散兩方寸匕，更煮三沸，下火令小冷，少少嚥之。半夏有毒，不當散服。

释义

少阴病，症见咽中疼痛，应当用半夏散或半夏汤治疗。

半夏散及汤方

半夏（洗）　桂枝（去皮）　甘草（炙）

以上三味，各等分，分别捣细过筛，混合均匀。用白米汤调和服下，每次服一方寸匕，一天服三次。如果对服用散剂不能耐受的，可以用一升水，空煮七个开，加入两方寸匕药散，再煮三个开，移出火外，稍稍冷却后，渐渐咽下。半夏有毒，不应当作为散剂服用。

原文

少陰病，得之二三日，口燥咽乾者，急下之，宜大承氣湯。（320）

释义

少阴病，得病二三天，症见口燥咽干，应当急速泻下，适合用大承气汤。

原文

少陰病，自利清水，色純青，心下必痛，口乾燥者，可下之，宜大承氣湯。（321）

释义

少阴病，症见自发下利，泻水样便，颜色纯青，心下疼痛，口中干燥，可以泻下，适合用大承气汤。

原文

少陰病，六七日，腹脹不大便者，急下之，宜大承氣湯。（322）

释义

少阴病已六七天，症见腹中胀满和不大

便，应当急速泻下，适合用大承气汤。

少陰病，飲食入口則吐，心中溫溫欲吐，復不能吐。始得之，手足寒，脈弦遲者，此胸中實，不可下也，當吐之。若膈上有寒飲，乾嘔者，不可吐也，當溫之，宜四逆湯。（324）

少阴病，症见饮食入口后就呕吐，平时总感到心中蕴郁不舒而想呕吐，但又吐不出来，在开始得病的时候，还见到手足寒凉、脉弦迟等症的，这是胸中有实邪的表现，不可以泻下，而应当涌吐。如果膈上有寒饮而出现干呕，就不可以用涌吐的方法了，应当温化寒饮，适合用四逆汤。

第七章

辨厥阴病脉证并治

厥阴病是六经病证的最后阶段。厥阴为病，肝失条达，木火上炎，脾虚不运，易出现上热下寒的病理变化。厥者，极也，尽也。故厥阴有"阴极阳衰""阴尽阳生"的含义。因此，病至厥阴，既有阴阳离决的危重证候，又有阴证转阳的向愈之机。

厥阴，包括足厥阴与手厥阴二经及其所属的肝与心包二脏。

足厥阴肝经，起于足大趾，沿下肢内侧中线上行，环阴器，抵小腹，夹胃属肝络胆，上贯膈，布胁肋，上行连目系，出额与督脉会于颠顶。手厥阴心包经，起于胸中，属心包，下行，依次络于上、中、下三焦。其支者，从胸中分出，横行抵腋下，沿上肢内侧中线入肘，下前臂行两筋之间入掌中，至中指出其端。

足厥阴肝脏，主藏血，内寄相火，主疏泄，为刚脏，喜条达而恶抑郁，主筋。人体气血和调，经脉通利，五脏安定，与肝的疏泄有关。另一方面，肝主疏泄，又能调畅情志，疏通气机，并参与脾胃的运化机能。心包为包在心脏外面的包膜，有保卫心脏的作用，代心行令。在生理情况下，肝木条达，气机和畅，心包之火才能借助三焦之通道下蛰于肾，温暖肾水，肾水温暖，既能涵养肝木，又能上济心阴，使心火不亢，从而维持人体脏腑的正常功能活动。

厥阴病的成因有三：一是三阳病失治误治，邪气内陷，传入厥阴。因少阳与厥阴相表里，故少阳内陷传入厥阴最为常见。二是太阴病、少阴病由于误治而传入厥阴。三是本经自病，因先天禀赋不足，身体素虚，以致邪气直中厥阴。

由于厥阴居三阴之末，有阴尽阳生、极而复返的性质，故厥阴病以阴阳交替、寒热错杂为主要病机特点。厥阴病以"消渴，气上撞心，心中疼热，饥而不欲食"为提纲证，反映了厥阴病肝失疏泄，木郁化火，克伐中土，上热下寒的病理特点，为厥阴病的代表证候。但厥阴为病，证情复杂。若邪从寒化，则成厥阴寒证；邪从热化，则为厥阴热证；正邪相争，阴盛则厥逆，阳胜则热，阴阳互有消长，则表现为手足厥热胜复证；若因"阴阳气不相顺接"而致四肢厥冷，则为厥证；肝失疏泄，影响脾胃，中焦气机升降失司，还可见有呕吐、哕、下利等证。需要强调的是，厥阴病所列的某些病证并非都属厥阴，可以从鉴别角度，以提高临床辨治能力。

由于厥阴病属于阴阳交替、寒热错杂证，故其治疗不能固守常法，临证必须根据具体病情，结合病人的体质情况，寒者热之，热者寒之。若上热下寒证，则清上温下，分别以乌梅丸、干姜黄芩黄连人参汤、麻黄升麻汤治之；厥阴寒证，或温经养血，或温胃降逆，当归四逆汤、吴茱萸汤为代表方；厥阴热证，以凉肝解毒为法，白头翁汤为代表方；若见到厥利交夹证属于脾肾阳虚者，则用回阳救逆之法；至于呕吐、哕、下利，又当随证施治。

厥阴病的预后与转归主要有三个方面：一是厥阴阳复，脏病还腑，转出少阳，或正胜邪却，而有向愈之机。二是厥阴阳复太过，发生痈脓、便血或喉痹。三是阳亡阴竭，预后不良。

第一节　厥阴病辨证纲要

原文

厥陰之爲病，消渴，氣上撞心，心中疼熱，飢而不欲食，食則吐蚘，下之利不止。（326）

释义

厥阴病所表现的病证，是口渴饮水不止，气逆上撞心胸，觉得心胸疼痛而有灼热感，虽然觉得饥饿而又不思饮食，如果吃下去就要呕吐蛔虫。如果用攻下药就会出现泻利不止。

提要

论述厥阴病脉症提纲。

解析

本条为厥阴病提纲证。其性质属上热下寒，寒热错杂，反映了厥阴阴尽阳生、阴阳转化的病变特点。厥阴属肝，肝为风木之脏，肝藏血而主疏泄，内寄相火，具有调畅气机而参与脾胃运化的机能。若厥阴受邪，则疏泄失常，一方面木火上炎而为上热，另一方面肝气横逆克伐脾土而为下寒，形成上

热下寒之证。因木郁化火，灼伤津液，故而消渴；木火循经上扰，故见气上撞心，心中疼热；肝热犯胃则嘈杂似饥，肝木乘脾，脾气虚寒，运化失司，则不欲饮食；脾虚肠寒，上热下寒，故食入则吐；若患者素有蛔虫寄生，则可能在进食时，随胃气上逆而吐出。本证以上热下寒、寒热错杂为特点，治宜清上温下。若医者不识，但见热证而用苦寒攻下，则必伤脾胃阳气，使下寒更甚，从而引发下利不止。

第二节　厥阴病本证

一、寒热错杂证（乌梅丸证）

原文

傷寒脉微而厥，至七八日膚冷，其人躁無暫安時者，此爲藏厥，非蚘厥也。蚘厥者，其人當吐蚘。今病者静，而復時煩者，此爲藏寒，蚘上入其膈，故煩，须臾復止，得食而嘔，又煩者，蚘聞食臭出，其人常自吐蚘。蚘厥者，乌梅丸主之。又主久利。（338）

乌梅丸方

乌梅三百枚　细辛六兩　乾薑十兩　黄連十六兩　當歸四兩　附子六兩（炮，去皮）　蜀椒四兩（出汗）桂枝六兩（去皮）　人参六兩　黄檗六兩

上十味，異搗篩，合治之，以苦酒漬乌梅一宿，去核，蒸之五斗米下，

饭熟捣成泥，和药令相得，内臼中，与蜜杵二千下，丸如梧桐子大。先食饮服十丸，日三服，稍加至二十丸。禁生冷、滑物、臭食等。

释义

伤寒脉微而且四肢厥冷，到第七八天时肌肤发凉，病人躁动没有片刻安宁，这是脏厥证，不是蛔厥证。蛔厥证，病人应当吐蛔虫。现在病人安静，但又时常心烦，这是脏寒。蛔虫上扰入于胸膈，所以心烦，片刻又自止，但一进食物就要呕吐，又出现心烦，是蛔虫闻到食物的气味而出来扰动，病人时常自吐蛔虫。蛔虫引起的厥证，应当用乌梅丸治疗。此方又治日久不愈的下利。

乌梅丸方

乌梅三百枚　细辛六两　干姜十两　黄连十六两　当归四两　附子六两（炮，去皮）　蜀椒四两（用微火炒至油质渗出）　桂枝六两（去皮）　人参六两　黄柏六两

将以上十味药分别捣碎，筛成细末，混合一起。先用酸醋泡渍乌梅一夜，把核去掉，然后蒸熟五斗米，把熟饭捣成饭泥，与以上药末相拌，放于臼中，与蜜糖共杵二千下，做成如梧桐子大小的药丸，进食之前先服十丸，每日三次服用，以后稍加至每次二十丸。服药过程中禁食生冷、黏滑以及臭恶等食物。

提要

辨脏厥与蛔厥以及蛔厥的证治。

解析

本条可分为三段理解。第一段从"伤寒脉微而厥"至"非蛔厥也"，论脏厥的脉症，并提出应与蛔厥相鉴别。脏厥与蛔厥，均可见脉微而四肢厥冷。但脏厥的厥冷程度严重，不仅四肢厥逆，而且周身肌肤皆冷，加之病人躁扰无片刻安宁，乃真阳衰败，脏气垂绝的表现，其病凶险，预后不良。此证与蛔厥的病机及证治有别，故云"非蛔厥也"。脏厥证的治疗，当以扶阳抑阴为主，可选用四逆汤类方。

第二段从"蛔厥者"至"乌梅丸主之"，论蛔厥的证治。蛔厥因蛔虫内扰所致，多有吐出蛔虫的病史，故曰"其人当吐蛔"。由于肠寒胃热，蛔虫避寒就温，不安于肠而上窜于胃。蛔虫上扰，故见心烦，甚则伴有剧烈腹痛和呕吐。若蛔虫内伏不扰，其心烦、腹痛、呕吐等症即可随之缓解或消失，故曰"须臾复止"。若病人进食，蛔虫因闻到食物气味，动而上窜，不仅心烦、腹痛、呕吐等症又作，且可因胃气上逆，蛔虫随之吐出。说明蛔厥证心烦、呕吐、腹痛等症状的发作或加重与进食有关。蛔虫内扰，气机逆乱，阴阳气不相顺接，故见四肢厥冷。可见蛔厥证具有时静时烦，时作时止，诸症发作或加重与进食有关，痛剧时虽手足厥冷，但周身肌肤不冷，且有吐蛔史等特征，与"肤冷，其人躁无暂安时"的脏厥自然有别。蛔厥证为上热下寒、蛔虫内扰所成，治当清上温下，安蛔止痛，方用乌梅丸。

第三段为文末"又主久利"，补述乌梅丸不仅能治疗蛔厥，又可治疗寒热错杂、虚实互见的久利不止。

方义

乌梅丸中重用乌梅，并用醋渍增益其酸性，为安蛔止痛之主药。附子、干姜、细辛、蜀椒、桂枝，取其辛以伏蛔，温以祛寒；黄连、黄柏，取其苦以驱蛔，寒以清热；人参、当归补气养血；米饭、蜂蜜和胃

缓急。本方酸苦辛甘并投，寒温攻补兼用，以其酸以安蛔，以其苦以下蛔，以其辛以伏蛔，为清上温下、安蛔止痛之良方。因乌梅味酸入肝，兼具益阴柔肝、涩肠止泻的功效，故本方又可治寒热错杂、虚实互见之久利，为厥阴病寒热错杂证之主方。原方为丸剂，现代多用汤剂，使用方便，加减灵活。

辨治要点

主症：时静时烦，呕吐，腹痛，时作时止，痛剧时手足厥冷，有呕吐蛔虫病史。

病机：上热下寒，蛔虫内扰。

治法：清上温下，安蛔止痛。方用乌梅丸。

现代临床上乌梅丸的应用较广，可以辨证用于胆道蛔虫病、蛔虫性肠梗阻、慢性肠炎、急性菌痢、过敏性腹泻、十二指肠球部溃疡、慢性萎缩性胃炎等消化道疾病，带下、痛经、月经不调、崩漏等妇科疾病；慢性角膜炎、角膜溃疡等眼科疾病辨证属于寒热错杂者，也可以考虑使用。

医案选录

何某，女，40 岁，1996 年 9 月 4 日就诊。腹痛时作，痛在脐周，可扪及团块状物，痛处喜温喜按，痛时呕吐，曾吐蛔虫 1 条，口苦口干，四肢厥冷，面色苍白，大汗出，脉弦细，舌质红，苔白腻少津。诊为蛔厥。用乌梅丸加减。乌梅 15g，细辛 6g，干姜 6g，当归 8g，制附片 10g，蜀椒 3g，桂枝 3g，黄柏 12g，黄连 3g。水煎两次，分 6 次温服。服药后呕吐、汗出止，腹痛减轻，手足转温，舌红苔白而润，脉濡。守上方 3 剂，顿服肠虫清两片，诸症悉除。[张立. 乌梅丸临床妙用举隅. 中国中医药信息杂志，2005；12（3）：86]

二、厥阴寒证

（一）当归四逆汤证

原文

手足厥寒，脉细欲绝者，当归四逆湯主之。（351）

当歸四逆湯方

當歸三兩　桂枝三兩（去皮）　芍藥三兩　細辛三兩　甘草二兩（炙）　通草二兩　大棗二十五枚（擘，一法，十二枚）

上七味，以水八升，煮取三升，去滓，温服一升，日三服。

释义

手足厥寒，脉细得像没有似的，应用当归四逆汤治疗。

当归四逆汤方

当归三兩　桂枝三兩（去皮）　芍药三兩　細辛三兩　甘草二兩（炙）　大枣二十五枚（瓣开，另一说法为十二枚）

以上七味，用八升水，用火煮取三升，去掉药渣，每次温服药液一升，一日服三次。

提要

论血虚寒凝厥逆的证治。

解析

手足厥寒，当察气血阴阳，辨其寒热虚实。四肢逆冷，脉微欲绝，属少阴阳衰、阴寒内盛之寒厥证。今手足厥寒，而不言四肢逆冷，说明其厥逆的范围仅在手足而未过肘膝，其程度是虽寒而不至于冷，即本证厥逆的程度较寒厥证的四肢逆冷为轻。脉细欲绝与脉微欲绝有别，细主血虚，微主阳虚。本证手足厥寒与脉细欲绝并见，是厥阴肝血不足，脉道不充，血虚感寒，寒凝经脉，气血运行不畅，四末失于温养所致，故治以当归四逆汤，养血通脉，通经散寒。

本证临床中，病人常可见到因于血虚所致的面色无华、头晕心悸、爪甲青紫、唇色淡白等症。并由于血虚寒凝部位的不同，患者可出现不同的临床表现。若寒凝经脉，留着关节，则见四肢关节疼痛，或身痛腰痛，或肢端青紫；若寒凝胞宫，则见月经愆期，经期腹痛，经血量少色暗；若寒凝腹中，则见脘腹冷痛。这些都是当归四逆汤证常见的临床表现。

方义

当归四逆汤即桂枝汤去生姜，倍用大枣，加当归、细辛、通草而成。方中当归补肝养血以行血，配以芍药益营养血，桂枝、细辛温经散寒以通阳，通草通行血脉，炙甘草、大枣补中益气以生血。诸药合用，使阴血充，客寒除，阳气振，经脉通，手足温而血脉复，是临床治疗血虚寒凝证的首选方剂。

辨治要点

主症：手足厥寒，脉细欲绝。
病机：血虚寒凝，血脉不畅。
治法：养血通脉，温经散寒。方用当归四逆汤。

现代临床上当归四逆汤可广泛应用于内、外、妇、皮肤、骨伤等科疾病，如血栓闭塞性脉管炎、雷诺病、坐骨神经痛、肩关节周围炎、颈椎病、腰椎间盘突出、骨折后期肢端肿胀、冠心病、风湿性心脏病、心肌梗死、偏头痛、风湿性关节炎、小儿麻痹症、血管神经性水肿、末梢神经炎、前列腺肥大、痛经、闭经、多形性红斑、硬皮病、冻疮、皮肤皲裂等，辨证属于寒凝肝脉，血虚肝寒者。

医案选录

吴某，女，32岁。白带色黄量多2年，乳头内缩1个月。查：面淡青，舌淡，苔白润，脉沉细迟。两乳头豆大，色黑，内陷，触痛，乳头周围高起。证属阴盛阳衰，寒滞肝脉，治宜温阳暖肝。处方：当归、白芍、生姜、大枣各10g，细辛、通草各3g，桂枝6g，吴茱萸1.5g，炙甘草6g，山药12g。2剂后症减，4剂后症消。［王文士．乳头内缩一例报告．四川中医，1985；(2)：56］

（二）当归四逆加吴茱萸生姜汤证

原文

若其人内有久寒者，宜当歸四逆加吳茱萸生薑湯。（352）

當歸四逆加吳茱萸生薑湯方

當歸三兩　芍藥三兩　甘草二兩（炙）　通草二兩　桂枝三兩（去皮）細辛三兩　生薑半斤（切）　吳茱萸二升　大棗二十五枚（擘）

上九味，以水六升，清酒六升和，煮取五升，去滓，溫分五服（一方，水酒各四升）。

释义

如果病人素有内寒，宜用当归四逆加吴茱萸生姜汤。

当归四逆加吴茱萸生姜汤方

当归三两　芍药三两　甘草二两（炙）　通草二两　桂枝三两（去皮）　细辛三两　生姜半斤（切片）　吴茱萸二升　大枣二十五枚（掰开）

以上九味，用六升水，与清酒六升混和，用火煮取五升，去掉药渣，每次温服药液一升，一日服五次。另一说法是本方用水和酒各四升煎。

提要

论血虚寒凝厥证兼内有久寒的证治。

解析

本条承接上文，论述血虚寒凝证兼"内有久寒者"，可选用当归四逆加吴茱萸生姜汤治疗。"内有久寒"，是言患者素有呕吐脘痛、舌卷囊缩、寒疝痛经、少腹冷痛等肝胃陈寒痼疾。既有血虚寒凝经脉，又有寒邪久积脏腑，故治以当归四逆加吴茱萸生姜汤，养血温经，暖肝温胃。

方义

当归四逆加吴茱萸生姜汤取当归四逆汤养血通脉，外散经脉之寒，以复脉回厥，加吴茱萸、生姜，内温肝胃之寒，以除痼疾。更有清酒以增强温通血脉、温散内寒之力。本方煎服法：水酒各半煎煮，分五次温服。

既见手足厥寒，又兼内有久寒，但方中不加附子、干姜，却用吴茱萸、生姜，此因厥阴为风木之脏，内寄相火，附子、干姜大辛大热，入肾而温肾中之阳，且易化燥伤阴，而吴茱萸、生姜，宣泄芳降，直入厥阴，散寒而不燥伤阴液。

辨治要点

主症：在当归四逆汤证的基础上，兼有脘腹冷痛、呕吐涎沫、寒疝囊缩等症。

病机：血虚寒凝，兼肝胃陈寒。

治法：养血温经，暖肝温胃。方用当归四逆加吴茱萸生姜汤。

目前临床主要将当归四逆加吴茱萸生姜汤应用于头痛、血栓闭塞性脉管炎、雷诺病、肢端动脉痉挛症、腰椎管狭窄、坐骨神经痛、心功能不全、胃及十二指肠溃疡、慢性胃炎、硬皮病、类风湿关节炎、疝气、痛经、月经不调、冻疮、阳痿、阴缩等，辨证属于血虚而肝胃寒凝者。

医案选录

李某，26 岁，1984 年 8 月 11 日初诊。产后十余日，活动后身热汗出，即以温水揩擦肢体，续以电扇吹风，翌日感觉周身麻木不适。始未介意，数日后麻木益剧。肌肤发凉，如蚁行感，身痛不舒，遇冷辄重，纳少，头晕，时而心悸。曾服谷维素、维生素 B_1、大活络丹等药罔效，再投大剂补气血之品未奏功，后转我院治疗。其症如前，舌质略暗，苔薄白，脉沉细。证乃血虚感寒，凝滞肌腠，气血不荣。治以温经散寒，调和营血，畅通气血。处方：当归 24g，桂枝 30g，白芍 25g，生姜 6g，大枣 6 枚，炙甘草 6g，细辛 6g，通草 10g，吴茱萸 12g，黄芪 30g。水煎服，分 2 次服。进上方 3 剂后见好转，麻木明显减轻，头晕、心悸等症亦趋于失，惟纳食未增。宗原方，加山楂、鸡内金各 10g，续投 3 剂，药后麻木若失，食欲增强。后以前方增损，再投 5 剂以巩固疗效，隔日服。随访半年未见复发。[王忠民，刘茜 . 当归四逆加吴茱萸生姜汤治疗产后病举隅 . 广西中医药，1987；10（5）：9-11]

（三）吴茱萸汤证

原文

乾嘔吐涎沫，頭痛者，吳茱萸湯主之。（378）

释义

病人常见干呕，泛吐口水痰涎，头痛，宜用吴茱萸汤治疗。

提要

论肝寒犯胃，浊阴上逆的证治。

解析

本条"干呕吐涎沫",是谓或干呕,或吐涎沫。《医宗金鉴》释曰:"今干呕者,有声无物之谓也;吐涎沫者,清涎冷沫随吐而出也。此由厥阴之寒,上干于胃也。"厥阴肝寒犯胃,则胃寒生涎,浊阴上逆则干呕;胃寒饮停,故吐清稀涎沫。肝脉与督脉会于巅顶,阴寒之邪循经上逆,故见头痛以巅顶为甚,痛连目系,遇寒加重。本证为肝寒犯胃,浊阴上逆,治以吴茱萸汤,暖肝温胃,散寒降浊。

吴茱萸汤在《伤寒论》凡三见,分载于三篇。一为阳明虚寒"食谷欲呕"(243条),以其"得汤反剧者属上焦",提示辨阳明呕吐有虚寒、实热之不同;二为"少阴病,吐利,手足逆冷,烦躁欲死"(309条),乃少阴阳虚阴盛,寒浊犯胃,但未至阳衰,阳气尚能与阴邪抗拒,而与296条阳气将绝"吐利躁烦,四逆"的死证相鉴别;本条则为肝寒犯胃,浊阴上逆。三条叙症虽不相同,但阴寒内盛,浊阴上逆的基本病机是一致的,故可异病同治,均用吴茱萸汤温阳散寒降浊。

方义

见辨阳明病脉证并治篇。

辨治要点

主症:头痛,干呕吐涎沫,或少腹冷痛,或腹满寒疝,舌淡,苔白或白腻,脉沉细弦紧。

病机:肝寒犯胃,浊阴上逆。

治法:暖肝温胃,散寒降浊。方用吴茱萸汤。

医案选录

柳某,女,23岁,已婚。19岁月经初潮,月经周期基本正常,体质一般,婚后1年未孕,痛经已半年,经治无效。邀余往诊,其症:每次行经时,下腹部冷痛,痛时

难忍,伴恶心,呕吐清涎,月经量少,色紫黯,舌紫苔白,脉沉弦。辨证属寒凝肝脉,肝胃不和,气滞血瘀。治以温经散寒,行气活血。处方:泡参20g,吴茱萸6g,延胡索9g,肉桂3g,当归12g,赤芍9g,干姜12g,大枣12g,水煎服。服3剂后,诸症悉减。次月来诊,腹痛轻微,呕恶减轻,再以温经汤3剂,善后而愈。[陈胤夫.吴茱萸汤的临床运用.四川中医,1984;(6):24-25]

三、厥阴热证

原文

热利下重者,白头翁汤主之。(371)

白头翁汤方

白头翁二两　黄檗三两　黄连三两　秦皮三两

上四味,以水七升,煮取二升,去滓,温服一升,不愈,更服一升。

释义

热性下利而里急后重,应当用白头翁汤治疗。

白头翁汤方

白头翁二两　黄柏三两　黄连三两　秦皮三两

以上四味,用七升水,用火煮取二升,去掉药渣,每次温服药液一升,如果未见效,再服用一升。

提要

论厥阴热利的证治。

解析

本条下利由肝热下迫大肠,气滞壅塞,湿热内蕴,秽浊郁滞,欲出不得所致,其病

机及症状特点是"热利下重"。"热利"两字指出了本证下利的病证和病性，临床表现当有发热、渴欲饮水、下利脓血、肛门灼热、舌红苔黄腻、脉弦数等。《伤寒论》所言下利，既指泄泻，又指痢疾。此处当指热性痢疾，其便中常夹有红白黏液或脓血。"下重"，即里急后重，表现为腹痛急迫欲下，而肛门重坠难出，此为本证的临床特征。治宜白头翁汤，清热燥湿，凉肝解毒。

白头翁汤证与少阴病桃花汤证，均可见下利便脓血，但病机有寒热之别，虚实之异。桃花汤证为脾肾阳虚，下焦不固所致，故其下利滑脱失禁，脓血颜色晦暗，气腥不臭，并常伴有腹痛绵绵、喜温喜按、口不渴、舌淡苔白等症，治宜温中祛寒，涩肠止利。白头翁汤证属肝经湿热，下迫大肠，其下利里急后重，脓血颜色鲜红，大便臭秽，常伴见腹中绞痛、口渴喜冷饮、舌红苔黄等症，治宜清热燥湿，凉肝解毒。

方义

白头翁汤药用四味，白头翁味苦性寒，善清肠热，疏肝凉血，是治疗热毒赤痢之要药。秦皮苦寒偏涩，清肝胆及大肠湿热，主热利下重，与白头翁配伍，清热解毒，凉肝止利，为治疗厥阴热利的主药。黄连、黄柏苦寒味重，清热燥湿，坚阴厚肠。四药均苦寒，寒能胜热，苦能燥湿，相伍为用，共奏清热燥湿、凉血止利之功，为临床治疗热利下重的常用方剂。现代除口服外，还可水煎保留灌肠。

辨治要点

主症：下利便脓血，血色鲜艳，里急后重，肛门灼热，伴发热、口渴、舌红、苔黄等热象。

病机：肝经湿热，下迫大肠。

治法：清热燥湿，凉肝止利。方用白头翁汤。

现代临床中，白头翁汤可以辨证应用于细菌性痢疾、阿米巴痢疾、急性胃炎、肠炎、慢性结肠炎等胃肠道疾病。取本方清热燥湿之功，后世变通用以治疗泌尿系感染、盆腔炎、阴道炎、崩漏、阴痒、黄水疮、直肠癌等疾病。取本方凉肝解毒之功，还可用于急性结膜炎、病毒性结膜炎等眼科疾患。

医案选录

常某，女，31岁，7月8日门诊。自诉腹痛，腹泻，发热，大便带脓血，四肢无力，已3天。检查：体温38.2℃，粪便镜检脓细胞及白细胞（＋）。诊断为肠炎。投给磺胺胍、苏打片，注射地亚静1支，经两天治疗，毫不见效，且日重一日。病人怀孕7个月，有小产之虞。现症：头痛、头晕、发热较昨日更甚，恶心不食，腹痛，大便脓血，一日数次，里急后重。体温38.9℃，舌有白苔。因连用磺胺剂两日不效，乃改用中药治疗。处方：白头翁6g，黄连、秦皮、甘草各3g，阿胶6g，水煎服……服药两剂诸症已愈，惟感身体虚弱，投给人参归脾汤1剂以善其后。［史文郁．复方白头翁汤煎剂治疗痢疾100例的疗效报道．上海中医药杂志，1958；（4）：20］

复习思考题

1. 试述乌梅丸证的因机证治及其药方配伍意义。

2. 试述当归四逆汤证与当归四逆加吴茱萸生姜汤证的临床表现、病机、治法及方药。

3. 白头翁汤主治何种下利？其与桃花汤所治下利有何异同。

所以"其病为进"。与341条相反，厥为阴盛，热为阳复，今厥四日，热反三日，复厥五日，厥多热少，为阳复不及，正不胜邪，病情加剧，故曰"阳气退"，"其病为进"。

复习思考题

厥热胜复的本质是什么？有何临床意义？

第三节　辨厥热胜复证

原文

伤寒發熱四日，厥反三日，復熱四日，厥少熱多者，其病當愈。四日至七日，熱不除者，必便膿血。（341）

释义

伤寒发热四天，四肢发凉却只有三天，又发热四天，手足厥冷少而发热多，病就应当痊愈。四天到七天，发热不退，会便脓血。

提要

辨阳复病愈与阳复太过变证。

解析

本条主要论述热多于厥，为阳复阴退，所以"其病当愈"。但发热若持续不退，为阳复太过，则反变为邪热，则病情又向另一方向转化，邪热损伤大肠脉络，产生便脓血的变证。

原文

伤寒厥四日，熱反三日，復厥五日，其病爲進。寒多熱少，陽氣退，故爲進也。（342）

释义

伤寒四肢发凉四天，发热却反三天，又四肢发凉五天，这是病情在进展。因为阴寒多而阳热少，阳气衰弱，所以病情在发展。

提要

辨厥多于热为病进。

解析

本条主要论述厥多于热，为阴盛阳退，

第四节　辨厥逆证

一、厥逆证的病机与证候特点

原文

凡厥者，陰陽氣不相順接，便爲厥。厥者，手足逆冷者是也。（337）

释义

凡是厥证，都是由于阴气和阳气不能相互顺接的缘故，才成为厥证。厥就是手足逆冷的意思。

提要

论厥的病机与特征。

解析

本条前段论厥的病机，后段论厥的证候。厥是厥阴病常见的证候之一，它不是独立的疾病，而是不同疾病发展过程中的一个症状，其特征为手足逆冷。导致手足逆冷的病因很多，但其总的病机不外乎阴阳气不能互相贯通。

人体阴阳在正常情况下，相互协调，互相维系，互根互用，一旦偏盛偏衰，以至不相顺接，不顺在逆，不接在离，就必然产生病变。若寒邪内盛，阳气衰微，阳气不能畅达四末，则成寒厥。如热邪亢盛，阳气被遏，不能通达于四末，则成热厥。若水饮内停，阳气被遏，阳气不达四末而厥，称为水厥。凡此种种，病因虽有不同，然其"阴阳气不相顺接"之机则一。

二、厥逆证治
（一）热厥（白虎汤证）
原文

傷寒脉滑而厥者，裏有熱，白虎湯主之。（350）

释义

伤寒脉滑而且四肢厥冷，是里有热，应当用白虎汤治疗。

提要

论无形热郁致厥的脉象与治法。

解析

伤寒，为广义之伤寒。如因寒内盛而致之寒厥，其脉必现沉微。今脉现滑象，则知非是阳虚而有内热，因滑为阳脉，多见阳盛邪实之证。因阳热内郁，邪热深伏，阴阳之气不能顺接，郁阳不能畅达四末，而见手足厥逆。"里有热"为本证之病机，治宜内清里热，方用白虎汤。本条述证简略，只提脉象，突出里有郁热的辨证要点，为举脉略症之省文笔法，其症当有身热、口渴、汗出、心烦、舌红苔黄、小便黄赤等。

（二）寒厥（四逆汤证）
原文

大汗出，熱不去，內拘急，四肢疼，又下利厥逆而惡寒者，四逆湯主之。（353）

释义

大汗出，发热仍不退，腹内拘紧急迫，

四肢疼痛，又有下利，四肢厥冷，而周身怕冷，应当用四逆汤治疗。

提要

论阳虚阴盛寒厥的证治。

解析

本条是论述阴寒盛于内，虚阳脱于外的寒厥重证。然寒厥、热厥为厥证两大类型，必当鉴别。今"大汗出，热不去"，是指汗出如水淋漓。如邪在表，汗出后热应解，如为里热炽盛之阳明病，必见热汗如洗、身热、烦渴引饮、舌红苔黄、脉滑实等里热之象。今虽"大汗出，热不去"，但可见"内拘急，四肢疼，又下利厥逆而恶寒"，可知此汗乃阴寒内盛，虚阳浮越于外，阴液失于阳气统摄之表现。阴盛格阳，而见汗出之后热仍不去，此为真寒假热之证。由于阳气衰微，阴寒内盛，外不能温煦四末，内不能温养脏腑，寒主收引，寒凝经脉，故内则腹中拘急，外则四肢疼痛。下利厥逆而恶寒，证属阴寒内盛、虚阳浮越之寒厥重证，故方用四逆汤回阳救逆。

复习思考题

什么是厥逆证？其病机是什么？

第五节　辨呕吐下利证

原文

下利清穀，裏寒外熱，汗出而厥者，通脉四逆湯主之。（370）

而以四逆汤温经回阳，消阴祛寒。

释义

下利，完谷不化，里有寒，外有热，汗出而四肢发凉，应当用通脉四逆汤治疗。

提要

论阴盛格阳下利的证治。

解析

下利清谷，四肢逆冷，为"里寒"。下利清谷与厥并见，属少阴寒化证，是脾肾阳衰、阴寒内盛的典型表现。"外热"则除汗出外，当有身反不恶寒，面色赤，甚则可见发热。"里寒外热"即里真寒外假热，是本证的病机所在。病势危急，非大力破阴回阳，而难救垂危，故用通脉四逆汤挽救欲脱之阳气。

原文

嘔而脈弱，小便復利，身有微熱，見厥者難治，四逆湯主之。（377）

释义

呕吐而脉弱，小便又通利，身有轻微发热，见到手足发凉，难以治疗，应当用四逆汤治疗。

提要

论阴盛阳虚呕吐的证治。

解析

本证呕与脉弱并见，其证在里属虚。今兼小便复利，结合手足厥逆，则属少阴阳衰，阴寒内盛之证。小便复利，因于肾阳大衰，失于固摄，故必清长。阳虚阴盛之证，不当有发热，而今身有微热，似属阳气来复，但结合四肢逆冷，绝非阳气来复，应属阴盛格阳，虚阳外浮之象。呕因阴寒内盛，气逆不降所致，属阴阳格拒之象，故曰"难治"。然难治并非不治，对于此类呕吐证，因已有厥逆，故不可用理中汤，而身有微热，说明格拒不重，故亦不用通脉四逆汤，

原文

嘔而發熱者，小柴胡湯主之。（379）

释义

呕吐而发热，应当用小柴胡汤治疗。

提要

论厥阴转出少阳的证治。

解析

呕吐，为厥阴病与少阳病共有的常见症状，因肝胆皆属于木，病易犯中土。厥阴呕吐，多伴厥利，为阴寒之证。太阳病篇149条"呕而发热者，柴胡汤证具"，可见"呕而发热"是少阳病特征之一。厥阴病当呕而厥逆，若由厥逆转为发热，则揭示病邪由阴出阳，由里达表，即由厥阴转出少阳。少阳之呕，是少阳胆火内郁，胆热犯胃，胃气上逆所致，故用小柴胡汤和解少阳枢机，清解少阳郁热。

本条意在从厥阴与少阳相表里的关系上，以厥阴病转归的形式，揭示六经辨证的整体观。本条以"呕"为主症，与厥阴病"干呕吐涎沫"的寒呕证对应，又具类证鉴别之意。阳病之呕，必兼发热，治以小柴胡汤；阴病之呕，必兼厥寒，治以吴茱萸汤。

原文

下利讝語者，有燥屎也，宜小承氣湯。（374）

释义

下利而有谵语，是因为有燥屎，宜用小承气汤。

提要

论热结旁流下利的证治。

解析

下利有寒热虚实之别。本条下利与谵语并见，又无四肢逆冷等阴寒之象，当知本证系厥阴热化，阳明燥热内盛而成。阳明燥热上扰心神，则发谵语。肠中燥热内结，逼迫津液旁流而下，此种下利以下利清水、秽浊难闻为特点，称为热结旁流。明确提出"有燥屎也"，则知此下利复有阳明燥热内结。治当泻热导滞，通因通用，用小承气汤。证重者，亦可选大承气汤。热结旁流与热性下利不同：肠热下利多为暴注下迫，腹痛阵作，得泻稍缓，腹部一般柔软；热结旁流所下之物，多为清稀粪水，臭秽难闻，腹部硬满而痛，且伴有潮热、舌苔黄燥、小便黄赤、脉沉实有力等候。

复习思考题

厥阴病见"呕而发热"为什么用小柴胡汤治疗？

第六节　厥阴病预后

一、正复可愈证

原文

厥陰中風，脉微浮爲欲愈，不浮爲未愈。（327）

释义

厥阴中风，脉微浮是病将要痊愈，脉不浮是病没有痊愈。

提要

从脉象论厥阴中风证预后。

解析

邪入厥阴乃属里证，脉当沉伏。若脉由沉微转为微浮，属阴病见阳脉，提示阳气来复，正胜邪却，当为佳象，故称欲愈。若脉不浮仍沉，说明病无转机，阴邪尚盛，故为未愈。当然，临证之时不可仅凭脉象，还须结合其他临床症状综合分析，正确判断。如果在厥阴病的发展过程中，患者脉象突然出现浮大无根，则多为虚阳外越之表现，切不可一见脉浮即曰欲愈。

二、正衰危重证

原文

傷寒六七日，脉微，手足厥冷，煩躁，灸厥陰，厥不還者，死。（343）

释义

伤寒六七天，脉微，手足发凉，烦躁不安，应当灸厥阴经的穴位，四肢发凉不能恢复的，是死证。

提要

论阴盛格阳，灸治无效的危候。

解析

本条对厥阴病正气衰弱的危重证进行了判定。伤寒六七日，症见脉微，手足厥冷，则属真阳衰微，阴寒内盛，血脉失于阳气鼓动，四肢失于温煦之征。若更见烦躁不安，则必是阴盛格阳，虚阳浮越，心神不宁，阴阳有离决之势。此时之治，汤药已经不及，急当灸治厥阴，速复阳气，以救垂危。若灸后手足由冷渐温，脉搏渐起，为阳气来复，其病可治；若厥逆如故，为阳气衰竭，复阳不得，故断为死证。

原文但称"灸厥阴"，未出具体经穴，张令韶主张灸行间及章门诸穴，可作参考。

原文

下利，手足厥冷，無脉者，灸之

不温，若脉不还，反微喘者，死。少阴負跌陽者，爲順也。（362）

下利，手足发冷，无脉，用灸法治疗而手足不转温，或者脉不能恢复，反而出现微喘，是死证。太溪脉小于跌阳脉，是顺证。

提要

论寒利危证的预后判断。

解析

虚寒下利，手足厥冷，无脉，是阳气衰微、阴寒内盛的厥阴危证，恐汤药不及，故急用灸法，通阳复脉。若灸后手足仍厥冷，脉气不还，反增微喘，这是肾气绝于下，肺气脱于上之候，故为死证。

若灸后寸口脉不还，还可观察足部动脉，以推测预后。足部有太溪与跌阳二脉，前者属少阴肾，后者主阳明胃。"少阴负跌阳"，说明少阴脉气虽微，但跌阳脉气尚可，胃气犹存，生化有源，病尚能治，故云"少阴负跌阳者，为顺也"。反之，如果跌阳负少阴，不仅真阳衰竭，胃气亦已败绝，生化无源，病属危逆。

复习思考题

如何判断厥阴病虚寒证的预后？

附录条文

原文

厥陰病欲解时，从丑至卯上。（328）

释义

厥阴病，将要解除的时间，是在凌晨一时至清晨七时之间。

原文

厥陰病，渴欲飲水者，少少與之愈。（329）

释义

厥阴病，口渴想喝水，少量给些水就会好转。

原文

諸四逆厥者，不可下之，虚家亦然。（330）

释义

凡四肢厥冷的，不可用攻伐一类药，身体虚弱的人也是这样。

原文

傷寒先厥，後發熱而利者，必自止，見厥復利。（331）

释义

伤寒先四肢厥冷，后出现发热而下利，下利必定会自行停止，如果又出现四肢厥冷就又会下利。

原文

傷寒始發熱六日，厥反九日而利。凡厥利者，當不能食，今反能食者，恐爲除中。食以索餅，不發熱者，知胃氣尚在，必愈，恐暴熱來出而復去也。後日脉之，其熱續在者，期之旦日夜半愈。所以然者，本發熱六日，厥反九日，後發熱三日，并前六日，亦爲九日，與厥相應，故期之旦日夜半愈。

後三日脉之，而脉數，其熱不罷者，此爲熱氣有餘，必發癰膿也。（332）

释义

伤寒开始先发热六天，随后四肢厥冷反有九天而又兼见下利。凡四肢厥冷下利，应当不能进食，现在反而能食，可能是除中。可给他吃面条类食物，食后不发暴热，便知病人胃气尚在，病一定会好。就怕食后突然发热而又突然退热。三天后再诊察，如果病人发热继续存在，可以预料到次日半夜病就会好。之所以这样，因为原来发热六天，四肢厥冷却有九天，而又发热三天，加上以前的六天，也是九天，和四肢厥冷的日数相等，所以预知次日半夜病会痊愈。如果过三天诊察，脉象数，病人发热也不退，这是阳热有余，一定会发生痈疮脓疡。

原文

傷寒脉遲六七日，而反與黄芩湯徹其熱。脉遲爲寒，今與黄芩湯，復除其熱，腹中應冷，當不能食，今反能食，此名除中，必死。（333）

释义

伤寒脉迟六七日，反而服用黄芩汤除热。脉迟属寒，现在服用黄芩汤，反除其热，腹中应该寒冷，当不能进食，现在反而能进食，这叫除中，一定会死。

原文

傷寒先厥後發熱，下利必自止，而反汗出，咽中痛者，其喉爲痹。發熱無汗，而利必自止，若不止，必便膿血，便膿血者，其喉不痹。（334）

释义

伤寒先四肢厥冷而后发热，下利一定会

自行停止，如果反而出汗，咽喉肿痛，病人将患咽喉肿痛。发热无汗，下利一定自行停止，如果下利不止，一定要便脓血，便脓血的，病人不会出现咽喉肿痛。

原文

傷寒一二日至四五日，厥者必發熱，前熱者後必厥，厥深者熱亦深，厥微者熱亦微。厥應下之，而反發汗者，必口傷爛赤。（335）

释义

伤寒一二日至四五日，四肢厥冷，会要发热，如先前发热，以后会四肢厥冷，四肢厥冷越严重而热邪也就越严重，四肢厥冷轻微而热邪也轻微。这种四肢厥冷应当用攻下法治疗，而反用发汗法，会引起口舌生疮而红肿糜烂。

原文

傷寒病，厥五日，熱亦五日，設六日當復厥，不厥者自愈。厥終不過五日，以熱五日，故知自愈。（336）

释义

伤寒病，四肢厥冷五日，发热也是五日，假设到第六日就应该再出现四肢厥冷，如不厥冷，病就会自愈。四肢厥冷始终未超过五日，因为热也是五日，所以知道病会自愈。

原文

傷寒熱少厥微，指頭寒，嘿嘿不欲飲食，煩躁者，數日小便利，色白者，此爲熱除也，欲得食，其病爲愈。若厥而嘔，胸脇煩滿者，其後必便血。（339）

释义

伤寒邪热少，手足厥冷轻微，只是指端发凉，心中不爽，不思饮食，烦躁，经过几天小便通利，尿色清白，这是邪热已经解除，想要进食，此病就要痊愈。如果四肢厥冷而呕吐，胸胁烦闷胀满，以后会有便血。

原文

病者手足厥冷，言我不结胸，小腹满，按之痛者，此冷结在膀胱关元也。（340）

释义

病人手足发冷，说自己没有胸部疼痛硬满的结胸证，只是小腹胀满，用手按压就疼痛，这是寒邪凝结在下焦膀胱和关元的缘故。

原文

伤寒发热，下利厥逆，躁不得卧者，死。（344）

释义

伤寒发热，下利而四肢厥冷，躁扰不能安卧，是死证。

原文

伤寒发热，下利至甚，厥不止者，死。（345）

释义

伤寒发热，下利非常严重，四肢厥冷不止，是死证。

原文

伤寒六七日不利，便发热而利，其人汗出不止者，死。有阴无阳故也。（346）

释义

伤寒六七天不下利，却突然发热而下利，病人汗出不止，是死证。这是由于纯阴无阳的缘故。

原文

伤寒五六日，不结胸，腹濡，脉

虚复厥者，不可下，此亡血，下之死。（347）

释义

伤寒五六天，没有结胸证而腹部柔软，脉虚而又有四肢厥冷，不可用攻下药，这是因为阴血虚少，如果用攻下法就会造成死亡。

原文

发热而厥，七日下利者，为难治。（348）

释义

发热而且四肢厥冷，第七天又有下利，是难治的病证。

原文

伤寒脉促，手足厥逆，可灸之。（349）

释义

伤寒脉促，又有手足厥冷，可用灸法治疗。

原文

大汗，若大下利，而厥冷者，四逆汤主之。（354）

释义

大汗出，或者严重下利，而且四肢厥冷，应当用四逆汤治疗。

原文

病人手足厥冷，脉乍紧者，邪结在胸中，心下满而烦，饥不能食者，病在胸中，当须吐之，宜瓜蒂散。（355）

释义

病人手足厥冷，脉突然变紧，是痰浊积饮在胸，心下满闷而且发烦，饥饿而又不能进食，这是病邪在胸中，应当使用吐法，宜用瓜蒂散。

原文

伤寒厥而心下悸，宜先治水，當服茯苓甘草湯，却治其厥。不爾，水漬入胃，必作利也。（356）

释义

伤寒手足厥冷而且心下悸动，要首先治疗水饮，适合服用茯苓甘草汤，然后再治疗手足厥冷；不这样的话，水饮渗入肠胃，会要发生下利。

原文

伤寒六七日，大下後，寸脉沉而遲，手足厥逆，下部脉不至，喉咽不利，唾膿血，泄利不止者，爲難治，麻黄升麻湯主之。（357）

麻黄升麻湯方

麻黄二兩半（去節）　升麻一兩一分　當歸一兩一分　知母十八銖　黄芩十八銖　葳蕤十八銖（一作菖蒲）　芍藥六銖　天門冬六銖（去心）　桂枝六銖（去皮）　茯苓六銖　甘草六銖（炙）　石膏六銖（碎，綿裹）　白朮六銖　乾薑六銖

上十四味，以水一斗，先煮麻黄一兩沸，去上沫，内諸藥，煮取三升，去滓，分温三服。相去如炊三斗米頃令盡，汗出愈。

释义

伤寒六七日，用峻泻药攻下后，寸脉沉而迟，手足逆冷，下部脉摸不到，咽喉吞咽困难，唾脓血，下利不止，是难治的病证，应当用麻黄升麻汤治疗。

原文

伤寒四五日，腹中痛，若轉氣下趨少腹者，此欲自利也。（358）

释义

伤寒四五天，腹中疼痛，如果有气向下走动到少腹，这是将要发生下利的表现。

原文

伤寒本自寒下，醫復吐下之，寒格更逆吐下，若食入口即吐，乾薑黄芩黄連人參湯主之。（359）

乾薑黄芩黄連人參湯方

乾薑　黄芩　黄連　人參各三兩

上四味，以水六升，煮取二升，去滓，分温再服。

释义

病本来自寒性腹泻，医生又用催吐和泻下法治疗，因下寒盛而格热于上，使呕吐和下利更加严重，如果饮食入口就呕吐，应当用干姜黄芩黄连人参汤治疗。

原文

下利，有微熱而渴，脉弱者，今自愈。（360）

释义

下利，有轻微发热而且口渴，脉弱，病将自愈。

原文

下利，脉數，有微熱汗出，今自愈，設復緊爲未解。（361）

释义

下利，脉数，有轻微发热汗出，病将自愈，假设脉又变紧，是病未解除。

原文

下利，寸脉反浮數，尺中自濇者，

必清膿血。（363）

释义

下利，寸脉反而浮数，尺脉独涩，必然大便脓血。

原文

下利清穀，不可攻表，汗出必脹滿。（364）

释义

泻下不消化的食物，不可发汗解表，汗出会引起腹部胀满。

原文

下利，脉沉弦者，下重也；脉大者，爲未止；脉微弱數者，爲欲自止，雖發熱，不死。（365）

释义

下利，脉沉弦，大便就会里急后重；脉大，是下利没有停止；脉微弱数，是下利将要自止，虽有发热，也不会死亡。

原文

下利，脉沉而遲，其人面少赤，身有微熱，下利清穀者，必鬱冒汗出而解，病人必微厥。所以然者，其面戴阳，下虚故也。（366）

释义

下利而脉沉迟，病人面色微红，身体轻微发热，下利而泻下不消化食物，会出现头目昏蒙，随后汗出病解，病人会手足有轻微发凉，之所以这样，是因为病人面戴浮阳，下部虚寒的缘故。

原文

下利，脉數而渴者，今自愈。設不差，必清膿血，以有熱故也。（367）

释义

下利，脉数而口渴，将会自愈。如果不差，必清膿血，以有热故也。

愈，会发生便脓血，因为有热的缘故。

原文

下利後脉絶，手足厥冷，晬時脉還，手足温者生，脉不還者死。（368）

释义

下利后无脉，手足厥冷，一昼夜后脉搏恢复，手足温的易愈，脉搏不能恢复的是危证。

原文

傷寒下利，日十餘行，脉反實者死。（369）

释义

伤寒下利，一日十多次，反而出现有力的脉象，这是危证或死证。

原文

下利腹脹滿，身體疼痛者，先温其裏，乃攻其表，温裏宜四逆湯，攻表宜桂枝湯。（372）

释义

下利，腹部胀满，若兼有身体疼痛，应先温里，再解表，温里宜用四逆汤，解表宜用桂枝汤。

原文

下利欲飲水者，以有熱故也，白頭翁湯主之。（373）

释义

下利而想要饮水，是因为有热的缘故，应当用白头翁汤治疗。

原文

下利後更煩，按之心下濡者，爲虛煩也，宜梔子豉湯。（375）

释义

下利后而更加心烦，按病人心下柔软，

是虚烦证，宜用栀子豉汤。

原文

嘔家有癰膿者，不可治嘔，膿盡自愈。（376）

释义

素患呕吐而是因为内有痈脓引起，不能治其呕吐，痈脓排尽，呕吐就可自愈。

原文

傷寒大吐大下之，極虛，復極汗者，其人外氣怫鬱，復與之水，以發其汗，因得噦，所以然者，胃中寒冷故也。（380）

释义

伤寒病，经过大吐大下以后，正气极其虚弱，又施行了发大汗的方法，但病人表气仍有郁遏，又给病人饮水，使他出汗，因而引起呃逆。之所以这样，是因为胃中寒冷的缘故。

原文

傷寒噦而腹滿，視其前後，知何部不利，利之即愈。（381）

释义

伤寒呃逆，腹部胀满，应当观察病人的大小便，要看他是大便不通还是小便不通，使他通利，病就会痊愈。

第八章

辨霍乱病脉证并治

霍乱是以突发呕吐下利为主要临床表现的病证。霍，有急骤、猝然之意；乱，即撩乱、变乱之意。因其发病突然，顷刻之间升降失序，吐泻交作，故名曰霍乱。

霍乱病多发于夏秋季节，其病因多由外感（寒、暑、湿、疫疠之邪），或内伤饮食，生冷不洁，伤及脾胃，使中焦升降失职，清浊相干，气机逆乱所引起。此正如《灵枢·五乱》所说："清气在阴，浊气在阳……清浊相干……乱于肠胃，则为霍乱。"

本篇所讨论的霍乱病实际上包括了多种急性胃肠病证。后世根据临床表现不同，将霍乱分为湿霍乱和干霍乱两类。上吐下泻，挥霍无度者，为湿霍乱；欲吐不吐，欲泻不泻，腹中绞痛，烦闷不安，短气汗出者，为干霍乱。本篇所论当属湿霍乱。因为湿霍乱又有因寒因暑之异，故有寒霍乱与热霍乱之分。寒霍乱者，因于寒湿；热霍乱者，因于邪热。本篇所论当属湿霍乱中的寒霍乱。

因霍乱病的发生多与外邪有关，且常见头痛、发热、恶寒、身痛等症，与伤寒有相似之处，故仲景将本证列于伤寒六经病证之后，以资鉴别。

本篇所论的霍乱与现代医学所说的由霍乱弧菌引起的霍乱概念不同，但对其也有一定的参考价值。

第一节　霍乱病脉证

原文

問曰：病有霍亂者何？答曰：嘔吐而利，此名霍亂。（382）

释义

问：疾病中有一种霍乱病，它的表现是什么？答：呕吐和下利并见，这就叫做霍乱。

提要

论霍乱病的主要临床表现。

解析

本条自设问答，以揭示霍乱的证候特征。霍乱病的证候特点是起病急骤，吐利交作。本病多因饮食不节（洁），寒温失调，以致胃肠功能紊乱，清浊相干，脾胃升降失常所致。浊阴之邪上逆则呕吐，清阳之气下陷故下利，正如成无己《注解伤寒论》所说："三焦者，水谷之道路。邪在上焦，则吐而不利；邪在下焦，则利而不吐；邪在中焦，则既吐且利。以饮食不节，寒热不调，清浊相干，阴阳乖隔，遂成霍乱。轻者，止曰吐利；重者，挥霍缭乱，名曰霍乱。"本证与太阴脾虚之吐利有相似之处，但太阴病证势轻缓，以腹满而吐、食不下、自利益甚、时腹自痛等为主；此则发病突然，顷刻之间，吐泻交作，挥霍撩乱。二者不难区分。

复习思考题

何谓霍乱？霍乱的病因和主要病机是什么。

第二节　霍乱病证治

一、五苓散、理中丸证

原文

霍亂，頭痛發熱，身疼痛，熱多欲飲水者，五苓散主之；寒多不用水者，理中丸主之。(386)

五苓散方

見辨太陽病脈證并治。

理中丸方

人參　乾薑　甘草（炙）　白尤各三兩

上四味，擣篩，蜜和爲丸，如雞子黃許大。以沸湯數合，和一丸，研碎，溫服之，日三四，夜二服。腹中未熱，益至三四丸，然不及湯。湯法：以四物依兩數切，用水八升，煮取三升，去滓，溫服一升，日三服。若臍上築者，腎氣動也，去尤，加桂四兩；吐多者，去尤，加生薑三兩；下多者，還用尤；悸者，加茯苓二兩；渴欲得水者，加尤，足前成四兩半；腹中痛者，加人參，足前成四兩半；寒者，加乾薑，足前成四兩半；腹滿者，去尤，加附子一枚。服湯後如食頃，飲熱粥一升許，微自溫，勿發揭衣被。

释义

霍乱病，症见头痛，发热，身体疼痛，如果伴见发热明显，想喝水，应当用五苓散治疗；如果恶寒明显，不想喝水，应当用理中丸治疗。

五苓散方

见辨太阳病脉证并治。

理中丸方

人参　干姜　甘草（炙）　白术各三两

以上四味，捣细过筛，用蜂蜜调和做成丸剂，每丸像鸡蛋黄大小。用开水数合，和一粒丸药，研碎，趁温服下，白天服三四次，夜间服二次。如果服药后腹中没有热的感觉，每天再增加三四丸，但仍然不如汤剂的作用大。做汤剂的方法是，把四味药物按照原剂量切碎，用八升水，煮取三升，去掉药渣，每次温服一升，一天服三次。如果兼有脐上悸动，好像有东西捶捣一样的感觉，这是肾气发动的表现，去掉白术，加桂枝四两。如果呕吐较严重，去掉白术，加生姜三两。如果下利较严重，仍用白术。如果兼见心悸，加茯苓二两。如果兼见口渴想喝水，把白术加量到四两半。如果兼有腹中疼痛，把人参加量到四两半。如果寒象较重，把干姜加量到四两半。如果伴见腹中胀满，去掉白术，加入附子一枚。服汤药后大约一顿饭的工夫，喝热粥一升左右，注意保暖，不要脱减衣服、掀开棉被。

提要

论霍乱病有表里寒热不同的证治。

解析

开篇首论霍乱病症状特点，即猝然吐利，根据兼症不同，则治法各异。若伴见头痛，发热，身疼痛，脉浮，小便不利，渴欲饮水等，属霍乱偏表偏热；若伴见腹中冷痛，喜温喜按，舌淡苔白，脉缓弱等，属偏里偏寒。前者因其吐利，清浊不分，三焦水道不利，津液运行失常，既不能上承于口，又不能下输膀胱，但浸渍胃肠，故常兼见口渴，小便不利，宜用五苓散外疏内利，表里两解。后世称此法为急开支河。后者因其里虚寒证为重，吐利同时兼寒，多不渴，说明此乃中焦阳虚，寒湿内阻，清阳不升，浊阴不降，当伴见腹中冷痛，喜温喜按，舌淡苔白，脉缓弱等，故以理中汤（丸）温中散寒，健脾燥湿。

方义

五苓散方义参见太阳病篇。

理中丸用人参、炙甘草健脾益气，干姜温中散寒，白术健脾燥湿。脾阳得运，寒湿可去，则中州升降调和而吐利自止。本方为治太阴病虚寒下利的主方，因具有温运中阳、调理中焦之功，故取名"理中"，此方又名人参汤。

煎服法：理中丸为一方二法，既可制成丸剂，亦可煎汤服用。一般规律是病情缓而需久服者用丸剂，病势急而需药力大者用汤剂。

服丸法：①将四味药捣碎，过筛，以蜜和丸如鸡蛋黄大小。②服时以热水研碎药丸1丸，温服。③白天服3~4次，晚间服2次，每昼夜共服5~6次。④服药后腹中由冷而转热感者，说明有效，可续服；若腹中未热，说明药效不明显或无效，多为病重药轻

之故，当增加丸药的服用量，由一丸加至三四丸。

服汤法：①浓煎一次，分3次温服。②服药后约一顿饭的时间，可喝些热粥，并温覆取暖，以助药力。

理中丸方后记载随证加减法有八种：①脐上悸动者，是肾虚水气上冲之象，方中去白术之壅补，加桂枝以温肾降冲，通阳化气。②吐多者，是胃寒饮停而气逆，故去白术之补土壅塞，加生姜以温胃化饮，下气止呕。③下利严重者，是脾气下陷，脾阳失运，故还需用白术健脾燥湿以止利。④心下悸者，是水邪凌心，可加茯苓淡渗利水，宁心安神。⑤渴欲饮水者，乃脾不散精，水津不布，宜重用白术健脾益气，以运水化津。⑥腹中痛者，是中气虚弱，故重用人参至四两半。⑦里寒甚，表现为腹中冷痛者，重用干姜温中祛寒。⑧腹满者，因寒凝气滞，故去白术之壅塞，加附子以辛温通阳，散寒除满。

辨治要点

1. 五苓散证

主症：吐利，发热，头痛，小便不利，脉浮缓。

病机：表邪不解，里气不和，清浊相干，升降失序。

治法：外疏内利，表里两解。方用五苓散。

2. 理中丸证

主症：吐利频繁，腹中冷痛，喜温喜按，舌淡苔白，脉缓弱。

病机：中焦阳虚，寒湿内阻，清气不升，浊气上逆。

治法：温中散寒，健脾燥湿。方用理

中丸。

医案选录

杜壬治安业坊阎家老妇人，患呕吐。请石秀才医，曰胃冷而呕。下理中丸至百余丸，其病不愈。石疑之，杜至，曰：药病相投，何必多疑。石曰：何故药相投，而病不愈？杜曰：药力未及，更进五十丸必愈。果如其言。石于是师法于杜。[魏之琇.续名医类案.中国中医药出版社，1996]

二、四逆加人参汤证

原文

恶寒脉微而复利，利止亡血也，四逆加人参汤主之。（385）

四逆加人参汤方

甘草二两（炙）　附子一枚（生，去皮，破八片）　乾薑一两半　人参一两

上四味，以水三升，煮取一升二合，去滓，分温再服。

释义

症见恶寒，脉微，又见下利，下利停止是因为亡失了津血的缘故，应当用四逆加人参汤治疗。

四逆加人参汤方

甘草二两（炙）　附子一枚（生用，去皮，破成片）　干姜一两半　人参一两

以上四味，用三升水，煮取一升二合，去掉药渣，分两次温服。

提要

论霍乱亡阳脱液的证治。

解析

霍乱病吐利交作，气随液泄，阳随气脱，不能温暖周身而蒸化水谷，故恶寒脉微而利不止。复因泄利无度，阴血耗伤，以致无物可下而利自止，此利止绝非阳气来复之候，故曰"利止亡血也"。《金匮玉函经》曰："水竭则无血。"其意与此相似，故"亡血"此处作亡失津液解。因此急用四逆加人参汤，回阳救逆，益气生津。

本条与390条通脉四逆加猪胆汁汤证皆属阳亡液竭之证，但二者病情轻重有别。本条虽属亡阳脱液，且亦有无物可下而下利自止，但并无汗出、四肢厥冷且拘急不解，另虽见脉微而未欲绝，说明亡阳不至太重，且阴阳格拒之势未成，故宜用四逆加人参汤。390条之证已见汗出、四肢厥冷且拘急不解，显然重于本证，故以通脉四逆加猪胆汁汤治之，以大量姜、附回阳，且加猪胆汁等益阴并交通上下，增强疗效。

方义

四逆加人参汤由四逆汤加人参一两而成。方用四逆汤回阳救逆，加人参益气固脱，生津滋液。张路玉云："亡血本不宜用姜、附以损阴……此以利后恶寒不止，阳气下脱已甚，故用四逆以复阳为急也。其所以加人参者，不特护持津液，兼阳药得之，愈加得力耳。"

辨治要点

主症：频繁吐利后利止，恶寒而脉微。
病机：吐利过重，阳亡液脱。
治法：回阳救逆，益气生津。方用四逆加人参汤。

医案选录

庚戌三月，叶姓妇卧病垂危，其子来邀予诊，行色怆惶。口称已经某医诊治数日，称为不治，并求速往。视之果神色大衰，时

出冷汗，手冷额冷，面色萎黄，心悸头晕，精神不支，脉息小弱，盖阳气大虚，亡阳在即之危候也。遂以四逆加人参汤，再加黄芪、白术、枣仁、白芍、红枣等，姜、附各用一钱五分，参、芪、术均用三钱，急煎与服，旋即汗止手温，神气亦转，能进米粥。原方去附子，稍轻其剂，接服三日全安。［袁桂生．丛桂草堂医案．中国中医药出版社，1999］

复习思考题

1. 何谓霍乱？其病因病机如何。

2. 霍乱有偏表偏里的不同，试述其主症、病机、治法及方药。

3. 试述霍乱病之四逆汤证、四逆加人参汤证、通脉四逆加猪胆汁汤证在病机、临床表现、治法方药等方面的区别。

附录条文

原文

问曰：病發熱頭痛，身疼惡寒，吐利者，此屬何病？答曰：此名霍亂，霍亂自吐下，又利止，復更發熱也。（383）

释义

问：病人发热头痛，身体疼痛而怕冷，呕吐下利，这是什么病？答：这叫霍乱。霍乱病自当有呕吐下利，或者下利停止以后，又再次出现发热。

原文

傷寒，其脉微濇者，本是霍亂，今是傷寒，却四五日，至陰经上，轉入陰必利，本嘔下利者，不可治也。欲似大便，而反失氣，仍不利者，此屬陽明也，便必鞕，十三日愈，所以然者，經盡故也。下利後當便鞕，鞕則能食者愈，今反不能食，到後經中，頗能食，復過一經能食，過之一日當愈，當不愈者，不屬陽明也。（384）

释义

伤寒，病人脉微而涩，本来是霍乱，现在又患伤寒，后四五天，到病邪入阴经的日期，邪转入阴经就会发生下利。本来就有呕吐下利，是不好治的。好像要大便，反而只是矢气，仍然不下利，这是转属阳明，大便会结硬，十三天可以病愈，所以这样的原因，是邪气已在本经行尽的缘故。下利后大便应当硬，大便硬而能进饮食的病会痊愈，现在反而不能进食，到第二个六天中，稍微能食，又过第二个六天才能正常进食，再过一日就能痊愈，不痊愈的，就不属于阳明病。

原文

吐利止，而身痛不休者，當消息和解其外，宜桂枝湯小和之。（387）

释义

呕吐和下利停止以后，身体疼痛不休止，应当斟酌调和表气，解除外邪，适合用桂枝汤来稍稍调和一下。

原文

吐利汗出，發熱惡寒，四肢拘急，手足厥冷者，四逆湯主之。（388）

释义

呕吐，下利，出汗，发热怕冷，四肢拘紧挛急，手足发冷，应当用四逆汤治疗。

原文

既吐且利，小便復利，而大汗出，下利清穀，内寒外熱，脉微欲絶者，四逆湯主之。（389）

释义

症见既有呕吐，又有下利，小便反多，而且汗出也多，下利谷物不化，内有寒外有热，脉微将绝，应当用四逆汤治疗。

原文

吐已下斷，汗出而厥，四肢拘急不解，脉微欲絶者，通脉四逆加猪膽湯主之。（390）

通脉四逆加猪膽湯方

甘草二两（炙） 乾薑三两（强人可四两） 附子大者一枚（生，去皮，破八片） 猪膽汁半合

上四味，以水三升，煮取一升二合，去滓，内猪膽汁，分温再服，其脉即来。無猪胆，以羊膽代之。

释义

呕吐和下利虽已停止，但仍见汗出和手足厥冷，四肢拘紧痉挛不能缓解，脉微将绝，应当用通脉四逆加猪胆汤治疗。

原文

吐利，發汗，脉平，小煩者，以新虚不勝穀氣故也。（391）

释义

症见呕吐和下利，经过发汗以后，脉象已经平和，只是有轻微心烦，这是因为疾病刚好，胃气还较虚弱，不能正常消化食物的缘故。

第九章

辨阴阳易差后劳复病脉证并治

伤寒大病初愈，气血未复，正气尚虚，余邪未尽，应注意调养，预防疾病复发。若病后因房事导致发病的，称为阴阳易。由于饮食起居失常，劳作伤正，疾病复发者，称为差后劳复。其中因劳而发者，称为劳复；因饮食调理不当而发者，称为食复。

其治疗，差后劳复者，与枳实栀子豉汤；差后发热，与小柴胡汤；差后腰下有水气者，与牡蛎泽泻散；差后胸上有寒者，与理中丸；气逆欲吐者，与竹叶石膏汤；差后微烦者，无须用药，损谷则愈。发病为阴阳易者，论中记载与烧裈散治之，其疗效及机理尚待研究。

阴阳易与差后劳复之病，发生在大邪已去，正气未复的阶段，属于病后失于调理所致，仲景在六经证治之后，专列一篇加以讨论，以示病后应重视调养护理，以巩固疗效，防止复发。

由于阴阳易证治疗所用烧裈散现代鲜有应用，故将该方证列于附录条文中。

第一节　差后劳复证治

一、小柴胡汤证
原文

傷寒差以後，更發熱，小柴胡湯

主之。脈浮者，以汗解之；脈沉實者，以下解之。（394）

释义

伤寒病瘥愈以后，又出现了发热，一般应当用小柴胡汤治疗。如果伴见脉浮，应当用发汗的方法治疗。如果伴见脉沉实，应当用泻下的方法治疗。

提要

论伤寒差后更发热的辨治。

解析

伤寒差后更见发热，当辨析其原因，有因病后体虚调护不当而复感外邪者，有因饮食不节而积滞内生者，有因大邪虽去而余邪未尽者，其治当以脉症为凭。若属调护不当，复感外邪者，伴见恶寒、脉浮等，治宜发汗解表。若是饮食不节，致里有积滞者，伴见腹满便秘、脉沉等，治宜泻下积滞。若无表里证，只是病后体虚余热不尽者，伴见口苦、胸满、脉弦等，治以小柴胡汤疏畅气机，扶正祛邪。

二、牡蛎泽泻散证
原文

大病差後，從腰以下有水氣者，牡蠣澤瀉散主之。（395）

牡蠣澤瀉散方

牡蠣（熬）　澤瀉　蜀漆（煖水洗，

去腥）　葶藶子（熬）　商陸根（熬）
海藻（洗，去鹹）　栝樓根各等分

上七味，異擣，下篩爲散，更於
臼中治之，白飲和服方寸匕，日三服。
小便利，止後服。

释义

重病瘥愈以后，从腰部以下出现水肿，
应当用牡蛎泽泻散治疗。

牡蛎泽泻散方

牡蛎（煅）　泽泻　蜀漆（用热水洗，
去腥味）　葶苈子（炒）　商陆根（熬）　海
藻（洗，去咸味）　栝楼根各等分

以上七味，分别捣细，过筛制成散剂，
再放入石臼中混合研匀，用白米汤调服一方
寸匕，一天服三次。出现小便畅利后，就停
服后面的药。

提要

论大病差后腰以下有水气的证治。

解析

水气为病，多以小便不利、肿满为表现
特点。本条以方测证，当属病后余邪未尽，
湿热壅滞，膀胱气化失常。其证可见小便不
利，下肢水肿，或伴大腹肿满，脉沉有力
等。《金匮要略·水气病脉证并治》云："腰
以下肿，当利小便。"故用牡蛎泽泻散攻逐
水气，兼清余热，使小便自利而愈。

方义

牡蛎泽泻散中牡蛎、海藻软坚散结行
水；泽泻泻膀胱之火而渗湿利水；蜀漆祛痰
逐水；葶苈宣肺泻水；商陆苦寒，专于行
水，治肿满，利二便；栝楼根生津止渴，与
牡蛎相配，则有软坚逐饮之功。方用散剂而
不用汤者，乃急药缓用，攻逐水气而不留余

邪。以白饮和服，意在保胃气而存津液。本
方逐水之力较猛，恐过服伤正，故方后云
"小便利，止后服"。

辨治要点

主症：下肢水肿，或伴大腹肿满，小便
不利，脉沉实。

病机：湿热壅滞，膀胱气化不利。

治法：逐水清热，软坚散结。方用牡蛎
泽泻散。

现代临床上牡蛎泽泻散主要应用于心脏
病下肢水肿、肝硬化腹水、多囊肾下肢水肿
等疾病，其利水退肿的作用较十枣汤为弱，
但仍以攻邪为主，故对脾肾气虚、气化不利
而水湿内留者，仍应慎用。

医案选录

张某，男，30岁。患肾病综合征两年，
经中西医治疗无明显好转，现腹胀，腰以下
肿，阴囊肿大，口黏而干，尿少色赤多沫。舌
稍红肿大，苔白腻，脉滑。辨证为湿热壅滞下
焦，治以牡蛎泽泻散加减。牡蛎20g，泽泻
20g，葶苈子15g（包），商陆15g，海藻30g，
花粉15g，常山10g，车前子15g（包），五加
皮15g，白花蛇舌草30g，水煎服。1月19日
复诊：服上方6剂，尿量增多，尿色淡黄，浮
肿减轻，阴囊肿大明显变小，药已见效。上方
去常山，加瞿麦、萹蓄各20g，继服6剂，诸
症明显好转，改为补肾利湿法，以济生肾气丸
化裁，调理二十余剂，尿检蛋白阴性，随访两
年未复发。[成秉林，张淑君．牡蛎泽泻散加减治
疗慢性肾炎．黑龙江中医药，2000；(3)：33]

三、理中丸证

原文

大病差後，喜唾，久不了了，胸上

有寒，当以丸药温之，宜理中丸。（396）

释义

重病痊愈以后，病人口中频频吐唾沫，长久不见好转，这是胸膈上有寒饮所造成的，应当用丸药来温化寒饮，适合用理中丸。

提要

论病后虚寒喜唾的证治。

解析

大病差后，病虽已除，但时时泛吐涎沫，久不能愈。涎乃脾之液，《素问·宣明五气》云："脾为涎。"喜唾乃脾阳虚致涎液不收所致。足太阴脾与手太阴肺经脉相连，脾寒易致肺寒，肺寒则水气不降，聚而为饮。脾肺虚寒，津液不化而泛溢，故见多唾，且久不得愈，即所谓"久不了了"。故用理中丸温中化饮。因病已久，故以丸剂缓图。

四、竹叶石膏汤证

原文

伤寒解後，虚羸少氣，氣逆欲吐，竹葉石膏湯主之。（397）

竹葉石膏湯方

竹葉二把　石膏一斤　半夏半升（洗）　麥門冬一升（去心）　人參二兩　甘草二兩（炙）　粳米半升

上七味，以水一斗，煮取六升，去滓，內粳米，煮米熟，湯成去米，溫服一升，日三服。

释义

伤寒病邪气解除以后，症见身体虚弱消瘦，少气，并有气逆想呕吐的感觉，应当用竹叶石膏汤治疗。

竹叶石膏汤方

竹叶二把　石膏一斤　半夏半升（洗）

麦门冬一升（去心）　人参二两　甘草二两（炙）　粳米半斤

以上七味，用一斗水，煮取六升，去掉药渣，加入粳米，煮至粳米熟后，药汤即成，去掉粳米，每次温服一升，一天服三次。

提要

论病后余热未清，津气两伤的证治。

解析

伤寒解后，大热已去。虚羸，言病人虚弱消瘦，是形伤精伤的表现；少气，言病人气少不足以息，是气伤的表现。形气两伤，津气亏少，加之余热未清，上干胃腑，胃失和降，故见气逆欲吐。临证还可见到发热、纳呆、口渴、心烦、少寐、舌红少苔、脉虚数等症。治用竹叶石膏汤以清热和胃，益气生津。

方义

本方为白虎加人参汤去知母，减粳米用量，加竹叶、麦冬、半夏而成。方中竹叶、石膏清热除烦；人参、麦冬益气生津；甘草、粳米补中益气养胃；半夏和胃降逆止呕。其中麦冬、半夏相伍滋而不腻，燥而不伤其阴，其配合尤具妙义。诸药相合，既清其余热，又益其气阴，更有和胃降逆之功，故为清补之缓剂，清热滋阴和胃之佳方。

辨治要点

主症：身体虚弱消瘦，发热，短气，干呕，口渴，心烦失眠，舌红少苔，脉虚数。

病机：余热未尽，津气两伤。

治法：清热和胃，益气生津。方用竹叶石膏汤。

现代临床上竹叶石膏汤广泛应用于急性热病恢复期、无名低热、胆道术后呕吐、小儿夏季热、暑热、糖尿病等属于气阴不足、余热不尽或虚热上扰者。

医案选录

张某，女，24 岁。1986 年 2 月 5 日初诊。呕吐 3 年。1983 年产后旬日每于饭后即吐出食物数口，月余后每次竟吐出所进食物半数之多。曾赴数家医院诊治，谓神经性呕吐，治疗收效甚微。诊见：食后数分钟恶心频频，顷刻吐出食物碗许，口渴欲饮，饮后又吐。烦热不安，尿黄便干，倦怠少气，形体羸瘦，舌红少津，脉细数。其人形瘦面红，脉细数有力，阳旺之体可知，复加产后炙煿迭进，蕴积化热，灼伤胃津，失其润降，气逆于上而致。法当清热生津，降逆和胃。处方：淡竹叶、半夏各 10g，麦冬 30g，党参 20g，炙甘草 6g，生石膏、粳米各 50g，竹茹 15g。5 剂，水煎，徐徐服之。10 剂后，呕吐已止，口渴烦热减十之八九，仅神疲少气耳，后以滋脾养胃法调理旬日而安。[徐炳琅. 竹叶石膏汤治验. 新中医，1987；(10)：16]

复习思考题

1. 试述伤寒解后更发热的三种证治机理。

2. 大病差后喜唾、久不了了的机理是什么？如何治疗？

3. 试述竹叶石膏汤证的主症、病机、治法及方药。

第二节　差后饮食调养

原文

病人脉已解，而日暮微烦，以病新差，人强与谷，脾胃气尚弱，不能消谷，故令微烦，损谷则愈。（398）

释义

病人的脉象已经平和，但是每在傍晚时就出现轻度的烦热，这是因为疾病刚好，家人过多地让病人进食，而病人的脾胃还比较虚弱，不能完全消化掉这些饮食，所以才导致了轻度的烦热，减少饮食后就会痊愈。

提要

论差后微烦的机理及调治法。

解析

大病新差，出现日暮时心烦之症，这是由于病后脾胃气弱，不慎饮食，或勉强进食导致饮食难化，积滞胃肠的缘故。盖人与天地之气相应，日暮乃傍晚时分，此时体内脾胃之虚阳得不到天阳之气的资助，消化能力因之减弱，食积而生热，上扰神明，故表现心中微烦。本证非宿食停滞，故不需药物治疗，只要减少饮食，即可自愈。本条与391条"新虚不胜谷气"所致"脉平小烦者"病机基本相似，可互参。在"辨阴阳易差后劳复病脉证并治"的最后，仲景强调了病后应节制饮食的重要性，可见"保胃气"的精神是贯穿《伤寒论》始终的。

附录条文

原文

伤寒，阴阳易之为病，其人身体重，少气，少腹里急，或引阴中拘挛，热上冲胸，头重不欲举，眼中生花，膝胫拘急者，烧裈散主之。（392）

烧裈散方

妇人中裈，近隱處，取燒作灰

上一味，水服方寸匕，日三服。小便即利，陰頭微腫，此爲愈矣。婦人病，取男子裈燒服。

释义

伤寒阴阳易这种病证的主要表现是，病人身体沉重，少气，少腹部拘急，有的可牵引外阴出现拘急痉挛，自觉有热气向上冲击胸部，头部沉重，不愿抬头，眼睛视物发花，双膝和小腿拘紧痉挛等，应当用烧裈散治疗。

原文

大病差後，勞復者，枳實梔子湯主之。（393）

枳實梔子湯方

枳實三枚（炙）　梔子十四箇

（擘）　豉一升（綿裹）

上三味，以清漿水七升，空煮取四升，内枳實、梔子，煮取二升，下豉，更煮五六沸，去滓，溫分再服，覆令微似汗。若有宿食者，内大黄，如博碁子五六枚，服之愈。

释义

重病刚好以后，因为劳神、劳力不当而造成病证复发，应当用枳实栀子豉汤治疗。

本方用清浆水（淘米泔水久贮味酸者）煎药。后出现宿食内停时，加博棋子（"博"指的是汉代流传的、游戏双方各执棋子六枚的六博游戏，博棋子形状为正方形或长方形，唐代孙思邈《备急千金要方》言其大小为"长二寸，方一寸"）大小的大黄五六块，服后就会痊愈。

附录一

条 文 索 引

附录二

方 剂 索 引

附录三

古今度量衡换算

表1　汉代剂量单位换算

重量	1 斤 = 16 两
	1 两 = 24 铢
容量	1 斛 = 10 斗
	1 斗 = 10 升
	1 升 = 10 合

表2　汉代与现代剂量折算

		汉代	现代
重量		1 斤	250 克
		1 两	15.625 克
		1 铢	0.651 克
容量		1 斛	20000 毫升
		1 斗	2000 毫升
		1 升	200 毫升
		1 合	20 毫升
	一方寸匕	金石药末	约 2 克
		草木药末	约 1 克

表3　《伤寒论》常用药物剂量核算

	《伤寒论》药物剂量	约合（克）
容量	半夏半升	42
	五味子半升	38
	芒硝半升	62
	麦冬半升	45
	麻仁半升	50
	葶苈子半升	62
	杏仁半升	56
	赤小豆一升	150
	吴茱萸一升	70

续　表

《伤寒论》药物剂量			约合（克）
个数	大枣十二枚		30
	杏仁七十枚		22
	附子一枚	小者	≤10
		中等者	10～20
		大者	20～30
	栀子十四枚		7
	栝蒌实一枚		70
	乌梅三百枚		680

注：以上表格主要参考：

①柯雪帆，赵章忠，张萍，等.《伤寒论》和《金匮要略》中的药物剂量问题. 上海中医药杂志, 1983；（12）: 36 - 38

②柯雪帆，列 3 人等等，现代中医药应用——研究大系伤寒与金匮. 上海中医药大学出版社, 1995